数字化时代的口腔种植临床护理

Clinical Nursing of Oral Implantation in the Digital Era

主编　梁　源　陈　丹

主审　黄元丁　付　钢

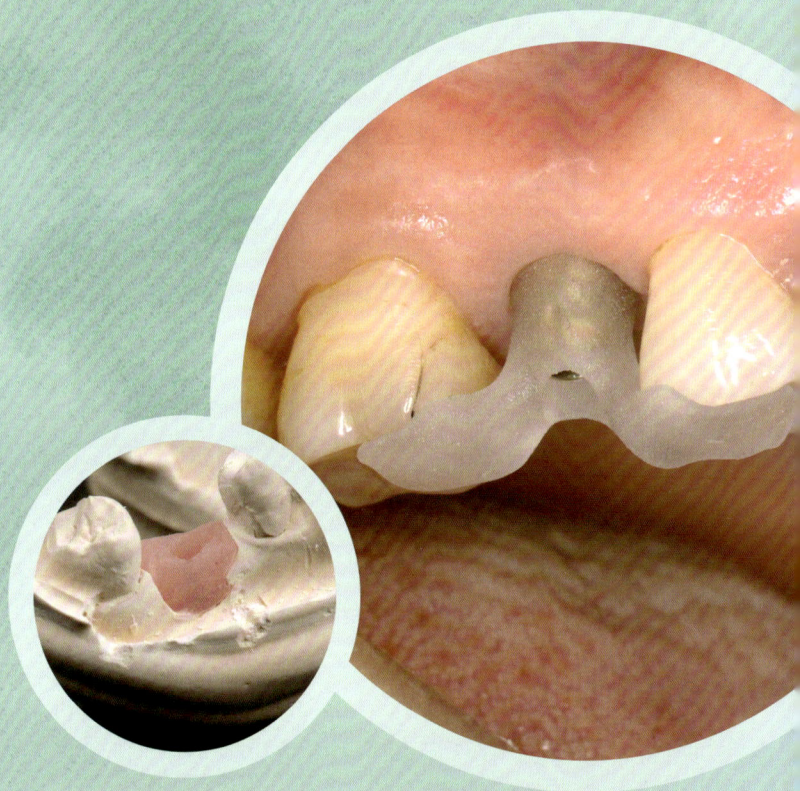

重庆大学出版社

图书在版编目（CIP）数据

数字化时代的口腔种植临床护理 / 梁源 , 陈丹主编 .

重庆：重庆大学出版社，2024.9. --（口腔医学专著

系列）. -- ISBN 978-7-5689-4602-5

Ⅰ . R782.12；R473.78

中国国家版本馆 CIP 数据核字第 2024HF6721 号

数字化时代的口腔种植临床护理

SHUZIHUA SHIDAI DE KOUQIANG ZHONGZHI LINCHUANG HULI

主 编 梁 源 陈 丹

策划编辑：胡 斌

责任编辑：胡 斌　　　版式设计：原豆文化

责任校对：谢 芳　　　责任印制：张 策

*

重庆大学出版社出版发行

出版人：陈晓阳

社址：重庆市沙坪坝区大学城西路 21 号

邮编：401331

电话：（023）88617190　88617185（中小学）

传真：（023）88617186　88617166

网址：http://www.cqup.com.cn

邮箱：fxk@cqup.com.cn（营销中心）

全国新华书店经销

重庆长虹印务有限公司印刷

*

开本：787 mm×1092 mm　1/16　印张：18.75　字数：388 千

2024 年 9 月第 1 版　　2024 年 9 月第 1 次印刷

ISBN 978-7-5689-4602-5　定价：140.00 元

主编简介

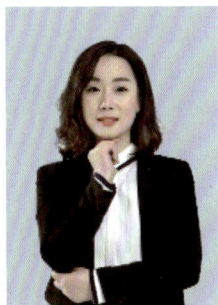

梁 源 --

　　主管护师，从事口腔护理工作 13 年，现任重庆医科大学附属口腔医院种植科（上清寺院区）护士长。曾赴美国密歇根州立大学访问学习。发表科技核心期刊论文多篇。

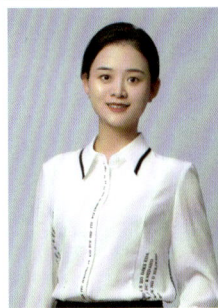

陈 丹 --

　　主管护师，从事口腔护理工作 16 年，现任重庆医科大学附属口腔医院种植科（冉家坝院区）护士长。重庆市口腔医学会口腔护理专业委员会委员，中华口腔医学会口腔护理专业委员会会员。主持课题《标准数字化印模流程在口腔种植修复护理工作中的应用》，参编专著《数字化口腔种植的临床实践》《口腔美学区种植临床精要》，发表 SCI 论文 1 篇，科技核心期刊论文 1 篇，获批实用新型专利 2 项。

序一

数字化技术已经进入口腔临床各个专业，极大提高了口腔诊疗质量和效率，一定程度降低了临床经验的依赖，助力了我国的医疗均质化发展。口腔种植临床应用数字化技术最为全面，从数字化种植方案设计、导板辅助种植手术、导航辅助种植手术，发展到了最新的阶段——机器人辅助种植手术。与此同时，口腔种植临床护理也步入一个前所未有的新时代——数字化口腔种植护理时代，这不仅标志着技术的进步，更是对健康追求的一次深刻飞跃。

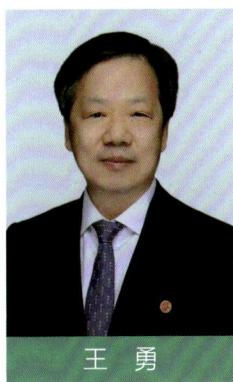

王 勇

重庆医科大学附属口腔医院口腔种植护理团队做了大量的数字化技术辅助种植手术护理和医助工作，更为可贵的是进行了系统资料的收集整理和总结，编写成书，值得称赞。该书旨在探索数字化技术如何以前所未有的方式重塑口腔种植的临床实践与护理理念，揭示其在提高治疗精确度、优化患者体验、增强护理效率等方面的潜力，同时，亦审视这一进程中的挑战与应对策略，展望数字化口腔种植护理的美好前景。

在此背景下受邀写序，很有感触。口腔数字化技术的应用，将深层次地改变口腔种植的临床和护理模式。从术前的精准规划与可视化模拟，到术中的实时监测与配合，直至术后康复及修复流程的个性化管理，护理工作不再局限于传统的范畴，而是融入了数字化种植修复的全流程。护理人员借助电子病历、远程监控、智能预警系统等信息工具，能够更加高效地进行病情评估、干预决策与治疗效果追踪，实现护理服务的智能化与精细化。

尤为值得一提的是，数字化技术推动了护理团队的角色转变。护理人员不仅是患者身心健康的守护者，更成为了数字化医疗流程中的关键参与者与协调者。护理人员须掌握新技术，理解其在临床应用中的优势与特点，从而更好地与医师团队协作，为患者提供全流程的高品质医疗服务。

数字化时代的口腔种植临床护理，是科技进步与医学人文关怀的有机融合，它不仅重新定义了口腔种植的临床实践，更为口腔种植护理开启了崭新篇章。

祝贺重庆医科大学附属口腔医院口腔种植护理团队，期待更精彩的著作！

北京大学口腔医院　数字化教研室　主任

中华口腔医学会口腔数字化专委会　候任主任委员

王宇

2024 年 6 月

序二

值此中国迈入数字化口腔时代之际，重庆医科大学附属口腔医院种植科医护团队特呈上一本专为口腔种植专科护理工作者及护理管理者精心编制的参考手册。

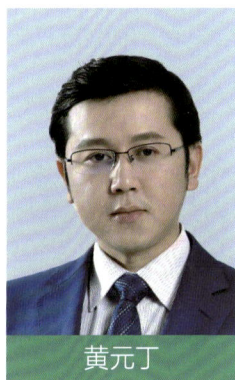

黄元丁

过去，受传统临床护理培养模式所限，多数口腔护士只是被动执行门诊医生的指令，终日重复机械的护理操作，诸如吸唾、调拌口腔材料、传递器械、诊室消毒、准备医用耗材、收发和管理模型等。然于口腔专科门诊工作中，欲达成更为默契、高效、全方位的医护配合，对门诊护士在专业技能规范及专业知识方面，提出了更高水准的要求。

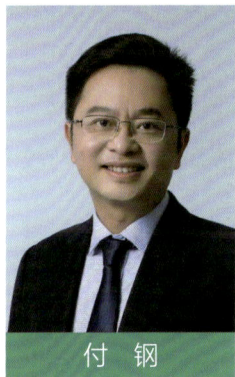

付 钢

譬如，在椅旁进行二期牙龈成形手术准备时，四手护士须依患者种植牙位，主动为医生择取规格适宜的愈合帽；在数字化种植外科手术器械准备时，手术室护士需准确判别所需之导板外科工具盒，器械护士于手术台传递器械时，亦须熟稔各种导板手术工具；进行种植实时导航或种植机器人手术时，手术室护士可承担开机、调试的职责，协助医生操作种植导航设备；为All-on-4术后即刻修复准备修复配件时，四手护士须依据种植体品牌、规格和修复设计信息，为医生申领必备的种植修复配件（如复合基台、临时基台、保护帽等）；进行术后宣教或电话随访时，四手护士应能辨析各类手术之并发症风险，对患者进行有侧重之宣教与随访评估等。

凡此种种，若一位口腔护士具备了上述能力及专业知识，无论对初入杏林的年轻医生，抑或工作繁忙、经验丰富的高年资医生，皆必能成为其得力的临床助手。然而，鉴于当前国内本科及专科医学护理教育在口腔专业护理培养方面存在的局限性，每一位新入职的口腔护士皆需历经长期之临床实践、经验积淀，并经由系统的专科护理继续教育，方可在临床护理工作中日渐成熟。

在重庆医科大学附属口腔医院种植科工作的十余年间，吾二人与两位护士长（即本书两位主编）倾力于专科护理队伍的培养。通过四手医护小组的多年交叉培养，种植科护理团队已由被动的"临床操作助手"全面进阶为能主动参与医疗工作的"种植专科医疗助理"。近五年来，随着数字化口腔诊疗设备的引进和升级，护理团队亦与医生一同参与数字化技术的培训学习，共同掌握数字化种植的"金钥匙"。

为了系统总结数字化时代下口腔种植专科护理中的经验，两位护士长于 2022 年底提出本书的撰写计划，并精心组建了集上清寺、冉家坝两个院区的口腔种植门诊护士、口腔种植医生、医院护理部和研究生为主的编写团队。幸赖两位护士长与各位副主编、编委的努力和坚持，本书终于在两年后付梓，吾等深感宽慰。

本书是国内口腔专科护理类型专著中的一本新作，由于编委和主审的经验不足，难免存在疏漏之处。敬请广大读者和口腔护理、口腔种植专家提出宝贵意见！

冀望借由此书，助力更多的口腔种植专科和口腔全科护理人！

主审：黄元丁　付钢

2024 年 4 月

前　言

　　21 世纪 20 年代，中国已大步跨入了口腔数字化技术蓬勃发展的新纪元。在数字化的时代浪潮中，口腔种植临床治疗和门诊护理技术都在经历着一场深刻的变革。

　　众所周知，口腔种植治疗的成功需要医（生）、护（士）、技（师）三方团队的紧密合作。在一个高效运作的种植医疗小组中，专科护士不仅需要具备基本的口腔种植学知识，掌握口腔临床护理的基本原则和操作技能，还必须熟悉所有的种植治疗流程（包括数字化诊疗流程），以及相应的医疗耗材、器械和数字化诊疗设备。一名优秀的种植专科护士，不但能大大提高口腔医生的工作效率，还能有效提升患者的就诊体验，增强患者对治疗的信任和满意度。

　　然而，目前几乎找不到供种植专科护士系统性学习的专著或教材。为了弥补这个遗憾，我们组织口腔种植医护团队将十余年的门诊护理经验、四手诊疗模式和数字化诊疗的护理技术进行了总结，形成此专著并与广大种植专科护士同仁进行分享。本书共 11 章，以口腔种植患者的治疗流程为主线，图文并茂地阐述了口腔种植学的基础知识、椅旁四手配合及门诊种植手术的护理原则与要点、数字化信息采集的护理配合、口腔种植摄影技术等。

　　本书的编写和出版得到了重庆医科大学附属口腔医院种植科黄元丁教授和付钢教授的大力支持，他们严谨的治学态度和深厚的专业素养对我们编写团队影响深远，在研究和写作过程中也为我们提供了无尽的启发和宝贵的建议，没有他们的悉心审稿和无私奉献，本书无法顺利完成。此外，我们要感谢重庆大学出版社的编辑团队，他们对文字的敏锐洞察力以及对作品精益求精的精神令人敬佩，他们的辛勤付出使这本书得以更好地呈现给广大读者。同时，感谢张华丰护士提供摄影摄像支持，感谢周静老师为本书绘制插图，感谢喻娜老师、舒婷婷老师提供数据支持，感谢重庆医科大学附属口腔医院护理部对本书编写的大力支持。

我们希望本书能够成为口腔专科和口腔全科护理人员的重要参考资料，助力他们在数字化时代中不断提升自己的专业水平，为患者提供更加安全、高效、个性化的护理服务！

主编：

2024 年 4 月

目　录

第一章

口腔种植临床基础

    随着种植技术的不断普及，口腔种植护理逐渐成为一门重要的口腔护理学分支。事实证明，全流程的优质护理服务能够有效降低种植并发症的发生率，对提高种植体的长期存活率、患者的满意度起着至关重要的作用。要掌握好口腔种植护理这门临床技术，必须了解口腔种植学的发展与现状、种植牙修复的理论基础与成功标准，熟悉人工牙种植体的组成与构件、种植修复治疗的流程、种植相关解剖生理等临床基础知识。

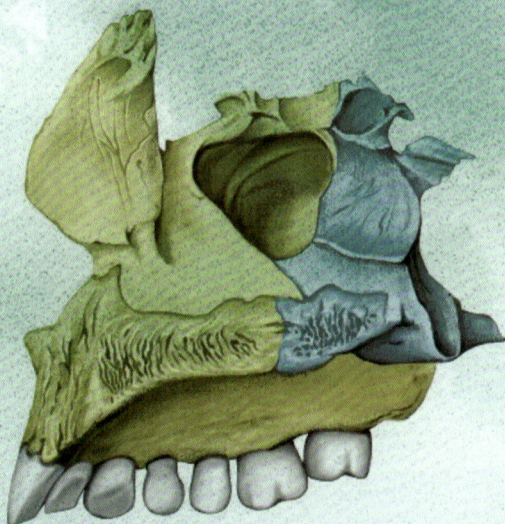

第一节 口腔种植学概论

口腔种植学（oral implantology）是研究以植入颌骨内的种植体支持或固位修复体，用以修复牙列缺损和牙列缺失的口腔临床医学学科。它包括牙种植体及其相关材料的一系列基础和临床应用研究等内容，被誉为 20 世纪口腔医学史上最具突破性进展的一门学科。

一、口腔种植学的发展历史

20 世纪 30 年代以来，随着口腔外科学、口腔修复学、口腔材料及口腔生物力学等多学科发展，一门新兴的交叉学科——口腔种植学诞生了。同时，它与外科学的发展也是密不可分的。自 19 世纪 40 年代以来，现代外科学先后解决了手术疼痛、伤口感染和止血输血等重大问题，为口腔种植学的发展奠定了基础。

（一）人类对种植牙的探索

考古学证据表明，种植牙的起源可追溯到古代中国、古埃及和玛雅文明时期。早在 4000 年前，中国就已经有缺牙者使用竹子雕刻成牙齿的形状植入颌骨内替代缺失牙的记载。约公元前 600 年的玛雅文明遗址内，考古学家在一个女性下颌骸骨中发现了用贝壳制作的三颗切牙。此外，还有历史记载表明，人类曾使用过同种异体牙、动物牙、雕刻骨头和金属材料等替代缺失的牙齿，但目的仅是恢复美观，而不是恢复咀嚼功能。

公元 1100 年，Alabucasim 率先使用外科技术进行了牙移植和牙再植，一度流行于法国和英国等欧洲国家的上层社会。18 世纪，牙移植逐渐盛行，并出现了离体牙齿买卖的现象，但由于继发排斥反应，这种移植失败率高，维持时间极短并直接传播传染病，属于现代医学理论和实践没有建立起来之前的想象类探索，对牙移植持批评态度的人数逐渐增加。牙再植似乎可以避免上述问题，例如牙外伤脱位的原位再植、利用智齿在牙缺失位点的再植等。但因无法控制再植牙的牙根吸收，牙再植的长期存留率受到质疑。

19 世纪早期，人们开始尝试将不同的材料如金、银、陶瓷和象牙等做成牙根的形状替换缺失的牙齿，但存留率都不高，且缺乏实验研究的支持。直到 20 世纪上半叶，Strock 首次进行了种植牙的动物实验研究，确定了种植体—骨粘连理论，并对牙种植的临床成功进行了评估，翻开了现代种植牙的新篇章。

（二）现代种植牙的诞生

1952 年，瑞典哥德堡大学的 Brånemark 教授（图 1-1-1）在一次动物实验中，将纯钛制作的观测器植入兔子胫骨内，偶然发现钛和活骨组织形成了非常紧密的结合。之后他又将纯钛制作的种植体植入比格犬的颌骨内，经过 3 ~ 6 个月的观察发现种植体与骨组织发生了完全的结合，且长达十年无不良反应发生（图 1-1-2）。Brånemark 教授经过多年的研究证实了金属钛有良好的生物相容性，并能与骨组织形成牢固紧密的结合。1977 年，他正式提出"骨结合（osseointegration）"这一概念，并在 1982 年 5 月多伦多大学的国际学术会议上得到了业内的认同，为钛种植体的发展奠定了坚实的基础。1981 年，以他名字命名的世界上第一套商业开发的钛种植体系统诞生（图 1-1-3）。

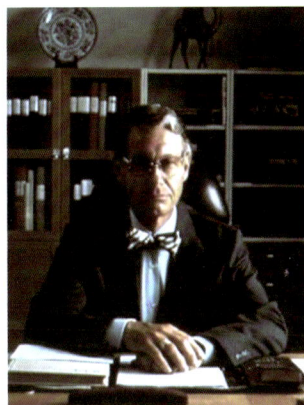

图 1-1-1 瑞典哥德堡大学的 Brånemark 教授

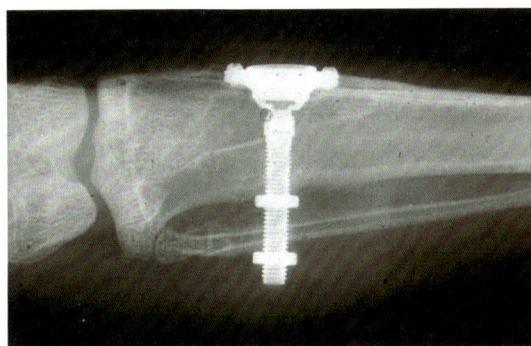

图 1-1-2 Brånemark 教授利用钛合金柱状物植入兔子的胫骨并对植入动物体内的钛材料进行了长期的显微镜观察，数个月后发现此钛合金植入物可与骨头产生愈合现象

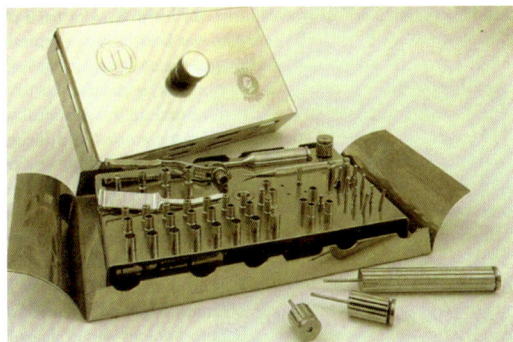

图 1-1-3 以 Brånemark 教授名字命名的第一套商业纯钛种植体系统

（三）口腔种植学的发展现状

经过半个多世纪的研究，种植体的结构轮廓设计逐步走向规范，种植体材料和表面处理技术不断进步，口腔种植外科技术日趋成熟，在不同年龄阶段的缺牙患者中，种植牙能获得 90% 甚至更高的存活率。近三十年来，在"以修复为导向"的种植外科原则引领下，各种牙槽骨增量技术蓬勃发展，不断扩大种植牙的适应证范围。此外，以 All-on-4 为代表的不植骨 / 微创无牙颌种植——即刻负荷技术在世界传播，进一步拓展了无牙颌种植固定修复的适应证，显著提升了无牙颌种植患者的治疗体验。近十年来，随着数字化口腔技术的发展和普及，数字化口腔种植导航外科及数字化种植修复技术日益成熟，口腔种植修复技术正朝着数字化、精准化、个性化、智能化蓬勃发展。

二、骨结合理论

骨结合是牙种植成功的重要标志，是种植牙发挥功能的生理基础，骨结合状态贯穿种植牙的整个功能周期。骨结合理论的提出，推动了口腔种植基础知识和临床技术的进一步发展，为现代口腔种植学奠定了坚实的理论基础。

（一）骨结合的定义

1977 年 Brånemark 定义了骨结合，即在光学显微镜下，骨结合表现为种植体和活体骨之间的直接接触，无任何软组织介入。在没有动度的情况下，骨结合的种植体可以承受一定的功能性负重。1994 年 Roberts 给出了更贴切的骨结合定义，即在种植体表面可见骨的直接沉积，在种植体和支持的骨组织之间没有纤维性结缔组织间隔，由于直接传导到骨，叩诊呈清音，无生理性移动，功能上等同于牙粘连。

（二）种植体—骨结合形成机理

1. 骨结合的生理过程

（1）创伤出血：种植窝预备过程中，牙槽骨受到外科创伤，毛细血管网破裂出血形成由纤维蛋白网为主的血凝块；血小板大量释放，一方面堵塞破裂的血管网开口，一方面释放出大量的生长因子。

（2）炎性吸收：组织破坏后产生炎症因子，吸引从毛细血管网释放出来的白细胞和巨噬细胞形成炎症反应，两者通过抗体免疫和细胞免疫清除创伤部位入侵的病原体；骨组织内的破骨细胞被激活，造成种植体周围骨组织的吸收，种植体周围的骨界面被吸收后余留成骨空间，导致种植体稳定性下降。

（3）诱导成骨：外周血中的基质干细胞被骨形态生成蛋白（bone morphogenetic protein，BMP）等信号因子诱导分化为骨原细胞，后者增殖、分化为成骨细胞，通过距离成骨和接触成骨在旧骨组织表面和种植体表面形成编织骨，随着成骨细胞外基质的分泌，新的成骨中心不断产生；同时新的毛细血管在血管内皮生长因子（vascular endothelial growth factor，VEGF）家族的诱导下形成，为骨组织的愈合带来营养和新的基质干细胞。

（4）钙化沉积：随着编织骨内部胶原纤维的改建，以及成骨中心周围的钙化沉积作用，编织骨向成熟的骨小梁转化；新生的稀疏骨小梁与种植体周围的旧骨小梁发生融合，种植体的稳定性再次上升。

（5）改建成熟：在完成二期修复及承担负载后，种植体—骨结合界面上的新生骨组织会继续发生改建，逐渐成为更为粗大且与周围骨小梁相协调的，适应功能负载状态的成熟骨小梁。

2. 距离成骨与接触成骨

在种植体—骨结合界面的骨再生过程中，有距离成骨（distance osteogenesis）和接触成骨（contact osteogenesis）两种主要的成骨方式。

（1）距离成骨：指种植体周边骨组织内的骨祖细胞分化为成骨细胞，细胞从未吸收的原有骨壁上开始增殖并成骨，逐渐增厚并接近种植体表面产生骨结合。

（2）接触成骨：指种植体周边骨组织内的骨祖细胞分化为成骨细胞，细胞直接沉积于种植体表面，增殖并形成新骨。接触成骨的骨形成速度较距离成骨快30%，粗糙的种植体表面能够加速成骨细胞的迁移和增殖，有利于形成骨结合。

3. 种植体稳定性的演变及临床意义

种植体在外科手术植入后，会立即获得一定程度的初期稳定性（primary stability）。然而，随着外科创伤带来的炎症反应，种植体—骨结合界面上旧的骨小梁组织将发生吸收和改建，由此发生初期稳定性的逐渐下降。然而，随着种植体表面的骨再生愈合，种植体—骨结合界面会逐渐形成，新的骨小梁产生并与旧的骨小梁组织结合为一体。在骨结合形成时期，种植体逐渐获得由表面的新生骨小梁带来的次级稳定性（secondary stability），次级稳定性不断提高，直至骨结合界面成熟并在负载后完成最后的改建。

在种植体—骨结合过程中，随着骨结合界面的产生和成熟，种植体表面形成骨小梁接触的面积比例也在不断提升，这个比例被称为骨—种植体结合率（bone-implant contact，BIC），简称骨结合率，其是表征种植体—骨结合界面成熟度的重要指标，骨结合率越高则种植体的次级稳定性越强，抗扭出、抗拔出的阻力越大。然而，BIC只能通过对体外标本的显微镜观察才能得到，因此临床上一般用共振频率分析技术（resonance frequency analysis，RFA）测定种植体的稳定性，其测量值为种植体稳定性系数（implant stability quotient，ISQ）。

在种植体植入时，临床医生一般选择用植入扭矩（单位：牛顿·厘米/N·cm）大小指征种植体的初期稳定性。而当临床上需要进行种植体即刻、早期或延期修复时，常规选择RFA技术检测种植体稳定性。当ISQ超过70个单位时，进行即刻或早期修复相对较为安全。

（三）种植体—骨结合界面微动与纤维性愈合

大量动物模型实验研究证实，当种植体—骨结合界面的微动为100～150 μm时，即便采用即刻或早期负荷也不会妨碍骨结合；而如果种植体初期稳定性不足，或负荷过大造成界面处种植体动度超过150 μm时，则会影响种植体—骨结合界面的产生，发生种植体—纤维性愈合的风险将上升。因此，150 μm以内的种植体—骨结合界面微动被称为"可耐受微动"（tolerable micro-movement），大于150 μm则称为"有害微动"或"宏动"（macro-movement）。

种植体—纤维性愈合的发生标志着种植体—骨结合的失败。发生纤维性愈合时，种植体周围没有紧密的骨小梁包绕，取而代之的是不规则排列的纤维性组织，二者没有紧密的附着关系；此外，纤维组织与牙槽骨之间也缺乏锚着关系。因此，纤维性愈合不能保证种植体的稳定性和功能。

三、种植义齿

（一）种植义齿的组成

种植牙，又称种植义齿（implant denture）。按照空间位置和功能的不同，可以将种植义齿分为种植体（implant）、基台（abutment）和上部结构（suprastructure）3 个主要部分（图 1-1-4）。

1. 种植体

种植体是植入骨内的结构，模拟并替代天然牙根，起到支持、传递和分散𬌗力的作用。根据种植体不同部位的形状、表面形态和功能特点，在结构上又被分为颈部、体部和根端 3 个部分（图 1-1-5）。

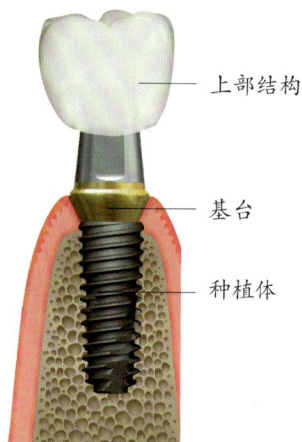

图 1-1-4　种植义齿的组成

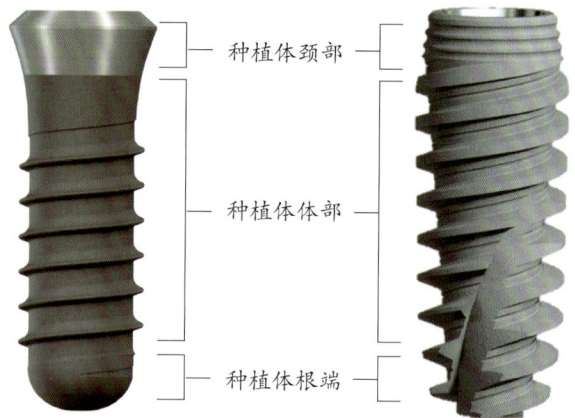

图 1-1-5　现代钛种植体的结构

（1）颈部（neck）是种植体上部与基台的连接区域，又称为种植体—基台连接部，于牙槽嵴顶处穿出骨面，用于连接固定基台。一些种植系统的颈部被设计在软组织内，而另一些种植系统颈部位于骨平面或骨平面下方。种植体颈部与基台的接触区被称为种植体平台（platform），承担轴向咬合力。

（2）体部（body）为种植体的中间部分，是种植体锚固于骨内并形成骨结合界面的主体部分。

（3）根端（apex）为种植体的末端，其底部通常平滑和圆钝，可以减少种植体植入时对根方组织的伤害。一些种植体系统的根端表面设计有切割凹槽，使种植体具有一定的自攻性，可减小植入阻力。

2. 基台

基台安装于种植体平台上方，用于连接、支持和 / 或固定上部结构，并将咬合力传导于种植体。基台的种类繁多，可根据其与上部结构的连接方式，基台的材料、结构与制作工艺等进行分类（表 1-1-1）。（详见第七章）

表 1-1-1　基台的分类依据和类别

分类依据	类别	分类依据	类别
与上部结构的连接 / 固位方式	螺丝固位基台	制作材料	钛基台
	𬌗向螺丝固位基台		瓷基台
	横向螺丝固位基台		金基台
	黏接固位基台	修复时机	临时基台
	附着体基台		永久基台
基台长轴的角度	直基台	肩台设计	有肩基台
	角度基台		无肩基台
基台是否抗旋	冠基台	加工方式	成品基台
	桥基台		个性化基台

3. 上部结构

上部结构是种植义齿直接暴露于口腔内的部分，可起到重建牙列、恢复咀嚼功能和保持美观的作用。一般可将上部结构分为固定式修复体（fixed prothesis）和可摘式修复体（removable prothesis）两大类。

（二）种植体的分类

按照种植体的形态、结构、植入平面、植入方式以及种植体—基台连接方式，均可以对种植体进行分类（图 1-1-6，表 1-1-2）。

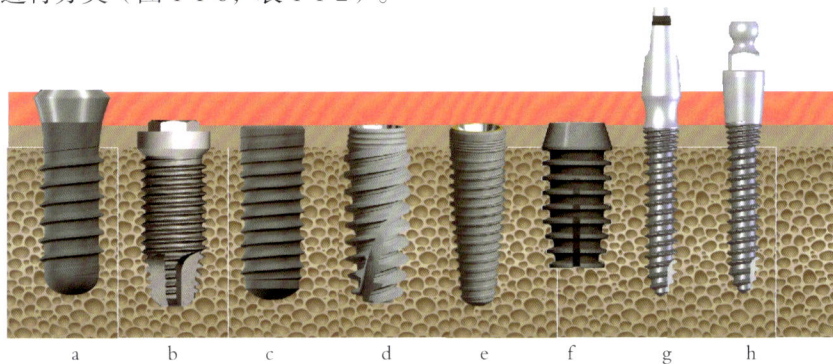

图 1-1-6　各种类型的种植体示例

表 1-1-2　种植体的分类依据和类别

分类依据	类别	分类依据	类别
种植体形态	柱形种植体	种植体植入水平	软组织水平种植体
	锥形种植体	种植体植入方式	旋入式种植体
种植体结构	一段式种植体		敲击式种植体
	两段式种植体	种植体—基台 连接方式	外连接种植体
种植体植入水平	骨水平种植体		内连接种植体

1.按种植体形态分类

现代牙种植体的形态一般可分为以下两类。

（1）柱形种植体：种植体颈部、体部与根部的直径基本一致，整体呈柱形（图1-1-6 a，图1-1-6 b，图1-1-6 c）。

（2）锥形种植体：种植体颈部和（或）体部的直径较大，并向根方逐渐缩小，整体呈锥（根）形（图1-1-6 d，图1-1-6 e）。

2.按种植体结构分类

（1）一段式种植体（one-stage implant）：含有基台结构的种植体。基台与种植体为一个整体，二者不可拆卸（图1-1-6 g，图1-1-6 h）。

（2）两段式种植体（two-stage implant）：本身不含有基台结构的种植体，可通过内连接或外连接结构与基台进行装配（图1-1-6 a，图1-1-6 b，图1-1-6 c，图1-1-6 d，图1-1-6 e，图1-1-6 f）。

3.按种植体植入水平分类

根据种植体颈部设计的不同，可将种植体分为骨水平种植体和软组织水平种植体。

（1）骨水平种植体（bone-level implant）：种植体颈部须完全埋于牙槽骨内（图1-1-6 b，图1-1-6 c，图1-1-6 d，图1-1-6 e，图1-1-6 f）。

（2）软组织水平种植体（soft tissue-level implant）：种植体有一定高度的光滑穿龈颈部，植入时仅需将体部以下部位埋于牙槽骨内（图1-1-6 a，图1-1-6 g，图1-1-6 h）。

4.按种植体植入方式分类

按照植入的方式不同，可将种植体分为旋入式种植体和敲击式种植体。

（1）旋入式种植体：种植体表面设计有螺纹，在种植窝预备后可将其低速旋入骨内（图1-1-6 a，图1-1-6 b，图1-1-6 c，图1-1-6 d，图1-1-6 e，图1-1-6 g，图1-1-6 h）。

（2）敲击式种植体：种植体表面无螺纹，通过鳍式设计增加表面积。通常采用低速备洞，将种植体敲击入骨内（图1-1-6 f）。

5.按种植体—基台连接方式分类

（1）外连接种植体：种植体颈部上方设计有六边形或八边形的短平台，可与基台进行外部连接，具有分散咬合力的作用（图1-1-6 b）。

（2）内连接种植体：依靠种植体内部腔道与基台进行内连接，通过内六角、内八角、内三角、十字锁扣等结构实现基台的固位和定位，并起到分散咬合力的作用。此外，利用种植体内部的莫氏锥度设计还可以为基台提供摩擦固位力（图1-1-6 a，图1-1-6 c，图1-1-6 d，图1-1-6 e，图1-1-6f）。

（三）种植体附件

1. 覆盖螺丝

覆盖螺丝（cover screw）通常用于埋入式种植手术，用于封闭种植体平台开口，以免骨和软组织在种植体愈合期间长入（图 1-1-7 a）。

2. 愈合基台

愈合基台（healing abutment）又称为牙龈成形器。在非埋入式种植手术时可直接旋入种植体；埋入式种植时，则在二期手术暴露种植体后旋入种植体。愈合基台有引导上皮组织生长、形成沟内上皮的作用，在戴入修复体前可引导软组织愈合，形成种植体的穿黏膜袖口（图 1-1-7 b）。

3. 转移体

转移体（transfer）用于种植义齿修复印模的制取，可将口腔内种植体或基台的位置转移到工作模型上，其分别称为种植体转移体（implant body transfer）和基台转移体（abutment body transfer）。此外，其还可分类为开窗式转移体（图 1-1-7 c）和闭口转移体（图 1-1-7 d）。其中，闭口式转移体常配有印模帽（impression cap）。

4. 替代体

替代体（analogue）也称为代型（图 1-1-7 e），用于在工作模型中代替种植体平台或基台，其工作面准确复制了种植体平台、基台连接等相关结构，方便口腔技师在模型上安装调改调磨基台、制作修复体上部结构。

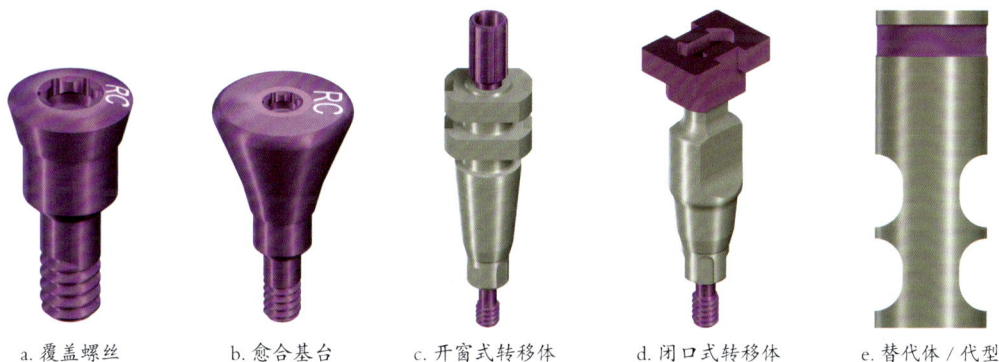

a. 覆盖螺丝　　b. 愈合基台　　c. 开窗式转移体　　d. 闭口式转移体　　e. 替代体 / 代型

图 1-1-7　牙种植体附件（士卓曼®，瑞士）

（四）种植体相关参数

1. 种植体直径

种植体直径指种植体颈部或体部的最大直径，范围为 2.5 ~ 5.0 mm。种植体直径每增加 1.0 mm，表面积约增加 25%，种植体直径增加可提高种植体对应力分散的效果。直径 3.0 mm 以内的种植体被称为细种植体。

2. 种植体长度

种植体长度指种植体骨内植入部分的长度，范围为 6.0 ～ 15.0 mm。骨水平种植体的长度自种植体平台到根端为止，软组织水平种植体的长度则仅包括体部和根部。长度 8.0 mm 以内的种植体被称为短种植体

四、种植牙临床成功标准

1986 年，Albrektsson 和 Zarb 教授发表了种植牙的临床成功标准：①种植体无动度；② X 线显示种植体周围无透射区；③种植体功能负荷一年后，垂直方向骨吸收每年小于 0.2 mm；④种植体无持续性或不可逆的症状，如疼痛、感染、麻木、坏死、感觉异常及下颌神经管损伤；⑤达到上述要求者，5 年成功率 85% 以上，10 年成功率 80% 以上为最低标准。

1995 年，全国种植义齿学术工作研讨会发布了国内的种植牙临床成功标准：①种植体行使支持和固位义齿的功能条件下，无任何临床动度；②放射线检查显示，种植体周围骨界面无透射区；③垂直方向的骨吸收不超过种植手术完成时种植体在骨内部分长度的 1/3（采用标准投照方法 X 线片检查）；④种植后无持续和 / 或不可逆的下牙槽神经、上颌窦、鼻底组织的损伤，感染及疼痛、麻木、感觉异常等症状；⑤以上标准中任何一项未能达到，均不视为成功；⑥按照上述标准，5 年成功率 85% 以上，10 年成功率 80% 以上。

五、种植牙的适应证与非适应证

（一）种植牙的适应证

（1）单颗牙或多颗牙的部分牙列缺失，单颌或全颌的牙列缺失患者。

（2）传统吸附性活动义齿，固位差、咀嚼功能不足或黏膜不能耐受的患者。

（3）对义齿美观、发音有特殊要求，活动义齿无法满足需要的患者。

（4）游离端缺失、连续缺失牙位过多或缺牙位点的邻牙无法作为稳固的基牙，不能完成传统固定桥修复的患者。

（5）不能完成桩冠、冠桥修复的残根、残冠。

（6）上颌骨切除后，传统赝复体不能满足功能需要的患者。

（二）种植牙的非适应证

非适应证包括全身健康状况和颌面部局部情况两类。需特别指出的是，以下非适应证并不完全是绝对禁忌证。

1. 全身非适应证

（1）内分泌代谢障碍疾病，如未得到长期有效控制的糖尿病、甲状腺亢进等。

（2）血液系统疾病以及各种原因的凝血机制障碍，如自身免疫性溶血性贫血、白

血病、血友病等。

（3）严重的心脑血管系统疾病，如危重高血压、心肌梗死、脑梗死、脑血栓、重度心衰等。

（4）长期服用特殊药物，严重影响凝血或骨再生愈合能力者，如双膦酸盐类药物（注：注射用药属绝对禁忌）、华法林等。

（5）免疫系统疾病，或长期大量使用糖皮质激素者。

（6）过度嗜好烟酒。

（7）罹患未受控制的精神疾病。

（8）妊娠期女性患者。

2. 局部非适应证

（1）受颌骨局部生理或病理条件的限制，不能保证种植牙成功的，如严重萎缩、骨质密度极低、颌骨中央血管瘤、角化囊肿、颌骨良恶性肿瘤等。

（2）受种植位点邻近解剖结构变异的限制，不能保证种植牙成功的，如上颌窦严重气化、下颌神经管位置过高、鼻腭管变异或病理性改变（上颌窦炎、上颌窦肿瘤）、牙龈瘤、牙龈血管瘤等。

第二节　口腔种植相关解剖生理

一、牙槽骨

（一）牙槽骨的局部解剖

牙槽骨（alveolar bone），又称牙槽突（alveolar process），指上下颌骨包围和支持牙根的部分（图1-2-1）。在牙槽骨中，容纳牙根的骨性窝洞称为牙槽窝（alveolar socket）。牙槽窝在冠方的游离端称为牙槽嵴（alveolar crest），相邻牙齿之间的牙槽骨部分被称为牙槽间隔（interdental septum）；对于多根牙而言，牙根之间的牙槽骨部分称为牙槽中隔（interalveolar septum）（图1-2-2）。

成年人的牙槽骨可分为两个部分：固有牙槽骨（alveolar bone proper）和支持骨（supporting bone）（图1-2-1）。固有牙槽骨，又称束状骨（fascicular bone），指牙槽窝内壁的薄层皮质骨板，其通过牙周膜纤维与牙根表面相连接。支持骨包括外侧的皮质骨板和内部的松质骨。在牙槽骨根部的部分称为基骨（basal bone），其同样由皮质骨板和松质骨构成，且二者与支持骨相连续。牙槽骨会在拔牙后发生改建和萎缩，当牙槽骨发生完全吸收时，颌骨仅存留基骨部分。

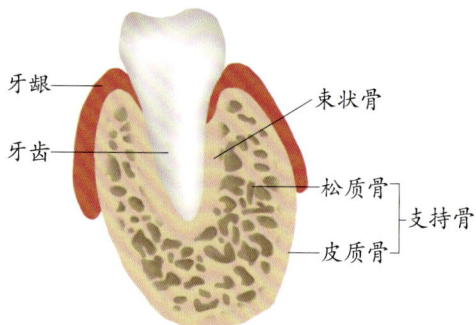

图 1-2-1　牙槽骨与基骨的解剖关系

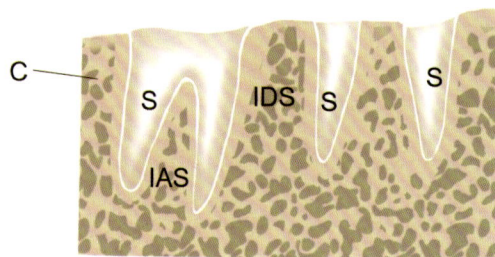

注：IAS 牙槽中隔，C 牙槽嵴，S 牙槽窝，IDS 牙槽间隔

图 1-2-2　牙槽骨的解剖组成

（二）牙槽骨密度（bone quality）

骨密度又称骨质量，全称为骨骼矿物质密度，是骨骼强度的一个重要指标。通过颌面部放射线检查，可以比较直观地评估牙槽骨的骨密度高低。一般而言，下颌牙槽骨的密度普遍高于上颌牙槽骨。牙槽骨密度的高低主要由皮质骨与松质骨的比例、骨小梁的疏密粗细及骨组织中的钙沉积含量决定。但牙槽骨的生理改变（如拔牙愈合期间、长时间缺牙等）、病理改变（如根尖周炎、硬化性骨炎、颌骨/根尖周囊肿、颌骨肿瘤等）以及钙磷代谢异常疾病（如骨质疏松症、慢性肾功能衰竭、甲状旁腺功能减退症等），会导致局部或整个牙槽骨密度的改变。Lekholm 和 Zarb 将牙槽骨的质量分为 4 类，从第Ⅰ类到第Ⅳ类，骨密度逐渐降低（图 1-2-3）：

（1）第Ⅰ类：主要由同质均一的密质骨组成；

（2）第Ⅱ类：较厚的密质骨包绕骨小梁密集排列的松质骨；

（3）第Ⅲ类：薄层的密质骨包绕骨小梁密集排列的松质骨；

（4）第Ⅳ类：薄层的密质骨包绕骨小梁疏松排列的松质骨。

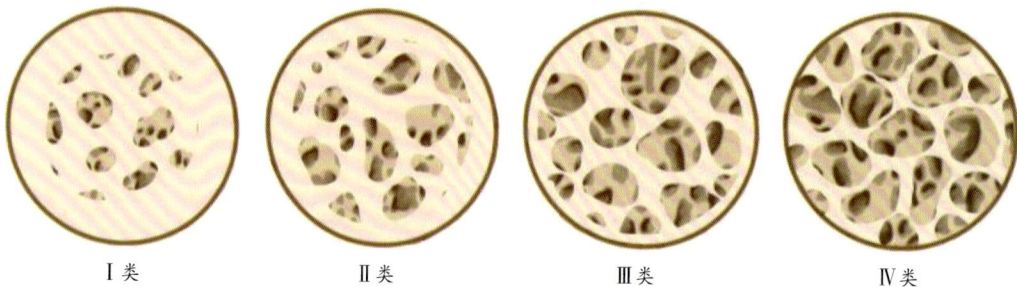

Ⅰ类　　　　　　　Ⅱ类　　　　　　　Ⅲ类　　　　　　　Ⅳ类

图 1-2-3　Lekholm 和 Zarb 牙槽骨质量分类法示意图

二、颌骨

（一）上颌骨大体解剖

人体有两块上颌骨，由上颌体、额突、颧突、腭突和牙槽突（骨）组成。双侧上颌体在中缝处联合，围成骨性鼻腔，上颌体内部存在上颌窦腔（maxillary sinus）；额突与额骨、鼻骨和泪骨相接；颧突与颧骨相接，构成颧突的前部；双侧的腭突在中线相接，后方与腭骨相接共同构成硬腭（hard palate）；双侧的牙槽突在中线相接，形成上颌牙槽骨弓（图1-2-4）。

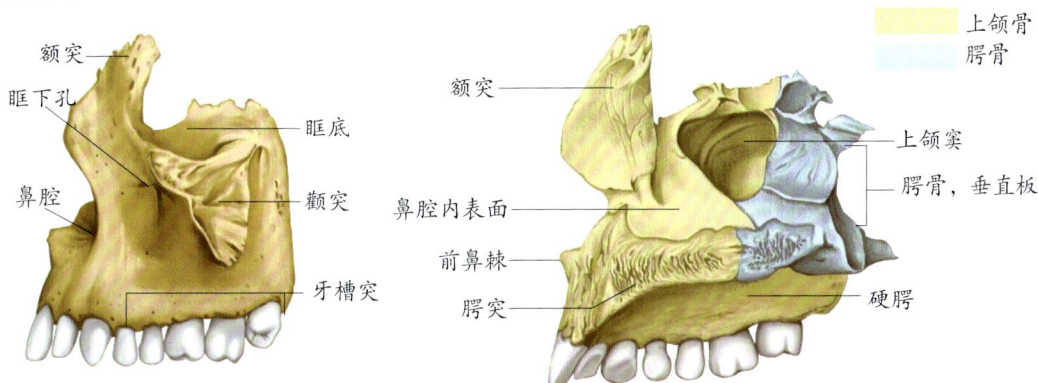

图 1-2-4 上颌骨的一体四突

1. 硬腭

双侧腭突相接的骨缝称为腭正中缝，其前方为切牙孔，切牙孔上方为切牙管（incisive canal），内有切牙神经和切牙动静脉，切牙管的直径不一，有时会偏离中线。切牙管发生解剖变异，有可能影响到上颌中切牙的种植手术。此外，在双侧第二磨牙内侧的硬腭板上有一对腭大孔，腭大神经血管束从这里穿出。

2. 颧牙槽嵴

从颧突根部延伸到第一磨牙根尖部的骨嵴（图1-2-5），颧牙槽嵴的骨皮质较厚。颧牙槽嵴是上颌骨力学应力传导的重要骨性结构，因此在上颌窦外侧壁开窗手术中不能随意破坏。

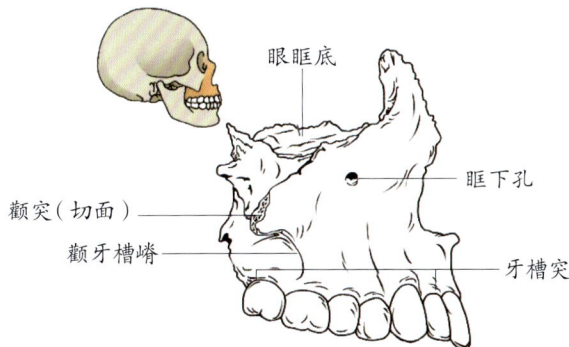

图 1-2-5 上颌骨右侧面观

3. 眶下孔和眶下管

在双侧眶下缘的内下方，存在一对眶下孔（infraorbital foramen）（图 1-2-5）。眶下孔是眶下管（infraorbital canal）的出口，眶下神经血管束从这里穿出。眶下管从上颌体内部、上颌窦上壁内穿过，至眶下孔出口。在进行上颌窦手术时，注意务必不要损伤到眶下管。

4. 上颌窦

上颌窦是人体最大的一对鼻旁窦，平均容积约为 13 mL，一般整体位于上颌体内，或可延伸到腭骨和颧骨内。上颌窦与鼻腔相通，开口位于中鼻道窦口（maxillary ostium），即位于中鼻甲的外侧。上颌窦内覆一层施耐德氏膜（Schneider membrane），其由中鼻道呼吸黏膜延伸发育而成，一般厚度为 0.13 ~ 1.0 mm。

上颌窦形似一个四面体或四棱锥，锥尖位于后外侧朝向颧弓，锥座位于内侧朝向鼻腔外侧壁。上颌窦可分为上壁、内侧壁、前外侧壁和后外侧壁。上颌窦上壁与眶底毗邻，内侧壁与鼻腔毗邻，前外侧壁和后外侧壁的分界线为颧牙槽嵴。此外，上颌窦底位于前、后外侧壁与内侧壁在下方的交界处，其下方与前磨牙、磨牙的牙根尖相毗邻。在上颌窦底提升手术中，前、后外侧壁是外提升法（上颌窦外侧壁开窗法）的开窗部位，而上颌窦底则是内提升法（穿牙槽嵴顶提升法）的手术开窗路径。

大多数上颌窦内都存在骨性分隔，又称 Underwood 分隔（Underwood septum）。按照形成机制，可分为原发性骨分隔和继发性骨分隔；按照发育成熟度，可分为完全性骨分隔和不完全性骨分隔；按照骨分隔的走行，可分为横向型分隔、水平型分隔和矢状型分隔。上颌窦骨分隔会增加上颌窦底提升手术的难度和窦膜穿孔的风险。

（二）下颌骨大体解剖

下颌骨为单一骨，围成口腔的前壁和侧壁，是面部唯一能活动的骨骼。其分为水平和垂直两个部分，水平部为下颌体，垂直部为下颌升支（图 1-2-6）。

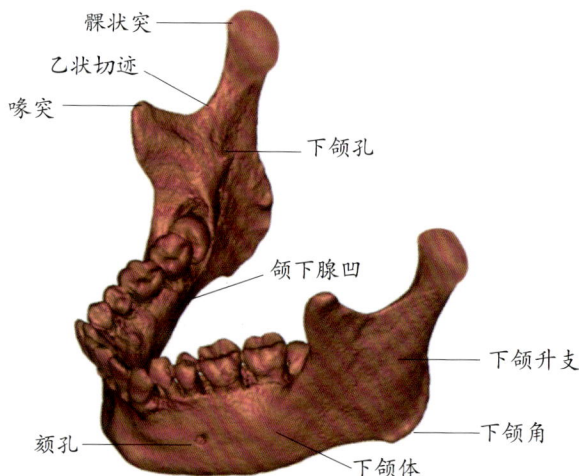

图 1-2-6　下颌骨内外侧解剖

1. 下颌升支

下颌骨双侧各有一个下颌升支，分内、外两面。下颌支上方有两突，前方为喙突（coronoid process），后方为髁状突（mandibular condyle），两突之间为乙状切迹。下颌髁状突与颞骨关节窝、颞下颌关节盘软骨共同形成关节。双侧颞下颌关节可进行转动和滑动，双侧联合运动非常灵活。下颌支内侧，乙状切迹下方为下颌孔和下颌小舌，下牙槽神经血管束从这里进入下颌升支内部。

2. 下颌体

下颌体与双侧升支下方相续，后方为下颌角。下颌体上方为牙槽嵴和牙列，下方称为下颌下缘。双侧下颌体后外侧面有外斜线，内后侧面有内斜线，均为肌肉的附着处。前方中线处为正中联合，内面近中线有两对骨性突起，分别称为上、下颏嵴；下颌骨外面中线处为颏隆凸。颏隆凸双侧有颏孔（mental foramen），为颏神经血管束的出口。

3. 颌下腺凹

存在于下颌骨内斜线下方、颌下腺外上侧，其明显程度因人而异。在下颌磨牙区种植窝预备时，需防止从舌侧发生侧穿，从而导致钻头或种植体通过颌下腺凹进入口底，或造成舌下动脉的出血。

4. 舌副孔

在下颌体内侧面中线处及前磨牙区，存在 1 ~ 3 个舌副孔。舌副孔由舌下动脉的分支——舌颏动脉进入滋养下颌骨。在下颌舌侧翻瓣时，应留意血管分支防止损伤出血。

5. 下颌管及下颌切牙管

在下颌升支及下颌体内存在一对骨性管道，即下颌管（mandibular canal），内有下牙槽神经血管束。下牙槽神经管通常位于下颌体舌侧，由远中向近中通行且逐渐偏向颊侧，最后与下颌体外侧面的颏孔相通。下颌管经前祥后继续向中线，延伸出下颌切牙管（mandibular incisive canal），直至中线处消失。大多数情况下，切牙管均存在于下颌体前部。在种植外科手术中，下颌管、下颌切牙管切忌被压迫或侵犯，否则会造成面下部的皮肤、黏膜及下前牙、牙龈的神经麻痹。

（三）神经血管

1. 三叉神经的颌面部分支

三叉神经（trigeminal nerve）为第五对脑神经，在三叉神经节处分别组成三大分支（图 1-2-7）。与颌面部种植外科手术相关的重要神经，都来自其两大分支——上颌神经（maxillary nerve）和下颌神经（mandibular nerve）。

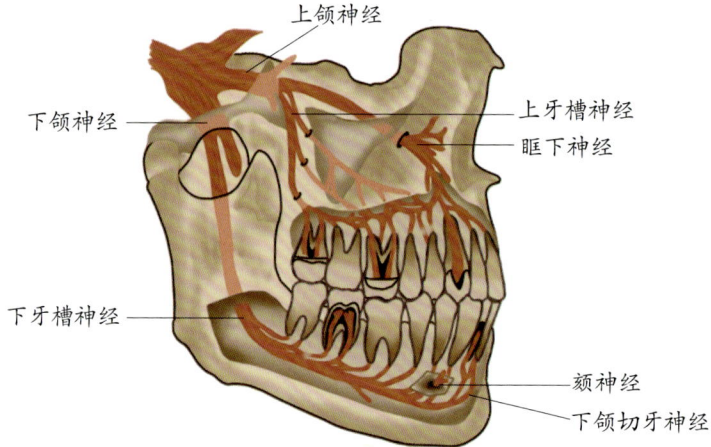

图 1-2-7　三叉神经分支上颌神经、下颌神经的分布

（1）上颌神经。上颌神经是感觉性神经，经海绵窦外侧壁穿圆孔出颅，发出眶下神经、上牙槽神经、翼腭神经和颧神经，分布于上颌牙、牙龈、腭、上颌窦及鼻腔黏膜。

眶下神经经眶下裂、眶下沟、眶下管出眶下孔，分布于面中份的皮肤。同时，眶下神经在眶下沟段发出上牙槽中神经，分布于上颌前磨牙及牙龈；在眶下管中发出上牙槽神经前支，分散至上颌前部的牙齿和牙龈。上牙槽后神经从上颌神经的翼腭窝段发出，从上颌骨后面进入，分布于上颌窦、上颌磨牙、牙龈及颊黏膜。

翼腭神经从上颌神经经翼腭窝段发出，在翼腭窝内下降，其中鼻支发出鼻腭神经、经上颌切牙管出切牙孔，分布于上颌前牙的腭侧黏骨膜及牙龈；此外，翼腭神经在翼腭管内发出下行的腭前神经（即腭大神经）、腭中后神经（即腭小神经）。腭大神经出腭大孔向前，分布于上颌后牙及尖牙的腭侧黏骨膜及牙龈，腭中后神经下行出腭小孔，分布于软腭及腭扁桃体。腭小神经阻滞麻醉后，可减轻患者的咽反射反应。

（2）下颌神经。下颌神经是混合性神经，穿卵圆孔出颅，发出下牙槽神经（inferior alveolar nerve）、颊神经、耳颞神经、舌神经及咀嚼肌神经。下牙槽神经与种植的关系最为密切，它由感觉纤维组成，从下颌孔进入下颌管内，主干沿途发出齿龈支分散到下颌磨牙、前磨牙及牙龈；颏神经支从颏孔穿出进入下唇黏膜内，分为数支后进入下唇皮肤、黏膜；下牙槽神经主干在骨内的终末支继续向中线前进，称为下颌切牙神经（mandibular incisive nerve），沿途分散到下颌尖牙、侧切牙、中切牙及牙龈。

舌神经从下颌升支内侧下行到磨牙后垫附近，位于下颌第三磨牙稍后侧，仅被口腔黏膜所覆盖，位置比较表浅。在下颌磨牙后垫区制备切口时，需避免损伤舌神经。此外，下颌牙槽骨发生重度萎缩的病例中，颏孔会暴露于牙槽嵴顶，在此处制备切口时也应高度警惕颏神经的损伤。

2.颈外动脉的颌面部分支

上下颌均有着丰富的动脉血供。颌骨的血液供应主要由颈外动脉的分支提供，其中上颌动脉供应了上、下颌骨的大部分血液（图 1-2-8）。

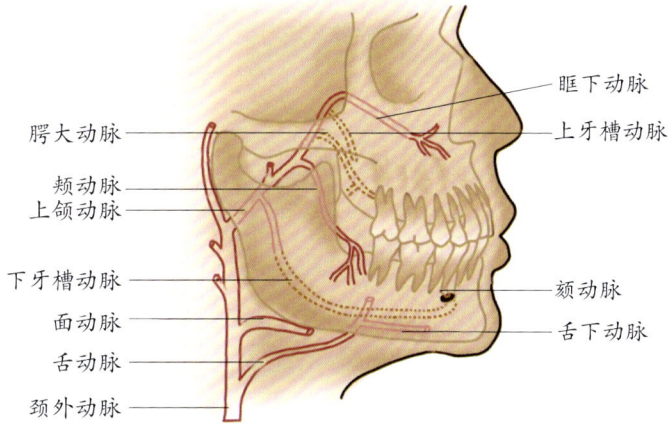

图 1-2-8 颈外动脉的颌面部分支

（1）上颌骨。上颌骨主要接受颈外动脉的分支上颌动脉的血供。上颌动脉的分支如上牙槽后动脉、眶下动脉、蝶腭动脉、腭降动脉等均为上颌骨提供血液供给。上颌骨前面有眶下动脉及其分支上牙槽中动脉和上牙槽前动脉供血，后外侧由上牙槽后动脉供血。上颌骨的皮质骨薄，骨质较疏松，表面有许多滋养血管孔，因此上颌骨的血供方式既有上述动脉经滋养孔进入骨髓内的离心性血供，也有这些动脉在上颌窦软组织内形成的广泛动脉吻合网提供的向心性血供。

（2）上颌窦。上颌窦的血供十分丰富，主要由上颌动脉的分支蝶腭动脉的鼻后外侧动脉、上牙槽后动脉、眶下动脉和腭大动脉等提供，静脉回流入蝶腭静脉和翼丛；少部分血供来自筛前动脉和上唇动脉；上颌窦底的血供来自腭大动脉、腭小动脉和蝶腭动脉，血管穿过腭骨发出分支分布于上颌窦内壁、前外侧壁和上颌窦底。

上牙槽后动脉在上颌骨后紧贴骨面下行，发出牙龈支（骨外动脉支）和牙支（骨内动脉支），两支均与眶下动脉之间发生骨外和骨内的吻合循环：①牙龈支与出眶下孔的眶下动脉在上颌骨外侧壁的颊侧软组织内发生骨外吻合，在做垂直辅助切口时容易被伤及；②牙支在上颌骨后面进入骨内前行，与未出眶下孔的眶下动脉发出的上牙槽前动脉或中动脉在上颌骨外侧壁的内侧或骨壁内发生骨内吻合，被称为牙槽上颌窦动脉（alveolar antral artery，AAA）。在进行上颌窦底外侧壁开窗手术时，应对骨内吻合高度重视，以避免不必要的骨内或上颌窦内出血。

（3）下颌骨。下颌骨主要接受下牙槽动脉的血供，此外还有来自骨表面黏骨膜动脉分支的向心性血供，如翼内肌动脉、翼外肌动脉、颞下颌关节囊动脉、颞肌动脉、咬肌动脉和舌下动脉等。颏部的血供主要来源于舌动脉分支、面动脉分支及下唇动脉的末梢穿支。下颌骨体部、下颌骨基底部、下颌角及下颌升支后份均由下牙槽动脉供应。下颌切牙区牙槽与颊舌侧软组织之间的动脉交通较为丰富，而下颌后牙区和下颌升支区颌骨组织与周围软组织之间的动脉交通则较少。

参考文献

[1] Block M S. Dental implants: the last 100 years[J]. J Oral Maxillofac Surg, 2018, 76(1): 11−26.

[2] 宿玉成 . 口腔种植学 [M]. 2 版 . 北京：人民卫生出版社 , 2014.

[3] 宫苹 . 口腔种植学 [M]. 北京：人民卫生出版社 , 2020.

第二章

口腔种植护理基础

本章围绕护理的精细化管理展开，首先明确不同岗位的职责，从门诊护士长的统筹规划到导医护士的贴心服务，再到四手护士的紧密协作与手术室护士的专业支持，每一环节都体现了对患者治疗流程的精心安排与支持。特别是对门诊预约管理的强调，通过科学工具与人性化沟通策略，确保治疗进程的顺畅与患者体验的优化。

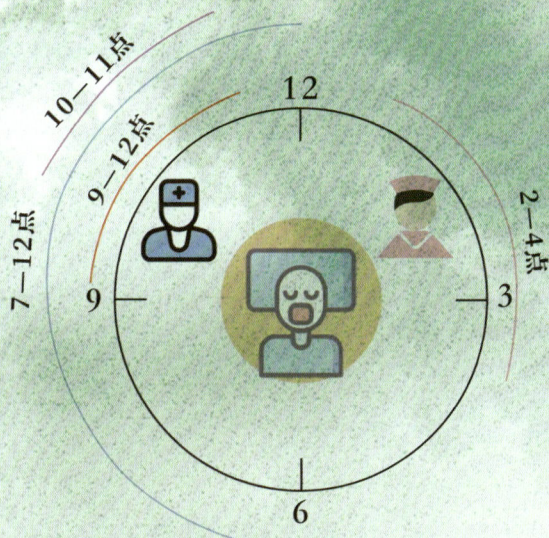

第一节　口腔种植门诊的护理管理

一、种植门诊的护理岗位

口腔种植门诊的护理岗位分工可包括以下几类：

（1）门诊护士长或种植护理组长：主要负责种植护士岗位的分配、技术培训和考核，门诊医疗物资的出入库管理等。门诊护士长或种植护理组长需要熟悉口腔种植治疗护理工作的方方面面，了解各个基层种植护理岗位的职责和技术要求，并制订出合理的培训和考核管理方案。

（2）导医护士：种植门诊导医台是导医护士的具体岗位所在，主要负责对门诊患者进行接待、咨询和分诊，并指导其进行挂号和缴费。此外，导医护士还可分担种植科普宣教、临床数据统计、患者满意度调查等工作。

（3）四手护士：在日常临床工作中，四手护士是与口腔医生共同处理医疗工作的助手和搭档。在理想情况下，每一个口腔种植医生都应有一位专门的四手护士，并长期配合临床工作。四手护士的日常工作包括：门诊预约管理、椅旁四手操作配合、患者术前准备、手术预约、手术助手、医学影像拍摄、术后宣教及电话随访、临床数据库录入、修复模型管理、诊室消毒、耗材领取等。

（4）手术室护士：如果医院或诊所有专门的门诊手术室，应安排专门的护理组负责手术室的管理和日常工作。手术室护士的工作包括：手术预约的准备（如器械和物资的准备、手术间分配、种植体系统和手术器械的准备）、担任器械护士和巡回护士、进行患者的术中管理、手术器械及耗材的库存管理、手术室医疗文书书写等。

二、门诊预约管理

种植修复的治疗步骤较多，治疗周期一般为两个月到半年左右，复杂的种植病例则需要一年或以上的时间。为合理分配医生的工作时间，妥善安排患者按期完成治疗，四手护士应做好种植复诊患者的门诊预约管理。

（一）门诊预约的原则

要做好预约管理，首先要与医生密切配合，熟悉每一位患者的治疗周期和治疗步骤。一般情况下，复诊的大致周期由医生决定，而复诊的具体时间则要综合考虑患者和医生双方的日程安排，以及预约日期的临床工作饱和度。

（二）门诊预约的工具和方法

一般情况下，四手护士可以用门诊预约本或 Excel 电子表单进行患者预约信息管理。但随着患者数量日趋庞大，为避免混淆造成差错，建议使用合适的门诊管理软件。借助门诊管理软件的日期提醒和查询功能，可保证不遗漏或延误任何一位患者的复诊信息。此外，门诊管理软件可以更好地做到对患者的长时程预约（如半年以上），而门诊预约本和 Excel 电子表单可能会受限于查询的不便。

若患者复诊数量较大，在使用门诊预约本时建议将手术预约、修复预约、随访预约区分 2 ～ 3 个手册进行登载，以免在手工登记或修改时发生识别困难。在每一条预约登记中，都应详细列出患者姓名、治疗牙位、治疗内容（如手术名称、特殊备注），以备快速浏览和门诊准备。在安排预约记录时，可将多个预约本进行比对，以防止同一时间段发生冲突。

在建立 Excel 电子预约表单时，建议以患者的手术档案号为索引，每一个手术档案号建立一条记录，记录中应包括患者的姓名、联系电话、第一次手术日期及内容，后续采用序贯方式对患者每一次的预约日期和治疗事项进行预登记。若患者的联系电话、实际就诊日期或治疗项目发生变化，应及时在 Excel 表单中进行修订。

（三）预约的护患沟通

在每一次治疗结束之后，原则上都应给患者预告下一次复诊的日期。如果由于各种原因不能当即确定具体日期或时间，也应告知其大概的日期，并在确定后提前进行电话通知和确定。为防止患者遗忘门诊预约，导致其他事务安排干扰就医，建议在患者的病历本或《种植患者门诊手册》上进行记录，或协助患者将预约日期记录在手机日历上，并设置手机提前自动提醒功能。对于长程复诊预约的患者，应在预约日前通过电话再次向患者确认，特别是需要进行手术或重要治疗的患者。如果出现患者电话无法联系的情况，应保存电话拨出记录或通过手机短信再进行通知。

三、种植门诊的物资管理

（一）种植体系统的库存管理

种植体系统包括种植体、基台、其他修复配件（如覆盖螺丝、愈合帽、印模杆、替代体等）。这些耗材均属于一次性耗材，品牌种类多，型号差异大，属于重点管理的医用物资。因此，种植体系统的出入库管理必须有纸质或电子台账的记录，所有种植体系统的相关耗材应分门别类进行妥善保存。

所有种植体或配件的包装上均有条码，在入库或出库使用后，应通过条码扫描对数据库进行更新，并将使用耗材的条码贴在手术室医疗记录文书中。通过电子数据库，可以随时查询各种品牌、型号的库存数量、保质期限（种植体），并及时进行补充。除了电子登记外，还应定期对照电子台账清理库存数量，以免发生耗材丢失或数据紊乱。

对于临床而言，种植体系统常用品牌和型号的齐备是顺利开展种植手术的关键，应保证一定比例的冗余储备。门诊手术室应根据临床医生的平均使用情况和手术预约情况，做好耗材的入库计划，保证各种常用型号充足，非常用型号可及时供应。此外，对于长期未使用或接近保质期的种植体，应联系厂家进行更换或型号的退换。

原则上，愈合帽、覆盖螺丝和各种修复配件均属于一次性医用耗材，用于一名患者的种植修复治疗后，不得消毒再用于其他患者。在患者完成全部修复治疗后，应将其作为医疗废物进行处理，并建立相应台账。

（二）耗材的库存管理

无论是门诊外科手术还是椅旁修复，都需要使用大量的医用耗材。除种植体系统和口腔门诊常用耗材之外，还有一些与种植治疗相关的特殊耗材。对于超过保质期的耗材，应定期进行清理。

1.种植外科耗材

外科刀片（12#、14#、15#、15c#）、无创医用缝线（4-0、5-0、6-0、7-0）、骨粉（如羟基磷灰石、脱矿小牛骨基质、胶原骨块、同种异体骨等）、屏障膜（如可吸收生物膜、钛膜、聚乳酸膜等）、胶原蛋白块、膜钉、钛固位钉等。除外科刀片、医用缝线和胶原蛋白块可用于椅旁，需在门诊治疗室库房进行存储外，所有的种植外科耗材均建议在门诊手术室的二级库存进行储备。

2.种植修复耗材

印模材料（如硅橡胶、藻酸盐、聚醚等）、一次性印模托盘、蜡片、修复体粘接剂（如玻璃离子水门汀、光固化树脂粘接剂）、凡士林软膏、咬合纸（包括金属咬合纸）、生料带（特氟龙）、光固化树脂、粘接棒、光固化模型材料（用于制作暂基托、个别托盘等）、自凝基托树脂（GC树脂）等。以上种植修复相关耗材均为门诊修复治疗所必备，二级库存应建立在门诊治疗室内。

（三）模型和修复件的管理

口腔种植外科及修复治疗中，均涉及大量的石膏（或数字化）模型、修复件以及手术外科导板。

1.石膏模型

在医生完成种植修复印模制备后，应及时进行消毒和石膏灌模，并在模型室进行暂时的妥善保存，定期传递或寄送给技工中心，并进行寄出模型的台账登记。对印模过程中制备的咬合记录、暂基托、临时冠等也要一并妥善打包封存，防止发生遗漏。

2.修复件及手术外科导板

在接收到技工中心发送来的修复件或手术导板后，首先应按照技工单上的回执进行清点和入库登记。注意，接到修复件后应第一时间检查石膏模型、修复体、保修卡、修复配件（如基台、固位螺丝、基台导板）的完整性；对于手术外科导板，则应仔细检查手术导板是否完好，消毒袋是否破损，导板使用说明书是否齐备。检查完毕后，复原包装并按照患者复诊的时间顺序进行妥善保存。

3.数字化模型

在医生完成口内光学扫描、面部光学扫描、口外摄影等数字化修复印模操作后，应协助医生完成扫描文件的技工端网络上传，或在本地导出文件通过电子邮件或其他网络通信工具（如QQ、微信）进行点对点传输，并确认数字化技工中心已收到完整的数据文件。

（四）失败种植体管理

由于外科手术失误、种植体周围炎或机械并发症出现的失败或污染的种植体，应由护士进行收纳保管并尽快进行台账登记。若种植体在厂家规定的质保期内，可对失败种植体（包括种植体的残片）进行清洗和消毒，尽快填写更换表格并联系供货商或厂家协商处理。若种植体在质保期外，可当作医疗废物进行处理。注意，已经失败或污染的种植体不可在消毒后重新使用于患者。

第二节　椅旁四手操作技术

四手操作技术，即由一位口腔医生和一位口腔护士相互配合，在综合牙科治疗椅旁为口腔疾病患者进行诊疗的国际标准化模式。椅旁四手操作在保证医护人员安全、健康的前提下，能够提高医生的工作效率，提高患者的满意度。目前，四手操作技术已经在口腔诊疗中广泛普及，并在口腔种植修复门诊治疗中获得成熟应用。

一、基本设施要求

（一）诊疗区域设计合理

合理设计口腔种植门诊的诊疗区域，应保证空间充足、室内光线明亮，能够放置常规和数字化诊疗设备，方便开展医护四手操作（图2-2-1）。

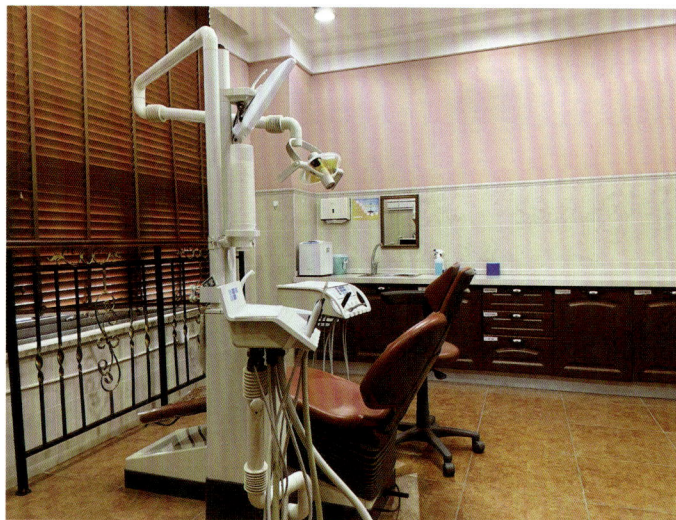

图 2-2-1　口腔种植门诊诊疗区域布局

（二）诊疗设备及器械配备齐全

口腔种植门诊治疗需要的基本设备应包括：牙科综合治疗椅、医生座椅、护士座椅、治疗车、LED 治疗灯、印模混合仪、电子计时器（或沙漏）、医疗用计算机终端、牙科模型柜、医疗器械收纳柜。此外，还可根据条件配备一些口腔种植常用的数字化、现代化诊疗设备，如光学口内扫描设备、口腔电子内窥镜、口腔激光治疗仪、口腔麻醉仪、电子咬合记录仪、头戴式牙科显微镜。

在医疗器械收纳柜中，需随时准备一些常用的工具、器械和耗材，如牙科检查盘、手套、口罩、帽子、口腔防护镜（或防护屏）、一次性吸唾管、三用喷枪管、防污膜、牙科蜡片、酒精灯、咬合纸、车针盒（配备金刚砂钻、钨钢钻、橡皮抛光轮等）、水门汀充填器、牙科粘接剂、光固化灯、手术刀柄、手术刀片、持针器、血管钳、脱冠器、一次性托盘、印模材料、高速手机、低速手机、种植系统修复工具（如螺丝刀、扭矩扳手）、种植修复配件（如转移杆、替代体）等。

二、四手操作技术的体位及位置要求

（一）医、护、患的体位

规范口腔医生和护士的操作姿势，可以降低医护的疲劳程度。规范患者的体位，可使其保持舒适的诊治姿势。

1. 医生体位

医生的体位应便于操作，不妨碍视野，最大限度地保证舒适与支持力度，医生位置的移动主要根据操作点来决定（图 2-2-2 a）。同时，医生的体位需遵循以下原则：①下背部尽可能地靠近椅背，腘窝触及座椅前部；②大腿尽量与地面平行或膝盖稍低于臀部；③脚部平放于地面不可交叉；④座椅高度以医生操作弯肘时前臂与地面保持平行为宜；⑤医生面部与患者面部最佳距离为 36 ～ 42 cm（图 2-2-2 b）。

2. 护士体位

护士的座位应比医生稍高 10 ～ 15 cm，以便提供更好的视野，并有利于为医生传递器械和协助吸唾。护士双脚可放于座椅踏板上，以维持平衡，亦可保持大腿血液循环顺畅；座椅扶手位于肋下区，调整腹杆以支持背部或腹部，维持整个身体的平衡（图 2-2-3）。

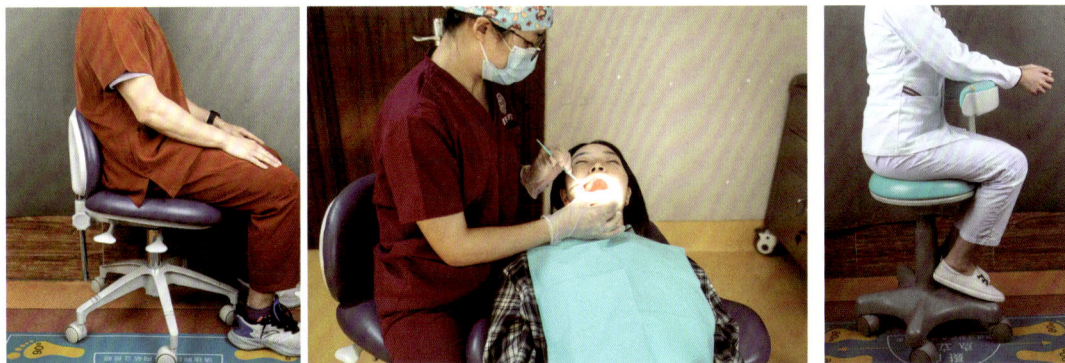

a. 医生的正确坐姿　　　　　b. 医患面部所处的距离　　　　　图 2-2-3 四手护士的正

图 2-2-2 医生的正确体位　　　　　　　　　　　　　　　　　确坐姿

3. 患者体位

患者的体位需随诊疗部位（上颌或下颌）的不同而进行调整。患者采用平卧位，脊柱完全放松，下肢完全放松，头顶与牙椅头托顶部平齐，头部位置舒适（图 2-2-4 a）。在进行上颌治疗时，牙科综合治疗椅的靠背应接近水平或略抬高（7°～ 15°），如此患者的口腔可位于医生眼睛的正下方（图 2-2-4 b）；在进行下颌治疗时，牙科综合治疗椅的靠背应稍微直立（30°～ 45°），以更好地呈现口内的术野（图 2-2-4 c）。

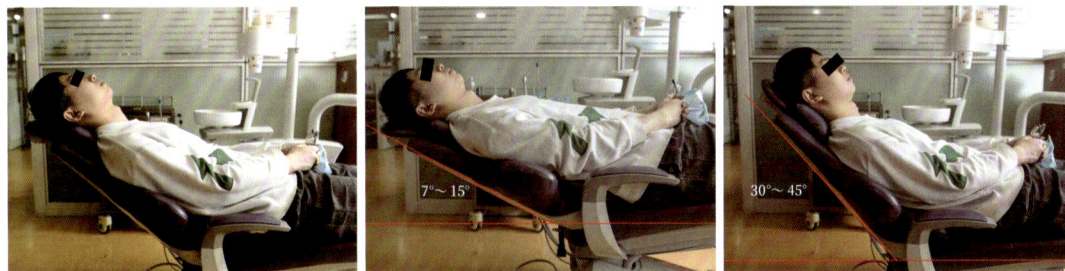

a. 患者的卧姿　　　　　b. 上颌区治疗时的牙椅靠背角度　　　　　c. 下颌区治疗时的牙椅靠背角度

图 2-2-4 患者的正确体位

（二）医、护的工作空间

1. 医生工作区

以患者头部为坐标中点，医生的工作区应位于时钟的 7—12 点。进行上颌治疗操作，多选 10—12 点，右侧下颌治疗操作多选 7—9 点，左侧下颌治疗选择 10—11 点。此区域内不能放置治疗车或物品，以免影响医生操作（图 2-2-5）。

2. 静止区

位于时钟的 12—2 点。此区域可放置相对固定的设备，如治疗车、光学扫描仪等。

3. 护士工作区

一般位于时钟的 2—4 点，由于牙科综合治疗椅漱口台的阻挡，护士通常会选择时钟的 3 点位置。此区域不可放置物品，这样护士既能接近传递区，又便于接近安放在静止区的牙科治疗车。

4. 传递区

位于时钟的 4—7 点。此区域用于医护之间传递器械和耗材（图 2-2-6）。

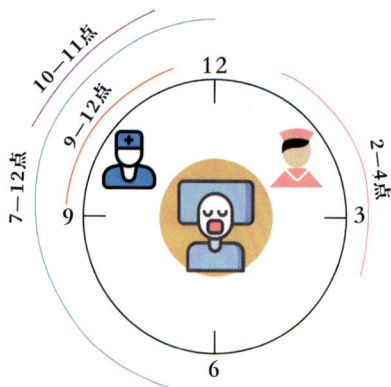

图 2-2-5　医、护的工作位置关系

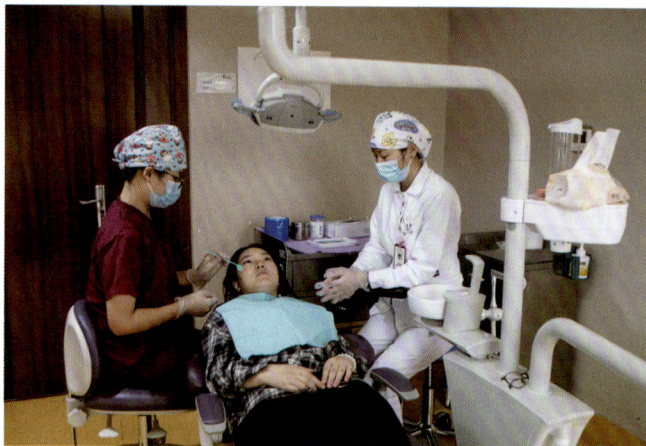

图 2-2-6　患者与医护治疗团队的正确体位

视频 1：口腔种植器械四手传递

三、器械的传递与交换

（一）器械传递的基本原则

1. 节力原则

即消耗最小的体力获取最大的工作效率。如在用物准备时，将一个区域的物品准备齐全后再从另一个区域拿取其他物品，以减少走动。

2. 安全原则

既需保证患者的治疗安全，又需重视医护人员的操作安全。器械的传递与交换均发生在传递区，即时钟 4—7 点范围，位置不宜过高，避开患者头面部，尽可能靠近患者的口腔，传递交换过程中应平行进行，保证无污染、无碰撞。

3. 身体动作分级原则

尽量只包括手指、腕部、肘部的小范围运动。

（二）器械的传递与交换方法

1. 器械传递的常见方法

器械传递的常见方法：①握笔式传递法，即护士以左手的拇指、示指、中指握持器械的非工作端或远中端进行传递，医生拇指和示指以握笔方式接过器械（图 2-2-7 a）；②掌 - 拇握式传递法，该方法主要用于传递口腔局部麻醉用必兰麻注射器等器械（图 2-2-7 b）；③掌式握持传递法，用手掌将器械牢固握于手中，主要用于传递血管钳、拔牙钳等器械（图 2-2-7 c）。其中以握笔式传递法最为常见，该方法具有传递快捷、稳定性好的特点。

2. 器械交换的常见方法

器械交换的常见方法：①平行器械交换法（图 2-2-7 d），临床上最常见的交换方法。护士以左手拇指、示指及中指传递清洁的器械，以环指和小指从医生手中接过使用后的器械。护士在传递和交换过程中，要始终保持器械之间平行和一定距离，防止碰撞和污染。②双手器械交换法（图 2-2-7 e），即护士右手接过医生手中使用过的器械，左手以握笔式传递法将干净器械传递到医生手中。传递过程中，医生应始终保持握笔式的手部姿势。③旋转器械交换法（图 2-2-7 f），即护士左手以环指和小指接过使用后的器械，拇指、示指、中指握住器械 180°旋转，将需要反复使用的工作端清理干净再传递给医生继续使用。

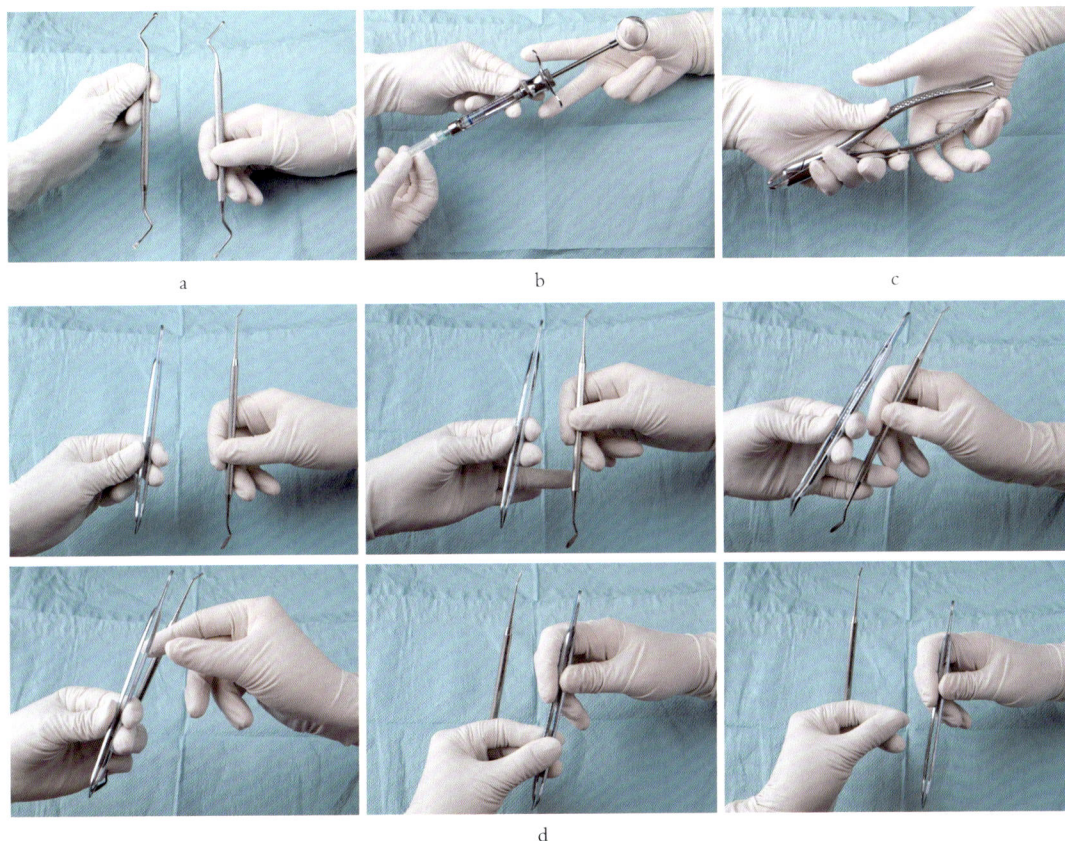

a   b   c

d

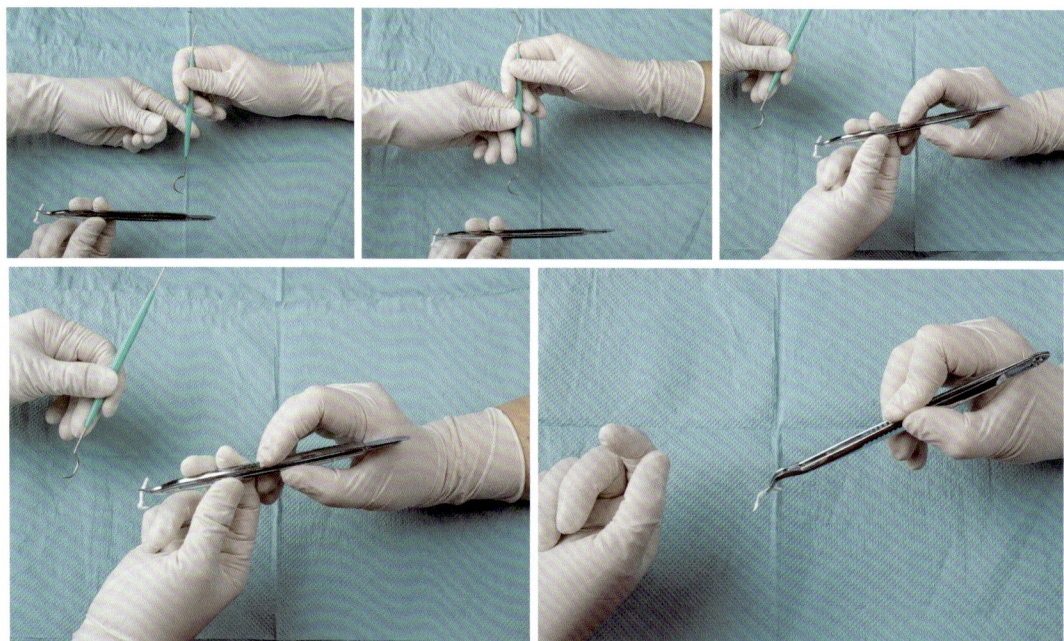

e

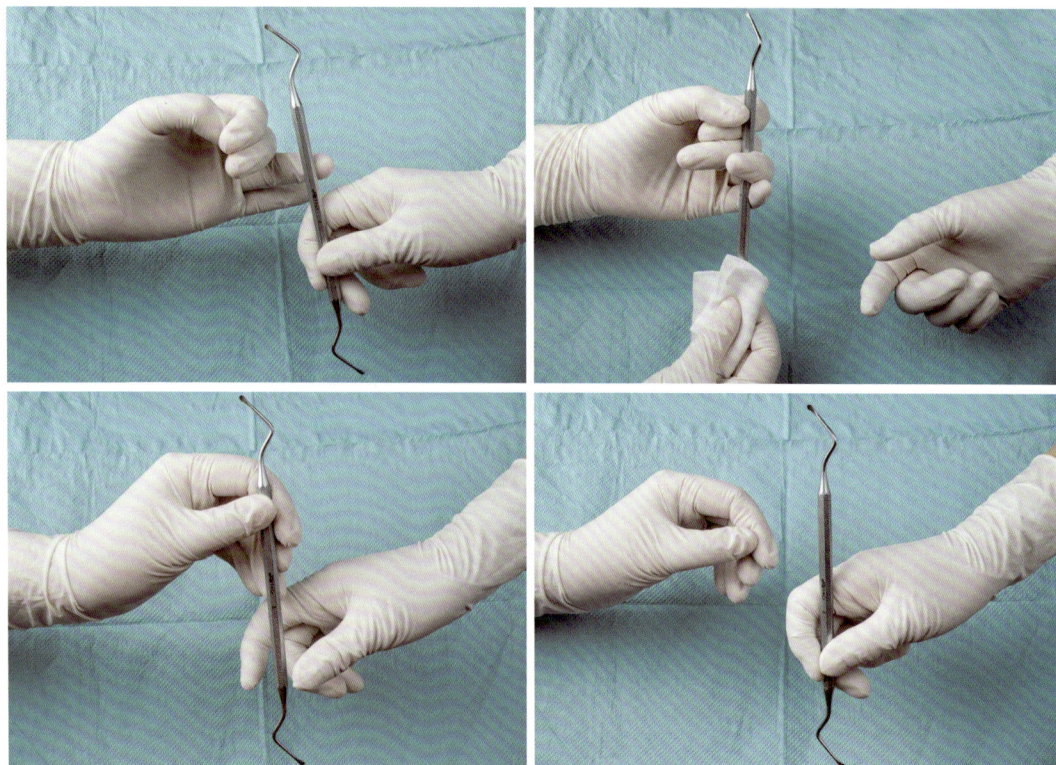

f

图 2-2-7 器械的传递与交换方法

（三）器械传递与交换的注意事项

（1）器械传递需要尽可能靠近患者的口腔，禁止在患者口腔以上头面部上方进行传递。

（2）器械传递要精确、迅速，避免污染。

（3）传递细小器械如愈合基台、螺丝刀等要准确、平稳，防止掉落和误吞误吸。

（4）传递锐利器械如手术刀、手术缝针等锐利端不能朝向医生，以免划伤医生。

（5）传递注射器时要戴好针帽，医生使用时再拔出。使用完毕后，医生需戴回针帽再传递给助手，或直接将注射器非工作端传递给助手再进一步处理。

四、吸引器的使用

吸引器是现代口腔治疗中使用频率最高的工具之一，分为弱吸和强吸两种模式，一般安置于综合牙科治疗椅。

1.弱吸

弱吸主要用于吸净口腔内的水、粉末碎屑及唾液，保持术野清晰。吸引器的前 1/3 部分可适当预弯，放入治疗部位的前庭沟区域，以保证吸引的有效性，且不影响医生操作。此外，吸引器的头部勿紧贴黏膜，以避免损伤黏膜和堵塞管口。注意在操作时应动作轻柔，可同时用口镜牵拉颊侧软组织（图 2-2-8 a），避免刺激咽部和舌根以免引起患者恶心不适。

2.强吸

强吸可用于口腔外水雾的吸取，一般连接硬塑料吸引头，可放于口腔外 5 ~ 10 cm 处（图 2-2-8 b）。

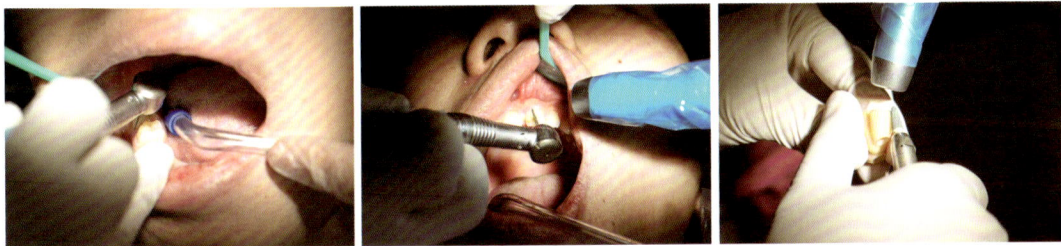

a.弱吸的口内使用方法　　　　b.强吸的口外使用方法

图 2-2-8　吸引器的使用

第三节 口腔种植外科及修复器械

一、种植外科动力系统

（一）种植机

种植机是一种用于口腔种植手术的特殊设备，在牙槽骨修整、种植窝预备、种植体植入过程中可提供动力（图2-3-1）。种植机的组成包括主机、蠕动泵、电动马达、控制脚踏、种植弯机。通过主机面板，可以调节种植弯机的转速、扭矩、转向、水量和LED灯等。种植机通常具有记忆功能，可将设定的各项参数值组合后存储为用户的常用程序。蠕动泵用于控制冷却水的水流速度。电动马达最好选用与主机配套的品牌，有可以和不可以高温高压消毒两种，前者价格较高，选择后者时术中可采用一次性无菌透明套。种植弯机可拆卸后通过高温高压消毒。临床上常使用减速手机，可将马达的速度成比例降低，减速比例通常为16∶1、20∶1和32∶1。注意，调节主机参数时需根据种植手机的减速比例进行设定。

使用种植机时，首先需要根据手术计划选择合适的预备钻和适当的转速。预备钻的选择应根据种植体的品牌、尺寸来确定。在手术过程中，医生应仔细操作种植机，确保正确在种植弯机上插入预备钻，并控制好转速和扭矩。通过稳定的手术技巧和适当的操作力度，可以保证精确的种植窝预备和种植体的稳定植入。

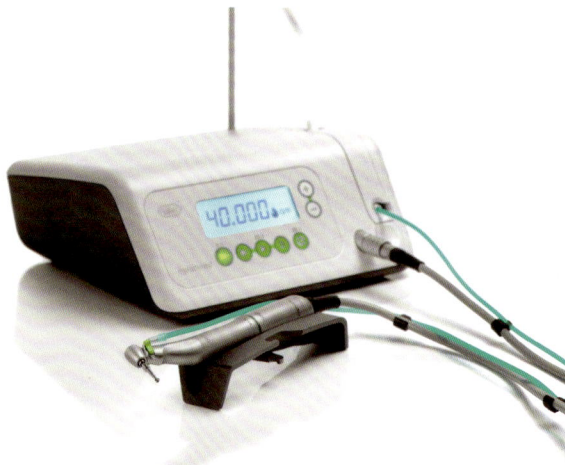

图2-3-1 种植机（W&H®，奥地利）

（二）超声骨刀

超声骨刀是一种口腔种植手术中的常用设备（图2-3-2），可用于骨或牙组织的微创切割、骨块制备修整、上颌窦外侧壁开窗和经牙槽嵴顶提升时窦底的开孔。使用超声骨刀时，首先需要连接适当的工作尖（图 2-3-3）。选择合适的工作尖尺寸和形状，根据手术需要调整超声骨刀的功率和频率。在手术过程中，医生应将超声骨刀轻轻触碰到骨组织上，以进行切割或骨准备。通过适当的手柄姿势和操作力度，可以控制超声骨刀的切割深度和效果。超声骨刀工作时，必须同时使用冷却水，以防止骨组织在切割时过热受损。

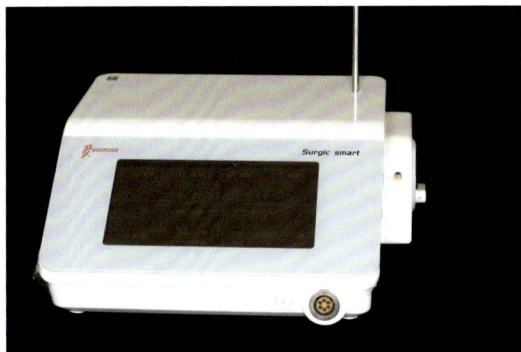

图 2-3-2　超声骨刀设备（啄木鸟®，中国）

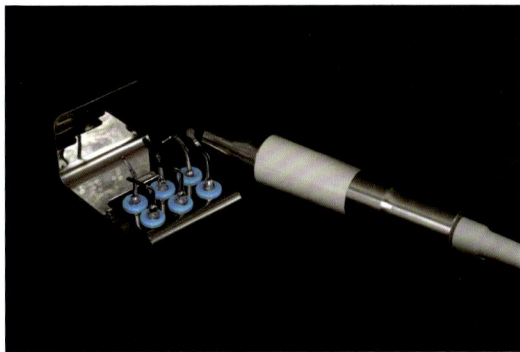

图 2-3-3　超声骨刀的手柄和工作尖（啄木鸟®，中国）

（三）维护和保养

为了保持种植机和超声骨刀等良好的工作状态，需要进行定期的维护和保养。维护包括清洁、消毒和润滑。在每次使用后，应对仪器进行彻底清洁，确保无残留物。清洁时可以使用适当的清洗剂和软布擦拭。种植手机和超声骨刀手柄需要一用一消，这是保证无菌的重要步骤，推荐使用高温高压灭菌。此外，需要注意定期更换和维护钻头和工作尖，以确保其切割效果和工作效率。

另外，种植外科动力系统的维修和保养应由专业技术人员或厂家授权的服务中心进行。如果发现仪器出现故障或异常，应立即停止使用，并联系相关技术支持人员进行检修和维修。总之，正确使用种植机和超声骨刀，并进行定期的维护和保养，是确保口腔种植手术顺利进行的关键步骤。医护人员和技术人员应掌握相应的操作技巧，并按照相关指南和建议进行维护，以提高手术的成功率和患者的治疗效果。

二、种植外科器械

（一）种植外科工具盒

种植外科工具盒是用于种植窝预备、种植体植入的一套工具集合。门诊手术室需要根据配置的种植体系统选择相应的种植外科工具盒（图 2-3-4）。在不同种植体系统的种植外科工具盒中，配备的钻头、适配器、螺丝刀均不尽相同，一般情况下不可混用。

（1）器械盒：材料分为硬质塑料和金属两种，均可以进行高温高压消毒。塑料器械盒消毒次数过多，可能发生龟裂和破损。

（2）种植窝预备工具：不同种植体系统配备有不同类型、不同型号、不同数量的预备工具，如先锋钻、球钻、侧切钻、扩孔钻、颈部成型钻、攻丝钻等。

（3）种植体植入工具：种植体适配器、植入螺丝刀、棘轮扳手、固定扳手、手用转换头等。

（4）诊断工具：如平行指示杆、深度测量杆、种植体定位器、诊断测量尺、种植体间距测量尺等。

（5）其他：如软组织环切刀、牙槽骨修整钻、延长杆等。

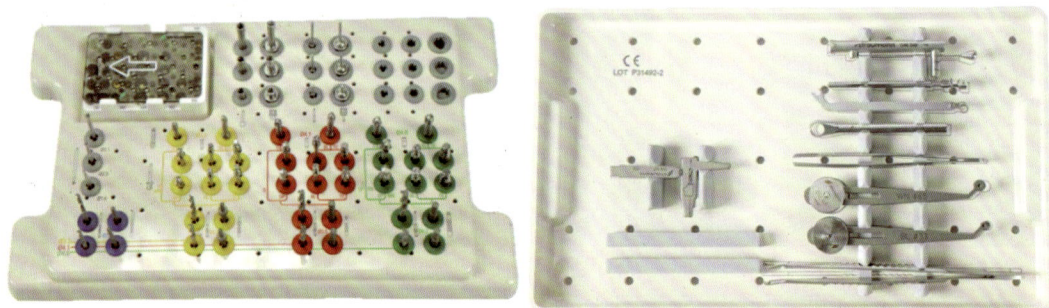

图 2-3-4　种植外科工具盒（士卓曼®，瑞士）

（二）种植外科导板工具盒

种植外科导板工具盒是配合口腔数字化技术种植导板进行种植窝洞预备、种植体精准植入手术的一套专用工具集合，可分为半程引导工具盒和全程引导工具盒。

1. 半程引导工具盒

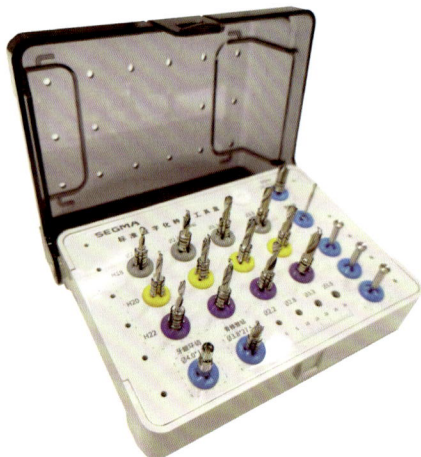

图 2-3-5　半程引导工具盒（西科码®，中国）

一般为通用型工具盒，可适用于大多数种植体系统。首先，医生需在 CAD-CAM 种植导板引导下，配合半程引导工具盒内的扩孔钻完成前半程的种植窝预备；然后，再使用种植体系统配套的种植外科工具盒，通过自由手完成后半程的种植窝预备、颈部成型和种植体植入等操作。在半程引导工具盒内，通常配备了如下器械：导板固位钉、软组织环切钻、牙槽嵴平整钻、先锋钻、不同直径和长度的导板扩孔钻，但不包含种植体植入工具（图 2-3-5）。

2. 全程引导工具盒

每款全程引导工具盒仅匹配一个厂家的种植体系统。目前，大多数主流种植体厂家都配备了独有的全程引导工具盒，且在设计上有各自的特点。与半程引导工具盒不同的是，全程引导工具盒可在 CAD-CAM 种植导板的引导下，完成牙龈切削、牙槽嵴平整、种植窝扩孔、颈部成型、攻丝等全部种植窝预备流程。此外，部分种植体系统的全程引导工具盒还含有种植体适配器，可用于导板引导下的种植体精准植入。然而，即使全程引导工具盒中配备有种植体植入工具，也要同时准备种植体系统专用的外科工具盒，以确保不时之需。

在全程引导工具盒中，除导板固位钉、软组织环切钻、牙槽嵴平整钻、先锋钻、导板扩孔钻、颈部成型钻、攻丝钻、种植体适配器之外，一般还会配备各类压板，以配合导板中的金属导环精准控制钻针的预备长度和轴向（图2-3-6）。

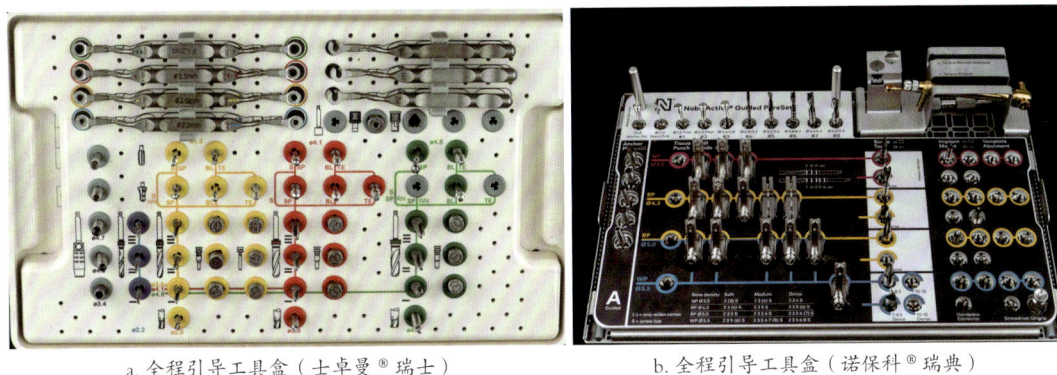

a. 全程引导工具盒（士卓曼®瑞士）　　　b. 全程引导工具盒（诺保科®瑞典）

图 2-3-6　全程引导工具盒®

（三）种植外科器械

1. 通用外科器械

口腔种植所通用的外科器械与常规的颌面外科手术器械类似（图2-3-7），主要包括：麻醉注射针筒（卡局式注射器）、手术刀柄（3#）、刀片（12#、15#、15c#）、骨膜剥离器（包括 Buser 骨膜剥离器）、刮匙、组织剪、线剪、组织镊（齿镊、平镊）、持针器、缝线（4-0无创丝线、尼龙线或可吸收缝线）、缝合镊、止血钳、拉钩（包括明尼苏达拉钩）、口镜、吸唾管、手术盘、不锈钢量杯等。

2. 显微外科器械

显微外科器械主要用于牙龈组织移植手术以及微创缝合，主要包括：显微刀柄、显微刀片、显微持针器、显微组织镊、显微手术剪、显微缝线（5-0、6-0、7-0无创丝线、尼龙线或可吸收线）等（图2-3-8）。

3. 骨挤压器械

骨挤压器械适用于Ⅲ、Ⅳ类牙槽骨，可在种植窝预备时挤压骨小梁，从而提高松质骨密度和种植体的初期稳定性。其主要分为敲击式骨挤压器和骨挤压钻两大类。

（1）敲击式骨挤压器：一般由4个工作端不同粗细型号的工具组成。与后文介绍的 Summers 骨凿不同，骨挤压器的工作端为凸起的圆顶形。

（2）骨挤压钻：特殊设计的骨钻，按直径从细到粗型号排列（图2-3-9）。用骨挤压钻预备种植窝时需高速逆向旋转，可起到挤压松质骨，减少骨切削的作用。

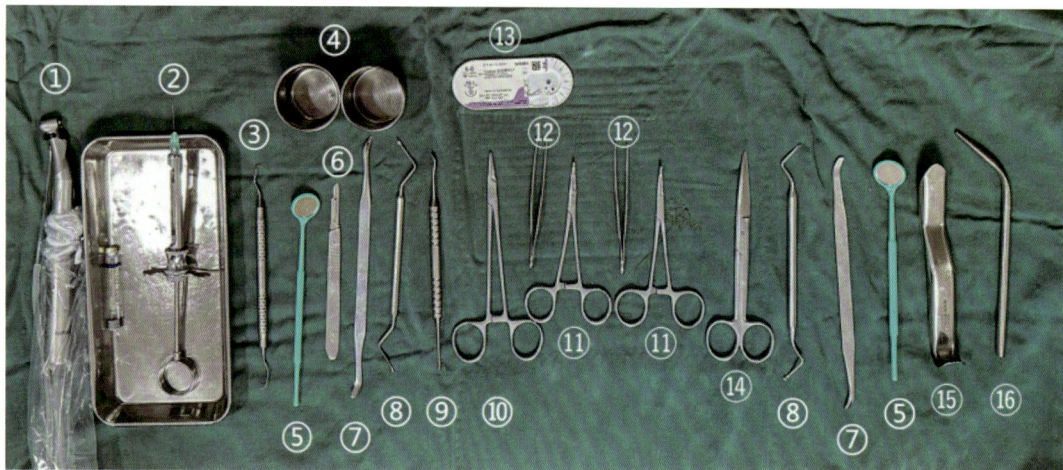

注：①种植手机；②麻醉注射针筒、麻醉剂、针尖；③Gracey刮治器；④不锈钢量杯；⑤口镜；⑥手术刀柄及刀片；⑦骨膜剥离器；⑧刮匙；⑨Buser骨膜剥离器；⑩持针器；⑪止血钳；⑫组织镊；⑬缝线；⑭线剪；⑮明尼苏达拉钩；⑯吸唾管

图2-3-7　种植通用外科器械

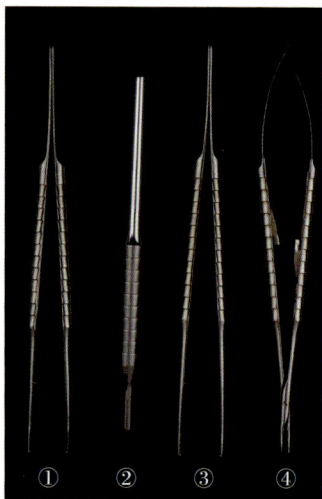

注：①显微持针器；②显微有齿镊；③显微刀柄；④显微无齿镊

图2-3-8　种植显微外科器械

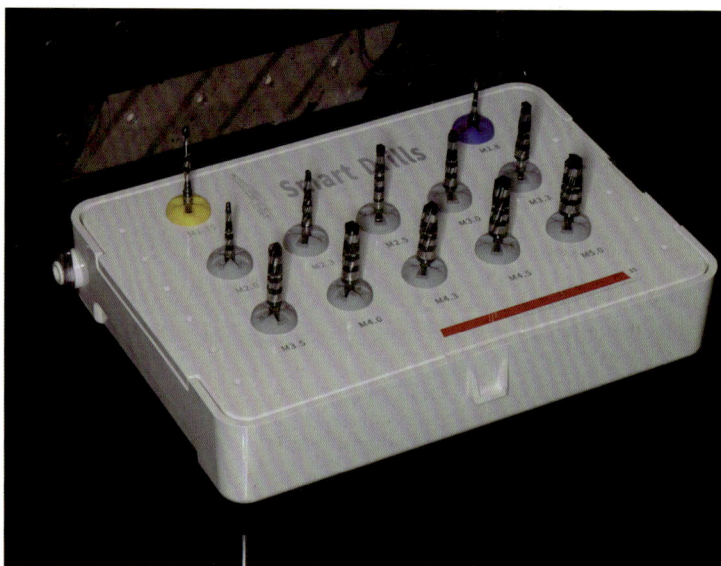

图2-3-9　Smart® 骨挤压钻（西科码®，中国）

（四）骨增量外科器械

1. 上颌窦底提升工具

用于在上颌窦底提升手术中进行骨开窗、骨挤压、窦膜剥离及骨粉的植入。根据上颌窦底提升的术式不同，主要可分为两类：经嵴顶上颌窦底提升（内提升）外科器械、上颌窦侧壁开窗（外提升）外科器械。

（1）上颌窦底内提升器械。传统的上颌窦底内提升器械为 Summers 骨凿（图 2-3-10）。Summers 骨凿的前端为浅倒锥状，边缘较为锋锐，可以冲击上颌窦底造成局部的骨折，从而贯通牙槽嵴顶与上颌窦腔；此外，Summers 骨凿工作端的直径从小到大有一系列型号，可以同时挤压周围骨小梁，增加种植窝周壁的骨密度。该器械按照前端弯曲的角度可分为直型骨凿、成角度骨凿，后者适用于上颌后部的位点或张口度较小的患者。

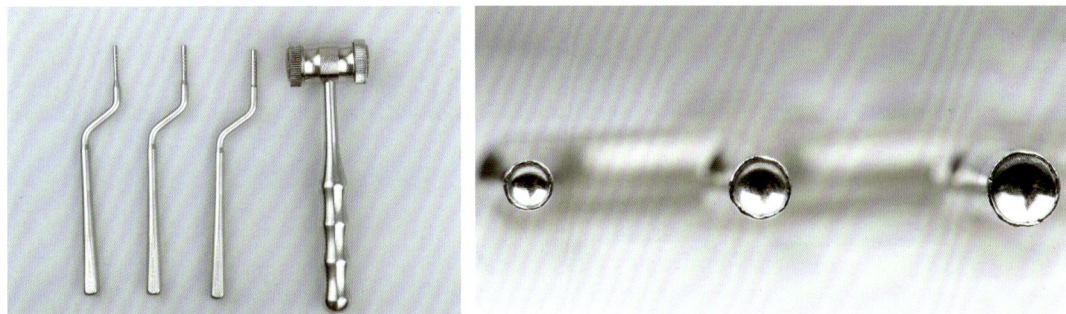

图 2-3-10　不同型号的 Summers 骨凿工具

还有一些经过改良的上颌窦底内提升器械，如水压法上颌窦底内提升工具、气囊法上颌窦底内提升工具等。以 CAS® 水压法上颌窦内提升工具盒（图 2-3-11）为例（奥齿泰®，韩国），其主要包括一系列冲顶钻、止停环、塑料注射头、注射水管、深度探测杆、骨粉输送器、骨粉搅拌器等器械。CAS® 内提升工具盒通过冲顶钻与止停环的组合，达到安全冲顶的作用，最后通过注射头向窦腔内加注水压从而提升窦膜。此外，Smart® 骨挤压钻工具盒也可用于上颌窦底内提升手术。

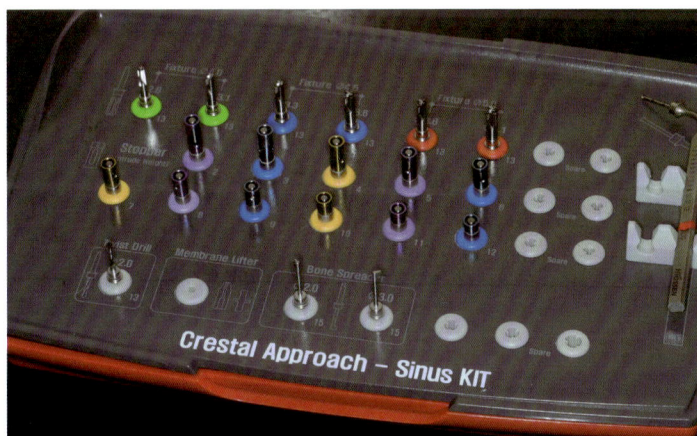

图 2-3-11　CAS® 水压法上颌窦内提升工具盒（奥齿泰®，韩国）

（2）上颌窦底外提升器械。侧壁开窗法上颌窦底提升所使用的手术器械，主要分为两类：①侧壁开窗器械，主要包括金刚砂球钻、金刚砂穹顶钻（dome drill）、金刚砂环形钻（ring drill）（图 2-3-12）和超声骨刀；②窦膜剥离器械，市场上有不同尺寸、形状、角度和曲度的窦膜剥离子（图 2-3-13），一般成套包装于工具盒中。临床医生一般会根据自己的习惯和手术方案对以上两类器械进行选择组合。此外，有的厂家还推出了结合两类器械的上颌窦外提升外科器械包，如 DASK 工具盒（登腾®，韩国）。

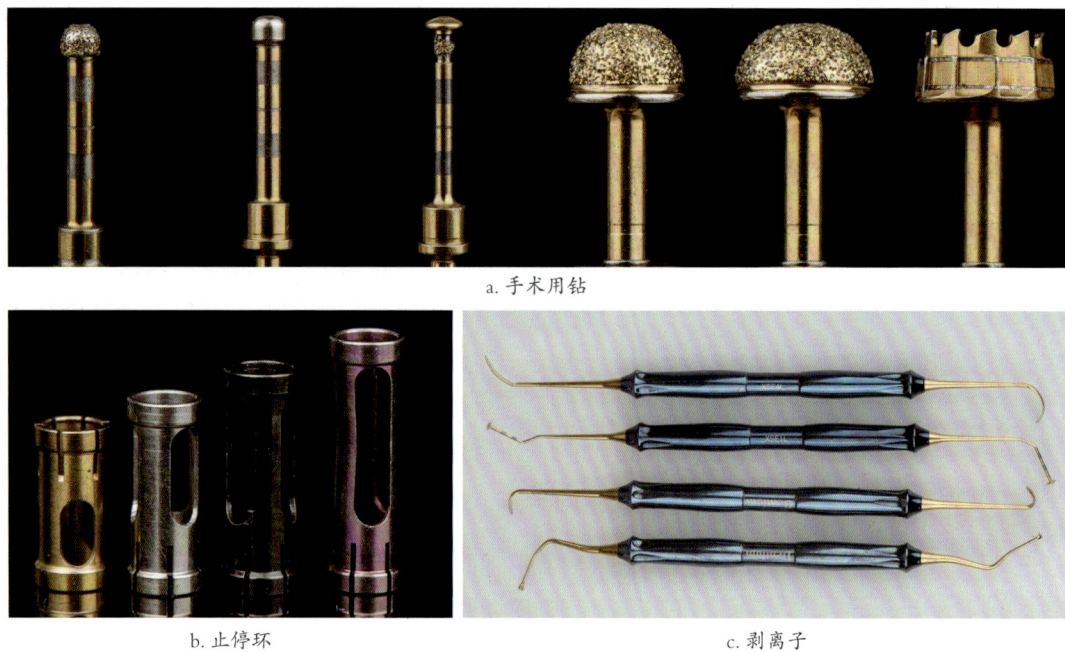

a. 手术用钻

b. 止停环

c. 剥离子

图 2-3-12　DASK 外提升工具盒套装（登腾®，韩国）

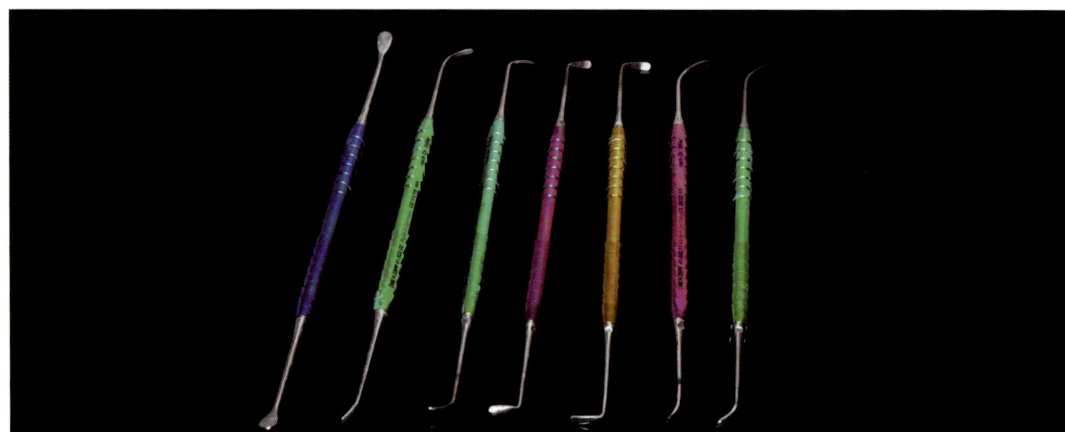

图 2-3-13　窦膜剥离子

2. 牙槽嵴扩张工具

牙槽嵴扩张工具用于切割牙槽嵴顶，劈开并挤压唇侧骨板造成青枝骨折，从而增加牙槽骨颊舌侧宽度，为种植体植入提供必要的水平空间。牙槽嵴扩张工具一般包括两类器械：①牙槽嵴切口制备工具，如盘型钻、裂钻、超声骨刀等（图 2-3-14）；②牙槽嵴扩张工具，如骨劈开凿、骨扩张器、骨锤和骨扩张成型钻等（图 2-3-15）。骨劈开凿区别于其他骨凿的特点是，工作端头部为双面刃口（又称双面凿），激光标记有刻度。

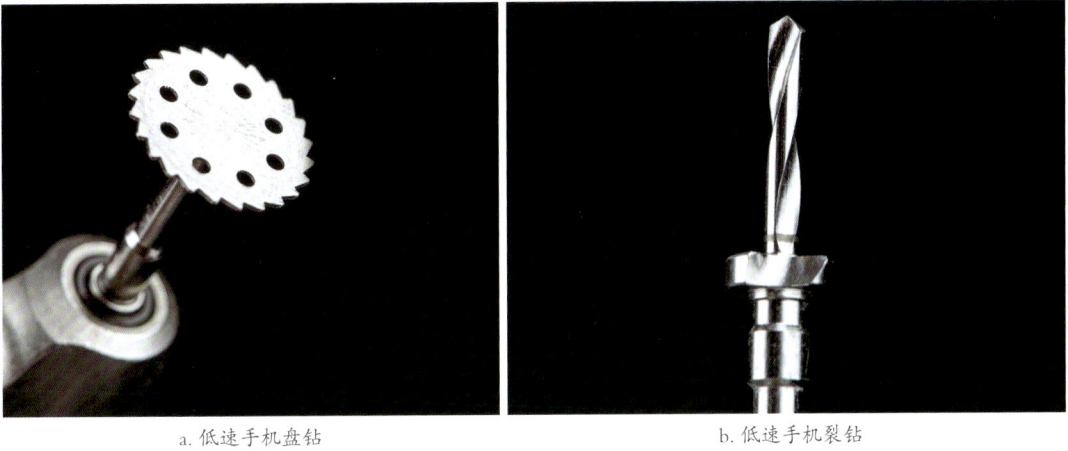

a. 低速手机盘钻

b. 低速手机裂钻

图 2-3-14 牙槽嵴切口制备工具

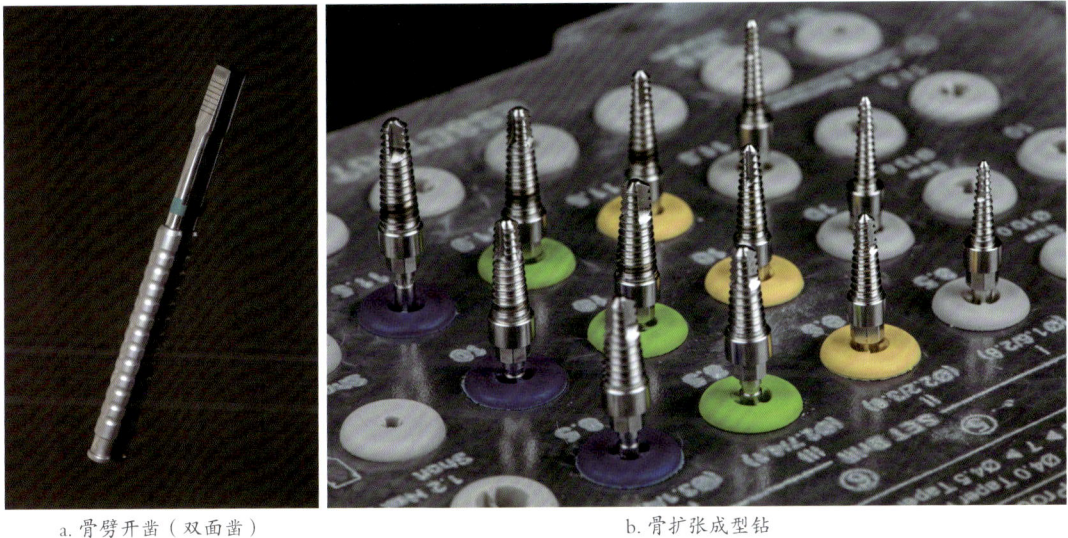

a. 骨劈开凿（双面凿）

b. 骨扩张成型钻

图 2-3-15 牙槽嵴扩张工具

3. 自体骨制备工具

自体骨制备工具用于在骨增量区附近或第二术区获取自体骨组织（如块状骨、骨环、骨柱、骨屑或骨泥），以用于骨增量手术的移植材料。临床上常用的器械有以下几种：

（1）骨刮匙：通常工作端具有一个尖端和一个弯曲的刮板，且边缘锐利。常用于刮取少量的骨屑（图 2-3-16 a）。

（2）骨刨：通常具有一个锋利的切削刃和骨屑收集槽。常用于刮取大量的骨屑。全钛合金骨刨可以多次消毒（图 2-3-16 b），塑料手柄的骨刨则为一次性器械。

（3）取骨钻：有多种设计样式，一般需借助种植手机的动力。可大概分为两类：①自体骨屑取骨钻：用于快速制备自体骨屑，通常由钻芯和可拆卸的护套（金属或橡胶）组成，将其插入骨组织中高速旋转后，可在护套内获取所需的骨屑（图 2-3-17）；②自体骨环或骨柱取骨钻：通常为内部空心的环形骨钻，可设计为不同的直径，通常用于获取骨环或骨柱（图 2-3-18）。

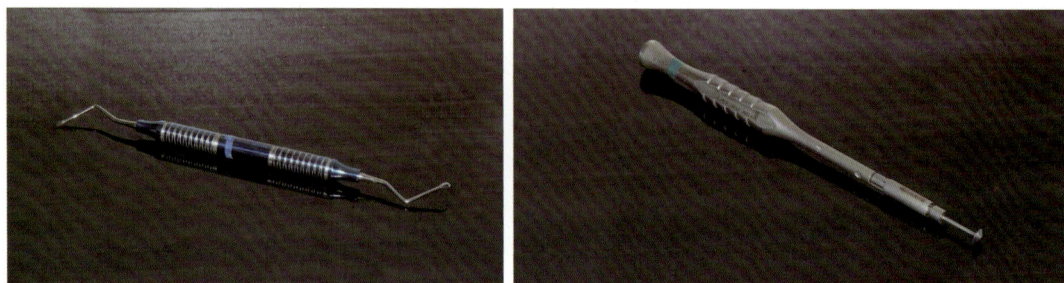

a. 骨刮匙

b. 骨刨（全钛合金）

图 2-3-16　自体骨制备工具

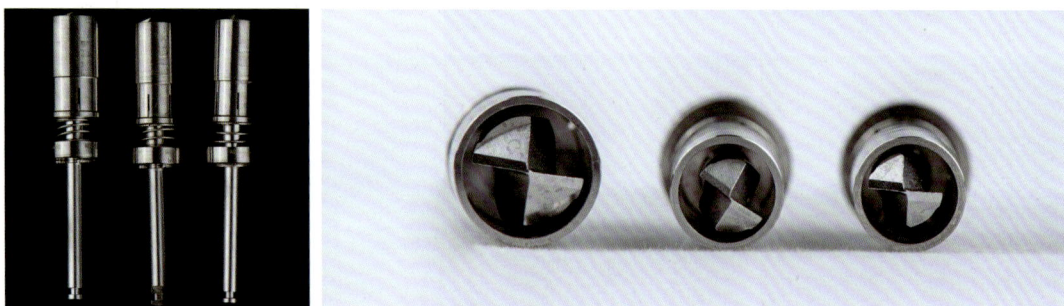

图 2-3-17　自体骨屑取骨钻

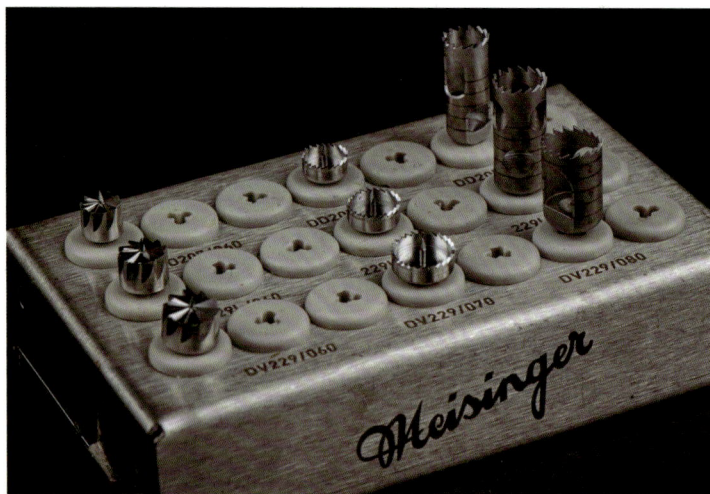

图 2-3-18　自体骨环、骨柱取骨钻（梅森格®，德国）

4. 其他器械

在骨增量手术中，通常还会用到以下手术器械，如骨粉输送器（图 2-3-19）、骨膜减张梳（图 2-3-20）、骨膜钉工具套装（图 2-3-21）、固位钉螺丝刀（图 2-3-22）等。

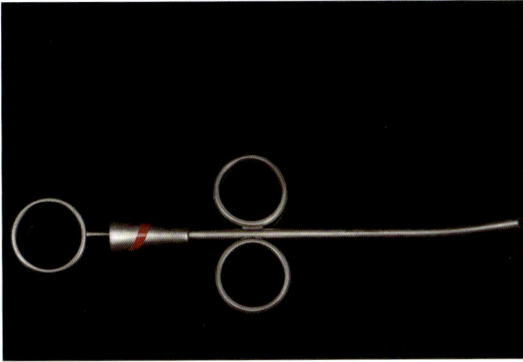

图 2-3-19 骨粉输送器

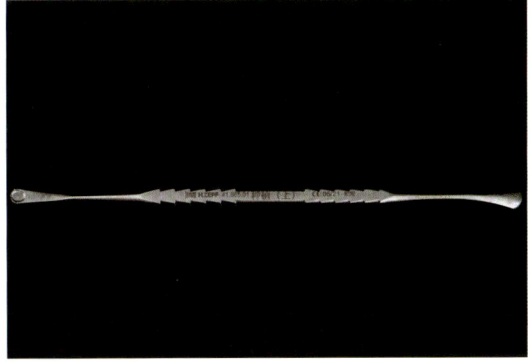

图 2-3-20 骨膜减张梳

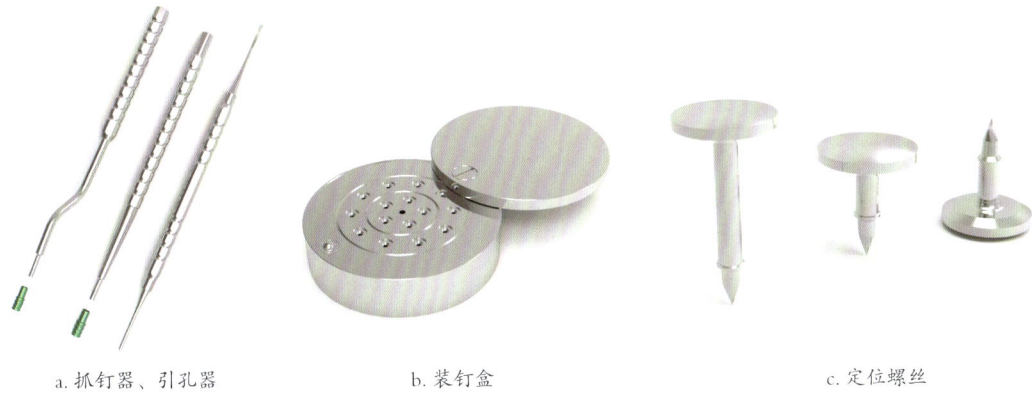

a. 抓钉器、引孔器   b. 装钉盒   c. 定位螺丝

图 2-3-21 骨膜钉工具套装（创英®，中国）

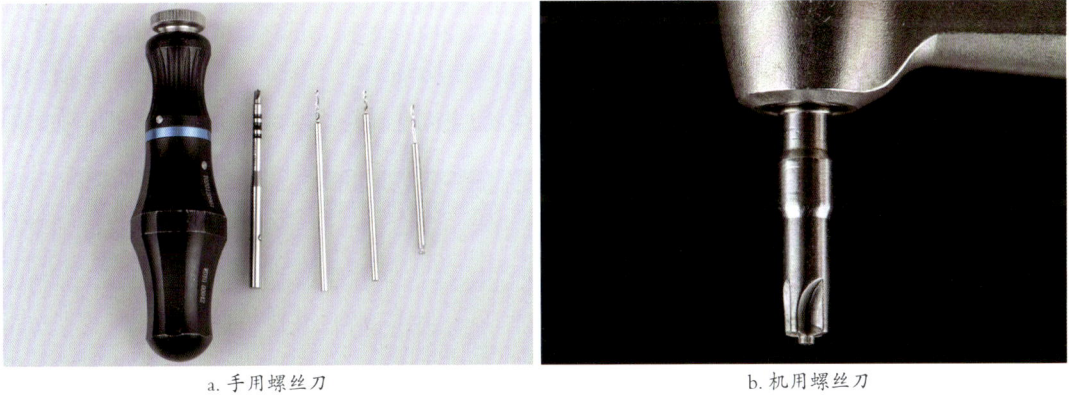

a. 手用螺丝刀   b. 机用螺丝刀

图 2-3-22 固位钉螺丝刀

三、种植修复器械

（一）常用修复器械

1. 螺丝刀

口腔种植修复中使用的螺丝刀包括手用螺丝刀（图 2-3-23 a）和机用螺丝刀（图

2-3-23 b），是口腔种植修复器械中的重要工具。主要用于覆盖螺丝、愈合基台、修复基台、螺丝固位修复体等种植体连接配件的取戴。不同种植系统之间不可混用螺丝刀，以免造成螺丝孔滑丝；此外，上部修复体固位螺丝与基台螺丝的螺丝刀也有不同规格，切不可混淆。

2.扳手

在口腔种植修复中，常需要使用扳手来施予螺丝足够的预负载，同时精确控制最终的旋入扭矩。临床上常用的扳手包括扭矩扳手和万能扳手。

（1）扭矩扳手：扭矩扳手需要与对应种植体系统的手用螺丝刀配合使用。扭矩扳手一般具有防滑握柄和清晰的扭矩刻度（图2-3-24），部分扭矩扳手配备有可调节扭矩的装置。为防止扭矩扳手内的弹簧发生金属疲劳，在使用结束后应将其旋松。

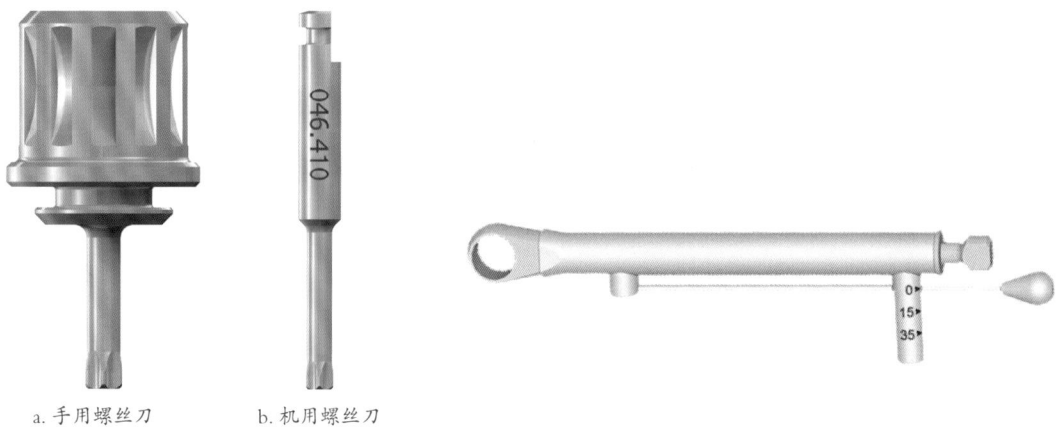

a. 手用螺丝刀   b. 机用螺丝刀

图 2-3-23　口腔修复螺丝刀（士卓曼®，瑞士）　　图 2-3-24　扭矩扳手（士卓曼®，瑞士）

（2）万能扳手：万能扳手可与机用螺丝刀连接使用，适用于市面上大多数种植系统（图2-3-25）。扳手配备有可调节扭矩的装置，医生将扭矩调节到特定数值后，方能进行加力。

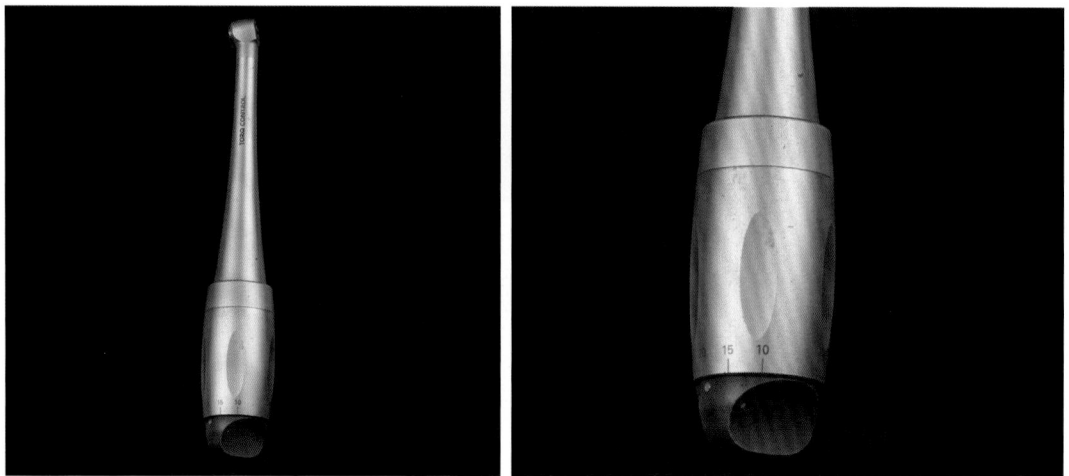

图 2-3-25　万能扳手（安卓健®，法国）

（二）修复应急工具盒

口腔种植修复应急工具盒是一种备用工具集合，包括螺丝孔滑丝、中央螺丝折断、基台折断、基台滑丝等，用于口腔种植修复过程中可能出现的紧急情况。有的种植体系统配套了专用的应急工具盒，市面上也有用于通用型的修复应急工具（图 2-3-26）。

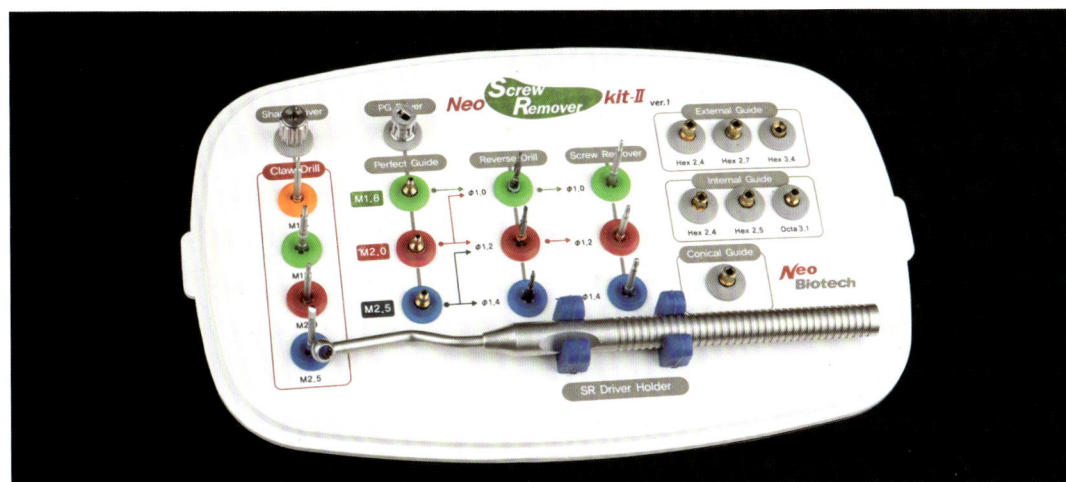

图 2-3-26　通用型修复应急工具盒（纽白特®，韩国）

第四节　种植门诊信息化管理

随着信息化技术的不断发展，计算机信息化管理已然成为现代医疗机构运营过程中不可或缺的管理手段。门诊信息化管理主要是指通过对医疗信息的存储、处理、提取和交换等功能，实现对各项医疗业务的运行和管理，从而减轻医疗人员的劳动强度，提高门诊的工作效率。口腔种植门诊的医疗信息化管理应涵盖门诊挂号、在线预约、手术管理、医学影像、门诊病历、实验室检查、医疗物资、门诊收支等多个方面，除此之外还应兼备患者种植、修复治疗信息的模块化查询功能。护理人员应该熟练掌握这些门诊医疗信息化系统，依靠信息化管理手段使患者享受到优质的服务。

下面简要介绍口腔种植门诊护理人员常用的医疗信息化系统。

一、医院信息系统

HIS 是医院信息系统（hospital information system）的简称。每一家医院或诊所都会根据自己的医疗管理需求定制专属的医院信息系统。HIS 与下面要介绍的各个子系统可实现特定数据的交换和共享。

一般而言，HIS 会具备以下基本功能：①门诊排班及号源设定；②门诊预约，患者信息录入及修改；③门诊治疗、药品、耗材费用及处方的开具，处方打印；④患者就诊记录、治疗项目及费用查询；⑤门诊手术预约及查询；⑥实验室检验申请，检验结果查询及危急值报警；⑦医学影像检查申请预约，检查报告的查询；⑧门诊医疗数据统计；⑨历史电子病历查询；⑩医院内部消息发送。

口腔种植门诊的护士应掌握以上 HIS 所有基本功能模块的操作。然而，目前绝大多数的 HIS 都不具备为口腔专科治疗记录服务的子模块，因此在记录查询种植患者治疗经过、分析统计种植手术及修复详细信息方面，仍需要借助模块化的电子病历系统或专门定制的种植科门诊数据库系统。

二、电子病历系统

作为 HIS 的重要子系统，电子病历系统可通过数字化、模板化、智能模块化、网络化的方式，对门诊患者的口腔治疗信息进行收集、管理和利用。本系统在口腔门诊的普及应用，不仅提高了病历书写的效率和质量，还可为医护人员提供更便捷、准确的数据处理工具。

对于口腔种植门诊而言，应在电子病历系统内建立一整套完善的常用电子病历模板，如种植初诊病历、种植手术记录、拆线复诊病历、二期手术病历、二期修复病历、修复戴牙病历、种植体机械并发症病历等。此外，在电子病历系统中还可建立口腔种植门诊常用的医疗电子文书模板，如种植门诊大病案、种植门诊手术同意书、软组织移植门诊手术同意书、失败种植体取出同意书、种植体周围炎处理同意书、机械并发症处理同意书、种植修复质保协议书等。

智能模块化的电子病历系统，可实现关键临床数据的统计和分析功能。护理人员可以利用电子病历系统进行临床大数据的挖掘和研究，探索口腔护理的临床问题，为护理技术的改进和创新提供科学依据。

三、医疗影像系统

PACS 是影像归档和通信系统（picture archiving and communication system）的简称，该系统通过数字化和网络化的方式，集中存储和处理各类医疗影像和摄影资料，并为临床科室提供便捷的数据查看、图像处理（如对比度、明暗度、伪色、反相、旋转、放缩等）和分析工具（如灰度测量、距离测量、面积测量、角度测量等）。PACS 是 HIS 的重要组成部分，同时也是电子病历系统信息的重要补充。

在口腔科室或门诊，PACS 一般会纳入以下类别的影像资料：①数字 X 线摄影（digital

X-ray，DX），指数字化 X 光牙片拍摄的放射影像；②全景 X 线摄影（panoramic X-ray，PX），指数字化全景曲面断层摄影所产生的放射影像；③ CT 影像扫描图像，通过口腔锥状束 CT（cone-beam CT，CBCT）扫描所得的 DICOM 文件格式数据，PACS 界面中一般不能直接显示三维渲染的颌骨图像，但可以提供简单的软件工具逐层浏览重建的二维图像，同时放射科医生也会提取出若干张关键的二维重建影像供临床医生观察。需要注意，CBCT 影像的最佳浏览和评估软件不是 PACS 系统，而是 CBCT 设备厂家提供的数据浏览软件。

目前，口腔临床椅旁的数字化影像扫描设备越来越多，如口内光学扫描、口外光学摄影、面部光学扫描等。由于各设备厂商没有开放设备的软件数据导出接口，因此暂时还不能上传到 PACS 系统进行保存和管理。

四、医疗不良事件上报系统

医疗质量安全不良事件指在医疗机构被工作人员主动发现的，或患者在接受诊疗服务过程中出现的、除患者自身疾病自然过程外的各种因素所致的不安全隐患、状态或造成后果的负性事件。为加强不良事件的监测管理，大多数医院的 HIS 中都嵌入了医疗不良事件上报系统。护理人员可协助医生对种植门诊中出现的各类不良事件进行及时的分级分类上报。

五、种植门诊数据库系统

种植门诊数据库系统（dental implant clinic database system，DICDS）是笔者所在的重庆医科大学附属口腔医院口腔种植医护团队，联合医院信息科开发的一款模块化口腔种植门诊信息管理系统。该数据库系统目前在临床已使用超过十年，并经过了不断地升级改进，具有良好的门诊信息管理价值。

DICDS 基于医院局域网打造，通过门诊护士进行数据输入，可进行数据查询、搜索和打印。该数据库系统与 HIS 和门诊电子病历系统的区别是：①以患者的种植手术档案号为数据库索引，以种植手术、修复、随访的种植修复全流程为数据的结构化方式；②除患者个人信息和日期、备注外，其他临床治疗信息均以下拉式菜单进行选择输入，因此临床数据简约、统一且规范，可直接用于检索和统计；③仅登记重要治疗节点的关键信息，如外科手术、临时修复、最终修复、种植体取出。因此，DICDS 与电子病历系统虽然不同，但在进行临床信息查询和病例回顾时具有很强的互补性，且可直接将数据用于临床数据统计分析，可应用于口腔种植日常门诊患者的治疗流程和预约、随访管理，以及临床试验研究项目、临床新技术新项目的患者及病例流程管理。此外，DICDS 还设置了临床数据报表自动化生成、二期复诊日期提醒、种植体补种日期提醒、中远期随访提醒、影像资料存档等门诊医护人员常用的功能。

DICDS 的主要数据库功能模块简介如下：

1. 新建患者档案

患者第一次手术后，系统自动赋予门诊手术档案号。护士需依照医生填写的手术信息表单输入患者的基本信息和关键医学信息，包括：

（1）患者基本信息：姓名、ID 号、性别、出生年、联系人、联系电话、传染性疾病、特殊慢性疾病等。

（2）手术相关信息：手术日期、主刀医生、种植时机、麻醉方式、手术名称、特殊治疗名称、术中影像记录方式（如摄影、摄像、电子内窥镜等）、手术牙位、种植体品牌和型号、植入扭矩、ISQ 值、愈合帽信息、使用耗材名称、手术备注、二期时间等。

（3）标签：若患者被纳入临床研究序列或使用了新技术新项目，可为该条档案记录设置"标签"，以便于将同类型病例归类登记，方便数据的搜索和提取分析。

2. 修复信息登记

修复信息登记即患者进行的临时修复、最终修复信息。此类信息可与相对应位点的种植手术记录进行链接匹配，以方便医护人员进行记录和查询。修复信息以单件（如一个单冠、一个联冠、一个桥体或桥架、一个覆盖义齿）为记录单位，主要记录信息包括修复医生、戴牙日期、修复体所涉牙位、修复体类型、基台型号及类别、是否开孔、粘接剂类型、备注等。

3. 影像记录存档

影像记录存档包括数字化 X 牙片、全景 X 光片、CBCT 在内的医学影像图片。通过上传 PACS 系统中的图片或 CBCT 浏览软件上的截图，将其与种植手术记录进行链接匹配，同时标注拍摄日期、影像类别和诊断报告。

4. 种植体并发症及失败记录登记

种植体并发症及失败记录登记包括种植体机械并发症、种植体生物并发症、种植体脱落的登记和医疗处理记录，同样与该位点的原种植手术记录进行链接匹配。

5. 种植病例检索

种植病例检索提供模糊查询、多字段查询、标签归类等方式，可针对特定患者、特定种植手术类型、特定牙位、特定手术医生或特定时间段等对种植手术档案、种植并发症或失败病例记录、种植修复记录进行检索，并允许对信息进行修改、删除或信息追加。

6. 二期手术预约提醒

DICDS 系统可按照医生、日期自动生成一周或一个月内需要进行二期手术的患者名单，四手护士可以分别打印这些名单，并按照医生的工作安排进行电话预约。

7. 种植门诊数据报表生成

DICDS 系统可依据后台程序设置，对门诊的种植临床数据生成定制的报表，如门诊每日 / 周 / 月 / 季度的种植手术报表、各类种植手术的比例、种植体的短期或中长期成功率、种植体机械并发症发生率、种植体周围炎发生率等。

六、随访工作信息系统

随访工作信息系统是口腔医疗中一种重要的电子病历系统应用，旨在方便医护人员对患者随访工作的记录、管理和分析。该系统通过数字化和网络化的方式，集中存储和处理患者的随访数据，提供便捷的工作流程和数据分析工具。随访工作信息系统的功能主要包括以下几个方面：

1. 随访计划制订

系统可以帮助医护人员制订随访计划。根据患者的疾病情况和治疗进程，系统可以自动生成随访计划，包括随访频率、随访内容等。医护人员可以根据实际情况对计划进行调整，并将计划保存在系统中。

2. 随访记录

系统提供便捷的随访记录功能。医护人员可以在系统中输入随访的具体内容，包括患者的病情变化、治疗效果评估、给予的建议和指导等。这些记录将被系统保存，并与患者的病历进行关联，方便后续查阅和分析。

3. 随访提醒和通知

系统可以设置随访提醒和通知功能。根据随访计划，系统会自动发送提醒和通知给医护人员，提醒他们进行随访工作。这有助于确保随访工作的及时性和准确性。

4. 随访数据分析

系统可以对随访数据进行分析和统计。医护人员可以根据需求选择特定的指标进行统计，如随访次数、患者满意度、治疗效果等。系统会生成相应的统计报表和图表，帮助医护人员了解随访工作的情况和趋势，为治疗计划的优化提供依据。

5. 随访数据共享和协作

系统支持随访数据的共享和协作。多名医护人员可以共同访问患者的随访数据，方便他们之间的交流和协作。同时，系统也可以与其他医疗系统进行集成，实现数据的互通和共享，提高医疗团队的工作效率。

6. 随访数据安全和隐私保护

系统需要具备严格的数据安全和隐私保护机制。患者的随访数据包括个人隐私和敏感医疗信息，系统应采取相应的安全措施，确保数据的机密性和完整性。系统应设有权限管理机制，只有授权人员才能访问和修改随访数据。此外，数据传输应采用加密技术，数据备份和恢复机制也应建立，以应对数据丢失或损坏的情况。

7. 保护患者隐私

患者的随访数据受到严格的保护，只有授权人员才能访问和使用这些数据，确保数据的安全和机密性，增强患者对医疗机构的信任和满意度。

总之，随访工作信息系统的应用具有如下好处：首先，它简化了随访工作的记录和管理流程，取代了传统的纸质记录方式，提高了工作效率和准确性。医护人员可以轻松访问患者的随访数据，查看历史记录，了解患者的病情变化和治疗效果。其次，系统的数据分析功能可以帮助医护人员更好地评估治疗效果和患者满意度。通过统计分析随访数据，医护人员可以识别潜在的问题和改进点，并优化治疗计划和随访策略，提高口腔护理的质量和效果。此外，随访工作信息系统还促进了医护人员之间的协作和交流。多名医护人员可以共同访问患者的随访数据，进行沟通和讨论，共同制订治疗计划和随访策略，提高医疗团队的协作效率和患者管理水平。

第三章

口腔种植初诊患者的护理及沟通

随着口腔保健知识在人群中的广泛普及，要求义齿种植的患者数量也在不断提升。面对不同年龄阶段、认知水平和健康状况的初诊患者，护理人员有必要通过全面有效的沟通，让患者及其家属了解种植修复的整个治疗过程，并对整个口腔治疗团队建立充分的信任。当患者能够用积极的心态全程配合种植治疗时，才会有利于建立良好的医／护患关系，提高患者的依从度，进而达到提高治疗效果和患者满意度的目的。

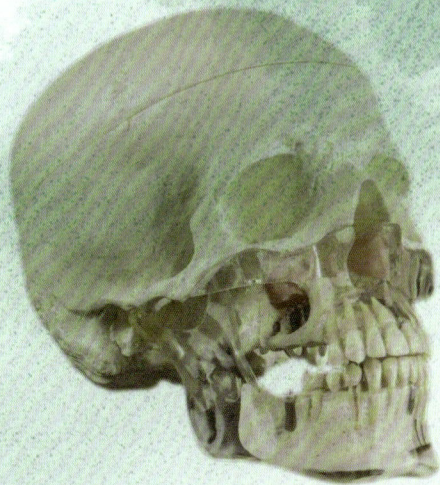

第一节　种植初诊护理及医护配合

一、口腔种植初诊患者的特点

（一）年龄阶段各不相同

口腔种植初诊患者以中、老年人居多，青年患者相对较少。不同年龄阶段的患者，其身体健康状况、慢性疾病史、个人自理能力、口腔健康状况、美学及社交要求、沟通理解能力、依从性等也各不相同（表 3-1-1）。因此，尽管都有相似的治疗需求，但面对青年、中年和老年初诊患者沟通的技巧和侧重点也应有所不同。

表 3-1-1　不同年龄阶段患者的特点

	青年（18～30岁）	中年（31～59岁）	老年（≥60岁）
全身生理状况	全身机能佳，少罹患全身慢性疾病，个人自理能力强	全身机能一般，全身慢性疾病率较高（高血压、糖尿病为主），个人自理能力强	全身机能衰弱，全身慢性疾病率高（心脑血管疾病、代谢类疾病、骨质疏松、癌症为主），个人自理能力较差
口腔健康状况	口腔卫生状况较好，多罹患龋病、牙外伤、牙列不齐、牙列缺损	口腔卫生状况较差（牙结石）、多罹患牙周病、龋病、根尖周病、牙列缺损	口腔牙周情况差(牙周萎缩、牙松动)、多罹患牙周病、根尖周病、残根、复杂牙列缺损或牙列缺失
美学及社交要求	对美学和社交要求高	对美学和社交要求较高	对美学和社交要求低
沟通理解能力	听力好，表达沟通能力强，理解能力和获取信息能力强	听力好，表达沟通能力较强，理解能力和获取信息能力较强	听力较差，表达沟通能力较弱，理解能力和获取信息能力较弱
依从性	好	较差	较好

（二）焦虑和恐惧程度不同

种植初诊患者普遍存在不同程度的焦虑和恐惧心理。然而，由于个人心理特质和人生经验的不同，其焦虑和恐惧的程度也不同。护理人员需要对患者焦虑、恐惧的程度和诱因进行必要的评估，以便做好治疗前后的心理护理（表 3-1-2）。

表 3-1-2　焦虑和恐惧的诱因、临床表现和分级

	焦虑	恐惧
诱因	原发性焦虑（焦虑症）； 长期缺牙或口腔健康不良； 对口腔医疗团队专业能力的怀疑； 过往的治疗失败经历； 对种植修复效果的担忧； 对全身或局部生理条件的怀疑； 对放射线检查的忧虑； 对治疗费用的担忧	原发性恐惧（牙科恐惧症）； 惧怕手术中的疼痛； 对手术室环境的陌生； 对既往治疗痛苦的记忆； 医疗环境中的噪声； 亲属、朋友的精神影响
临床表现	面色凝重，情绪焦灼； 问题繁多，对治疗细节刨根问底，对回答过的问题反复多次追问； 对医生给出的方案举棋不定； 有多次问诊咨询的经历，喜欢引述别人的治疗经历或其他医生的观点； 对潜在的手术风险异常关注； 对治疗价格高度关注； 无缘由的过度担心，烦躁不安，紧张焦灼，伴有心率加快、呼吸急促、脆弱敏感、出汗发抖	对疼痛问题高度关注； 在口内检查时高度敏感； 对检查或治疗器械存在明确的回避性行为； 伴有明显的自主神经症状(如心悸、胸闷、呼吸不畅、焦虑、失眠等)
分级	轻度：前6条中2条以下； 中度：前6条中3～4条； 重度：前6条中5条以上或包括有第7条	轻度：第1～2条； 中度：表现出第3条； 重度：表现出第4条

（三）认知水平各异

绝大多数初诊患者缺乏对口腔种植适应证、治疗过程、治疗成功率、种植义齿维护等相关知识的正确和全面认知。部分患者在其他诊所或医院接受过咨询或种植治疗，或在网络上查询了相关信息，存在一些先入为主的观点；还有少数老年患者是在家属引领下前来的，其自身对种植牙一无所知，甚至由于各种原因抱有抵触情绪。护理人员应该对初诊患者的认知水平进行评估和分类，从而"因材施教"进行沟通和交流。

二、初诊患者的护理分工及流程

（一）导医台的初诊接待

初诊患者来到口腔种植门诊或口腔诊所，首先接触到的是导医台的护士。导医护士的护理职责应包括：①为患者进行初诊登记；②为患者进行一般答疑；③引导患者挂号及排队就医；④为医生传递患者就诊信息。

1.患者登记

未进行过初诊预约的患者，一般会在导医台进行初步的咨询。导医护士应热情接待患者及家属，有条件时可接引至门诊咨询室进行沟通。护士应在征求患者同意后，在初诊评

估表单上对其一般信息进行登记（如姓名、年龄、联系方式、家庭住址、主要疾病、本次初诊的主要治疗需求等）。

2.一般性答疑

若患者有关于种植治疗方面的疑问，可对一般性问题进行概括性回答（表3-1-3）；而针对患者的个性化问题（表3-1-4），则应委婉告知患者须在完成检查后才可以确认答复。

表 3-1-3　初诊患者常见一般性问题及参考答疑

常见一般性问题	参考答疑
什么是种植牙？	种植牙被医学界称为"人类的第三副牙齿"，是利用植入牙槽骨中的钛或钛合金材料人工牙根与人工牙冠进行修复的一种现代口腔修复技术
种植牙有哪些步骤？	种植治疗的流程大致有六步，治疗周期3～6个月，如种植牙手术方案较复杂，可能会增加治疗周期和就诊次数（图3-1-1）
种植牙手术时疼不疼？	种植牙手术属于微创外科手术，类似拔牙，采用局部麻醉或全身舒适麻醉，创伤较小，手术过程中基本无痛
种植牙有没有年龄限制？	只要身体健康，18岁以上的患者均不受年龄限制
拔牙后多久可以种植？	一般来说拔牙后愈合3～6个月或6个月以上，均可以进行种植牙治疗，但部分情况下可采取即刻种植技术，即拔牙后24 h内种植
种植后多久可以戴牙？	一般情况下，种植后需要等待2～6个月后才可以进行最终修复。但在各种条件允许情况下，医生可以采取即刻修复或即刻负荷
种植牙的成功率高吗？	自1950年开展首例种植牙临床应用以来，种植牙的成功率在不断提高。以修复前种植体骨结合成功作为临床评价标准，种植手术的成功率可以达到98%～99%，甚至更高
种植牙术后有什么不适？	依赖现代口腔麻醉技术以及术后的良好护理措施，可以使患者的术后不舒适降到最低。在伤口愈合期间，会有一些可预期性的疼痛、肿胀等不适感，程度因人而异
种植牙使用寿命有多长？	在种植牙临床应用的历史上，其最长使用纪录已超过50年。因此，只要遵医嘱正常使用，定期维护，种植牙可以长期保存于口内
如何选择种植体？	建议听从医生检查后的专业推荐。医生会根据您的实际情况推荐几种适合的种植体，可以根据自己的情况选用

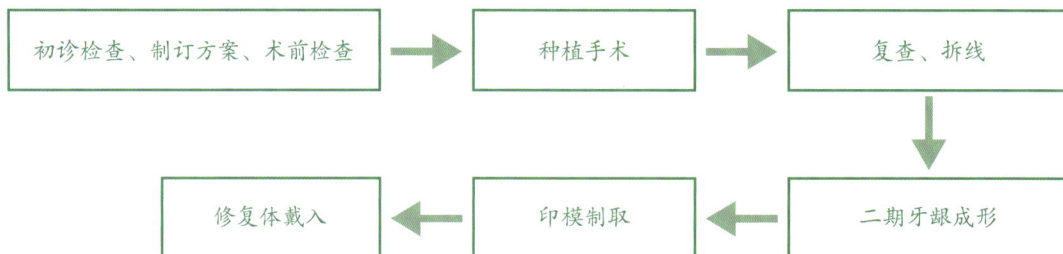

图 3-1-1　简单种植修复治疗的一般流程

表 3-1-4　初诊患者常见的个性化问题

常见个性化问题	参考答疑
我这种情况适合做种植牙吗？ 我需要植骨吗？ 我能够做即刻种植吗？ 我大概多久才可以做好种植牙？ （其他与种植方案相关的问题）	很抱歉，这个需要经过放射影像和口腔内检查才能确定。检查结束后，您可以和种植医生就种植牙方案的可行性作进一步讨论
我这种情况大约要花多少钱？	很抱歉，暂时我们还不能做出预算，因为治疗费用是根据您的具体治疗方案做出的。不过，我可以给您介绍种植治疗项目和耗材的单价，您有兴趣吗？
我有慢性疾病，可以种牙吗？	罹患慢性疾病的患者，如果各项指标得到良好控制，可以在完善术前检查的情况下进行种植，有必要时可以在麻醉师的心电监护下进行舒适麻醉

3.引导患者挂号及就医

患者来到陌生的医疗环境，需要护士帮助其快速熟悉医院、科室或诊所的楼层分布。导医护士应根据患者具体需要，为其展示指引标识或直接进行引导。对于初诊患者而言，关键环境包括：挂号处或缴费处（或自动缴费机）、候诊区、医患交流室、专家诊室、门诊手术室、放射科（室）、检验科（室）等。

如果患者需要协助选择医生，导医护士应根据患者对医生的特殊要求（如学历、职称、工作资历、特殊经验、出诊日期等），全面、客观地介绍医生的基本情况、出诊周期、口腔种植专业经验、所获专业荣誉、专业协会任职等（图 3-1-2）；同时，还特别需要介绍与医生配合的四手护士，并告知患者四手护士的职责，从而增加患者对医护团队的整体信任度。

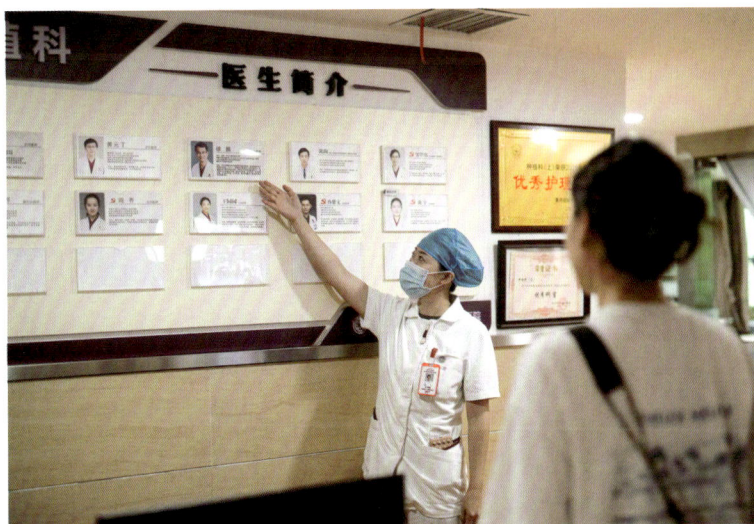

图 3-1-2　导医护士介绍医生的信息

4. 为医生传递患者就诊信息

导医护士在引导初诊患者进入候诊区或诊室后，须将患者登记的一般信息通过纸质的初诊评估表单传递给医生。如果在与患者沟通时，发现其存在特殊的客观情况（如特殊的生理或心理状况）或对治疗计划有特殊的要求（如对治疗周期的要求），也需在第一时间转告给患者选择的门诊医护团队。

（二）对初诊患者的预评估

在患者等候医生诊治前，若时间和专业条件允许，医护助理（四手护士）可依据导医台传递过来的初诊评估表单，对患者的情况展开进一步的问询和评估。

1. 一般信息

姓名、年龄、联系方式、家庭住址、疾病史、本次初诊的主要治疗需求（一般由导医护士填写）。70岁以上的老年人或残障人士，需要提供监护人的信息。

2. 全身情况

患者的全身健康状态和系统性疾病、用药史、过敏史、不良生活习惯等会影响到口腔种植手术及修复治疗的风险。对于70岁以上的老年患者或明显有严重慢性系统性疾病的中年患者，需要患者在复诊时提供1年内的全身体检报告或医院出入院记录。

（1）系统性疾病。询问患者有无先天性遗传病、良恶性肿瘤或急/慢性系统性疾病、传染性疾病，追问相关疾病治疗史、病情控制情况（表3-1-5）。

表 3-1-5　需要询问的主要系统性疾病

疾病种类	主要疾病名称及问询重点
先天/遗传性疾病	先天性心脏病（如房间隔缺损、室间隔缺损、法洛氏四联症等）； 溶血性疾病（如遗传性球形红细胞增多症、地中海贫血等）； 先天遗传代谢性疾病、染色体疾病（如唐氏综合征、18三体综合征等）
良恶性肿瘤	恶性肿瘤（如肺癌、口腔癌、肝癌等），需询问并记录有无近期的放化疗史、手术治疗史； 良性甲状腺癌/结节的患者，须询问并记录是否有手术史、甲状腺激素治疗史
慢性系统性疾病	高血压、冠心病、甲状腺炎、糖尿病、心脑血管疾病、内分泌疾病及骨质疏松症等； 需询问近期住院史、手术史、脑梗死或心肌梗死史； 记录患者提供近期使用的各种药物名称
精神心理疾病	精神分裂症、抑郁症、焦虑症、强迫症、幽闭恐惧症等； 记录治疗史及近期发病史、用药史
传染病	甲/乙/丙肝、梅毒、艾滋病、结核病、新型冠状病毒感染等； 记录近期治疗史及用药史

（2）药物史。针对患者罹患的相关系统性疾病或治疗史，往往可以追问出患者平时使用的药物。一些药物在长期使用后，可能提高种植治疗的失败率或增加手术风险（表3-1-6）。

表 3-1-6 需要询问的主要药物及相关疾病

药物种类	主要药剂名称	相关疾病
抗凝药	非肠道抗凝血剂，如肝素；香豆素抗凝血剂，如华法林；抗血小板凝集剂，如阿司匹林	冠心病、心肌梗死、脑梗死、脑血栓、肺栓塞、下肢静脉血栓形成、腹壁血栓、视网膜血管闭塞等；金属瓣膜移植术后
双膦酸盐类	口服类，如氯膦酸二钠片、阿仑膦酸钠片和利塞膦酸钠片等；注射类，如唑来膦酸注射液、特立帕肽注射液等	骨质疏松症；恶性肿瘤骨转移引起的高钙血症、变形性骨炎；骨折
皮质类固醇类	氢化可的松（短效）；泼尼松（中效）；地塞米松（长效）	风湿性疾病、自身免疫性疾病；支气管哮喘；严重感染或病毒性疾病；肾脏疾病

（3）过敏史。重点询问患者有无药物（如青霉素、利多卡因等）、金属（如贱金属、钛等）、酒精过敏史。

（4）不良嗜好和习惯。询问有无吸烟、饮酒、吸毒史等。医学研究证实，吸烟可增加种植体周围组织感染和种植体失败的风险；酗酒患者在种植治疗过程中可能存在一些综合性问题，如全身营养状态不良、口腔卫生和自我维护能力较差，缺乏依从性等。

（5）其他生理情况。针对青年女性患者，需详细了解其月经周期、生育情况，有无怀孕准备，是否处于哺乳期等。对于中年女性，需了解其是否已绝经或使用雌激素替代治疗。

3.口腔颌面部病史

（1）牙周病史、口腔黏膜病史（如复发性阿弗他溃疡、扁平苔藓、白斑、天疱疮等）、口腔干燥综合征、颞下颌关节综合征、口腔癌等。

（2）颌面部外伤、颌骨肿瘤或囊肿、颌骨切除手术等。

（3）颌面部血管瘤（如颌骨中央性血管瘤、口腔黏膜血管瘤）。

（4）颌面部放疗史、整形手术史、骨移植手术史、种植牙治疗史、正畸治疗史等。

（5）磨牙症、偏侧咀嚼等。

4.社会心理因素

（1）期望值。通过交流沟通，了解患者对治疗效果的期望，包括功能效果、美学效果和治疗周期。

（2）抗风险能力。通过沟通试探，了解患者对手术风险的心理承受能力。

（3）依从性。通过患者过往的治疗经历，分析患者的心理特点和职业情况（如是否经常出差、是否能按期复诊），可以初步评估患者的依从性。

（4）经济承受能力。通过对治疗价格的预估和沟通，是否涉及商业医疗保险或事故赔偿，可以初步了解患者对种植治疗的经济承受能力。

（三）初诊检查时的四手护理配合

1. 口内外检查

（1）在医生进行口内外检查之前，引导患者坐上综合治疗椅，准备检查所需的手套、综合治疗盘和漱口杯。

（2）在医生进行口内外检查时，调整椅位高度和灯光，疏导患者紧张焦虑情绪。

（3）根据医生的检查结果，在初诊评估表单上完善口内外检查记录。

（4）遵医嘱为患者拍摄术前的口内、口外照片，制取诊断模型，对于需要制作手术导板的，遵医嘱制取传统印模或进行数字化口腔扫描。

（5）检查结束后清理检查器械，复位综合治疗椅，协助患者起身。

2. 辅助检查

（1）影像学检查。根据医嘱，为初诊患者开具X线影像学检查申请，如CBCT、曲面断层全景片、根尖片等，引导患者缴费、拍片。

（2）辅助检查。①为中老年患者测量血压、心率、血糖，并在初诊评估表单上进行记录。②为患者开具各项术前实验室检查申请，如血常规、凝血功能、肝功能、血糖及感染筛查（乙肝、丙肝、艾滋病、梅毒等）。

3. 为患者讲解治疗方案

（1）治疗流程。耐心的术前沟通和讲解、答疑，可以减轻患者对种植治疗的焦虑和疑惑，减轻不必要的恐惧，提高其对医护团队的信任感。针对部分信任感不足或存在严重焦虑的患者，从事专业咨询的护士可结合患者的具体治疗方案，利用科普宣传手册、种植牙模型（图3-1-3）、科普动画/视频、科普幻灯（图3-1-4）、成功典型病例图片，为患者详细讲解种植手术和修复的具体流程。此外，种植医护团队可在微信公众号或其他网络平台上传科普视频，并鼓励患者通过线上方式获得种植牙科普知识。

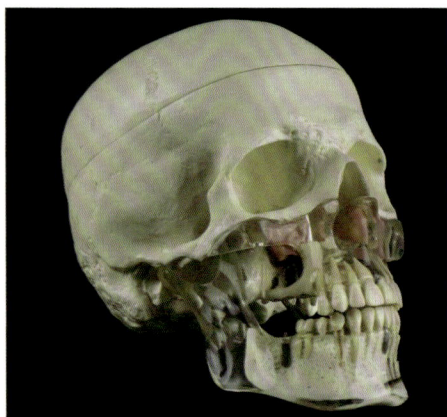

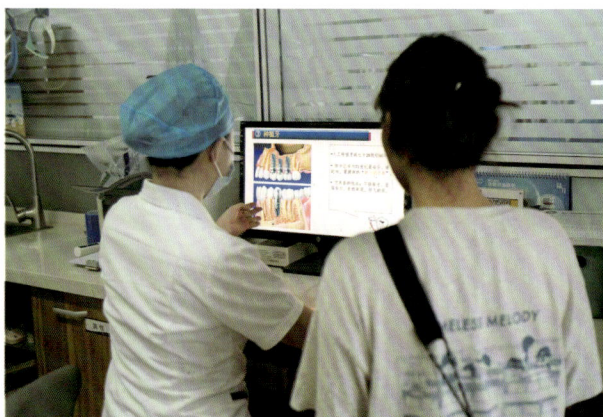

图3-1-3　种植牙模型　　　　　　　　　图3-1-4　利用种植牙科普幻灯讲解治疗方案

对于患者比较关心的治疗周期和复诊次数，应根据具体治疗方案做出预估，同时告知患者治疗周期可能由于不可控因素发生变化。

（2）预估治疗费用。根据医生制订的手术方案，以及计划使用的耗材，为患者估算全部的治疗费用（包括挂号费、术后放射线检查、药品费用、耗材费用、手术及修复费用等）。同时，应告知患者若因治疗需要更改治疗方案，治疗费用可能发生一定变动。

（3）其他。向患者告知种植体及修复牙冠的质保条款及期限，以及医护双方应承担的义务。

4. 种植手术预约

患者确定治疗意向后，四手护士应根据医生出诊情况，为患者预约复诊或种植手术的具体日期和时间。根据种植手术方案，护士应在门诊手术预约系统中及时进行登记（图3-1-5），并为门诊手术室人员准确传递相关手术信息（表3-1-7）。

同时，门诊手术室护理人员应及时处理预约，并根据库存情况进行器材准备，若有器械不足、耗材缺货或排期冲突等问题，须及时与门诊医护团队取得联系。

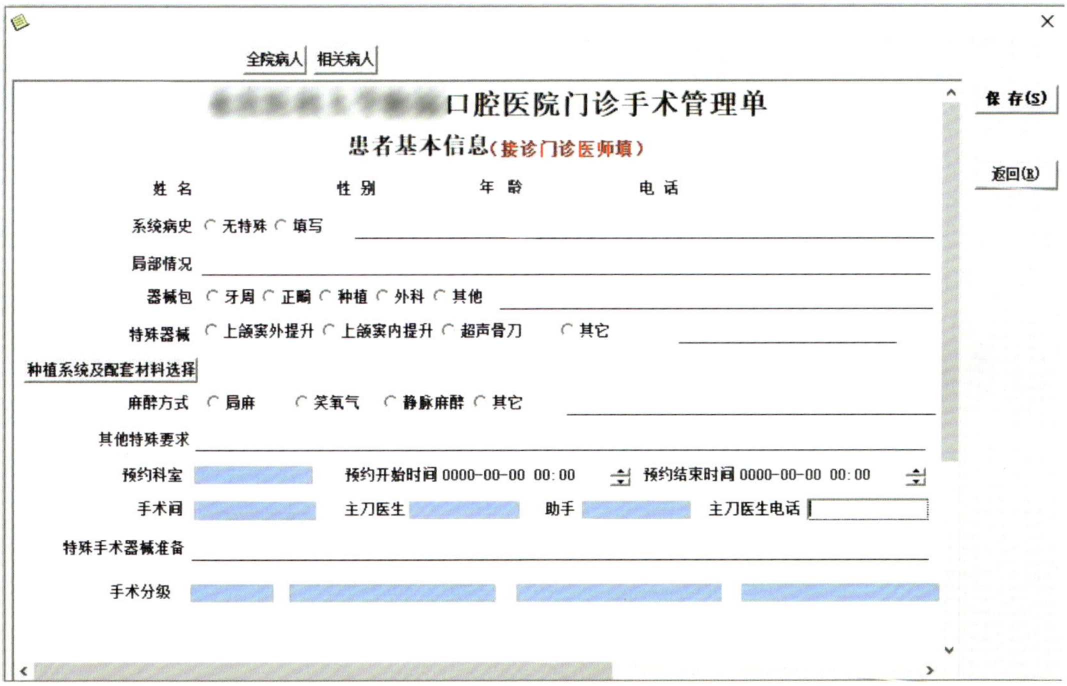

图3-1-5　门诊手术预约电子系统界面

表 3-1-7　门诊手术预约系统需传递的各项信息

门诊手术预约信息	
患者信息	患者姓名、年龄、ID号； 主要系统性疾病

续表

门诊手术预约信息	
手术信息	手术日期、时间及预计时长、手术间； 主刀医生姓名、电话、助手姓名； 手术牙位、手术名称（如种植体植入术、骨增量术、软组织移植术、微创拔牙术等）、手术分级； 特殊手术（如上颌窦底提升术、骨劈开术、GBR 术、Onlay 骨移植术等）； 手术方式（如自由手术、数字化导板手术、种植机器人手术、种植导航手术等）； 麻醉方式（局部麻醉、舒适麻醉、全麻）； 是否需要术中抽血（制备 CGF、PRF 等）； 是否需要术中心电监护
耗材信息	种植体系统、型号及数量； 骨粉、生物膜品牌、型号及数量； 其他耗材（如钛钉、膜钉、钛网等）
手术器械	种植手术工具盒； 特殊外科手术工具盒（如种植导航工具盒、骨劈开工具盒等）； 特殊手术设备（如超声骨刀、电子内窥镜、种植机器人、种植导航仪等）

5. 建立初诊患者档案

打印患者首诊病历，将初诊评估表单、首诊病历、手术方案计划单、放射影像片、实验室检查报告、体检报告等患者相关资料，放入种植患者档案袋妥善存档。

第二节 种植初诊患者的沟通

沟通是指人与人之间，人与群体之间通过信息、思想与感情的传递和反馈，以求达成相互理解的过程。医患沟通和护患沟通存在一些差异，但都具有一个共同的目标，就是将必要的医学信息、救死扶伤的思想情感传递给患者，并接收患者的病情信息与心理、社会诉求，提升与患者之间的理解和信任，共同实现对疾病的诊疗和健康的恢复。

与医患沟通相比，护患沟通的主要特点包括：①沟通过程和周期更长；②沟通的内容更丰富，不但涉及医学层面，还更多涉及心理和情感层面；③护患沟通的形式更为多样化，而肢体型沟通所占的比重更高。

一、护患沟通的形式和方法

（一）护患沟通的主要形式

在口腔临床医学实践中，护患沟通的主要形式包括语言型沟通、工具型沟通、肢体型沟通等，后两者均属非语言型沟通。

1.语言型沟通

语言型沟通又分为口头型语言和书面型语言两类。口头语言沟通在护患交往中应用更为广泛，主要包括面对面、电话或微信语音等形式。而书面语言型沟通则主要指护理人员借助印制的健康宣教资料、微信文字信息、科普宣传网页资料，让患者反复阅读或学习。

2.工具型沟通

工具型沟通即护理人员借助模型、动画、视频、幻灯、图片、绘图等方式，配合口头语言进行讲解沟通，工具型沟通往往更利于患者对医疗信息的理解和接受。

3.肢体型沟通

肢体型沟通即护理人员运用身体、姿势、表情、眼神和触觉等，与患者进行心灵和情感层面的沟通。肢体型沟通可以是有意识的，但常常表现为无意识。其主要作用包括：①维持医护人员的专业形象，确保语言型沟通信息的权威和准确性；②对患者或家属表达尊重、关爱与共情的心理状态；③对患者传达鼓励和支持的信念。

（二）促进护患沟通的方法

促进护患之间有效沟通的因素主要包括护士的专业素质、有利于沟通的环境、适当的沟通技巧等。

1.护士的专业素质

护理人员应具有专业的素质、良好的个人涵养和心理健康状态。

（1）专业素质。护理人员必须不断汲取口腔种植医疗护理方面的新理论、新知识、新技能，保持对口腔种植护理事业的兴趣，积极培养自身的综合能力。学会运用良好的沟通技巧和敏锐的观察力，以准确获得患者的信息，全面了解其口腔健康、身体感觉、心理需求及社会需要，最终帮助患者满足心理、生理、社会等各层面的健康需求。

（2）个人涵养。护士应以亲切友善的态度对待患者，最大限度调动患者表达需求的积极性，尊重患者权利、提供安全的环境，保护患者隐私，帮助他们达到最佳的健康状态。此外，应以真诚、亲切的态度对待患者，了解患者治疗相关的各种关切，体会患者的感受，并鼓励患者将感受表达出来，从而使患者从内心感到温暖和支持。

（3）心理健康。护士要保持健康的生活方式，自觉控制和调节自己的情绪，维持健康的生理、心理状态，让患者体验到健康、阳光、积极向上的感受。

2. 有利的沟通环境

为了便于沟通的顺利进行，护患沟通的环境应当尽可能静谧、私密和洁净。一般情况下，护士和患者需要保持平等的身体姿态，如均保持站立或坐姿。

3. 熟练的沟通技巧

（1）全神贯注。聚焦于患者的表达和心理需求，不受外界环境干扰，避免表现出分心的小动作。

（2）倾听。倾听时应做到集中注意力、有耐心，不随便打断患者的谈话，不随便做是非判断，注意领会患者谈话的隐含深意，注意患者的非语言型沟通，同时可鼓励患者将非语言性信息用语言表达出来。

（3）核对。适当运用语言或非语言方式，表达兴趣与对话题的关注。如交流中经常与患者进行核对，确认自己的理解与其表述的内容是否一致，从而确保获得信息的准确性。核对的方法包括澄清问题、重复内容和总结归纳等。

（4）反应。用患者可理解的语言词汇、方言和沟通方式，答复其提出的疑问。并通过观察对方的反应或抽问的方式，确认使患者对其有正确、全面的理解。

（5）提问。提问主要用于患者病史和基本情况的调查。提问包括开放式、闭合式两种方式。开放式提问允许患者做出广泛的、不受限制的回答。闭合式提问则只要求对方做出肯定或否定的回答。

（6）收敛。注意应巧妙地把控沟通的主导权。当患者话锋过健，谈话内容偏离主题时，应用提问将其重新引回。

二、种植初诊沟通礼仪

患者初次就诊时，首先会通过诊所环境的体验、接诊护士的言谈举止，迅速评估自身的安全感和医疗团队的专业性。因此，主动、热情和专业的接诊服务，能迅速增加患者的满意度和进一步沟通的主动性。

（1）迎接。当患者走近导医台时，前台护士应主动起立，含笑正视对方并主动进行礼貌问候，询问对方来意和求诊需求；若不能听懂患者方言，应主动寻求同事帮助，不得讪笑或冷漠处之。

（2）询问。当需要登记患者的一般信息时，应先征询患者同意。对非必要信息或敏感问题（如家庭地址），若患者不便告知可暂时跳过。

（3）候诊。候诊区应该保持洁净、静谧及舒适，若条件允许可准备饮用水、饮料、饼干、沙发椅、液晶显示屏和无线网络信号，供患者休息时享用和娱乐。

（4）引领。引领患者时需要注意肢体语言的细节，如站姿、走姿及手势等，遇到台阶或进门时需提醒患者或主动为其开门，引导患者需进入诊室为止。

（5）转交。引导患者进入医生诊室前，需确认前一位患者已经治疗完毕并离开。将患者介绍给接诊医生时，需简明扼要说明情况，不可在患者面前与医生窃窃私语。

（6）检查。配合医生检查时，需通过语言或肢体动作引导患者，切忌语言、动作粗暴。患者进行检查时，需将其他无关人员请出诊室并关门。若有必要，诊室内可保留一位患者的陪诊人员。

（7）预约。为患者进行手术或复诊预约时，应充分考虑到患者的客观情况和困难。必要时可与医生进行沟通，尽可能解决患者的就诊困难。

（8）宣教。为患者进行术前宣教时，应保持足够的耐心，并反复确认患者是否理解并记住要点。可利用印刷好的宣教材料或手写便签，确保患者完全接受信息。

（9）辞送。告别患者时，需站立、含笑挥手。对老年或体衰患者，应关心其返程安全，必要时可将其搀扶送至门口或电梯口。

三、不同患者心理状态的沟通方法

（一）期望值过高的患者

在与初诊患者沟通时，若发现患者对种植修复的期望或要求过高，需尽早提醒医生。同时需要结合患者自身情况，准确且客观地表述种植手术可能存在的相对风险和术后反应，并婉转告知种植义齿治疗的局限性和后期维护的重要性。对患者不切实际的期望，应适时进行沟通干预和调整，从而提高患者面对可预期风险的心理承受能力。若患者不能接受预判的高风险，或治疗效果完全无法达到其要求，可表达遗憾并为其推荐其他医生或上级医疗机构。通过对患者预设期望值的有效管理，可减少医患矛盾，提升患者满意度。

（二）焦虑或恐惧的患者

初诊患者的焦虑或恐惧心理，前面已经做过分析。对此，应通过耐心的沟通，了解其主要原因，对症下药进行及时有效的纾解。但若患者的确患有焦虑症或恐惧症，应主动提醒医生加以注意，或通过家属提醒其接受心理治疗。

对于因长期得不到治疗、有治疗失败经历、对自身生理条件忧虑、担忧种植修复效果不满意或怀疑口腔医疗团队专业能力的种植初诊患者，可通过对医生治疗经验、学术造诣、医德医风以及成功治疗案例的赞誉，鼓励患者重新树立治疗信心。但注意不可夸大其词，不可夸下海口，需为医生的专业诊断意见留下余地。对于忧虑放射线检查危害的患者，可为其耐心讲解医学常识，并留心患者的备孕计划，及时提醒医生。对于担忧治疗费用过高的患者，可为其细心预估治疗费用，并提醒医生采用较为便宜的耗材和安全简约的治疗方案。

对于有牙科恐惧症，或由于各种生理或心理刺激因素恐惧治疗的患者，应耐心为其讲解现代口腔麻醉的显著效果，并提醒医生使用笑气、舒适麻醉和表面麻醉剂。必要时，可让成功接受手术的患者现身说法，协助其解除顾虑。在手术时，可允许患者佩戴耳机或在手术室播放轻音乐，以缓解手术治疗时噪声对患者的心理侵扰。

（三）戒备心较重的患者

真诚，是建立信任的唯一桥梁。初诊时恰当的沟通方式，对于打消患者的顾虑有至关重要的作用。对于有明显戒备心理的患者，应保持足够的耐心和诚恳的沟通，用诚意和治疗效果消除患者的顾虑，逐步建立信任感。切忌不能急于求成，更不能在言语上针锋相对。首先，在与患者进行沟通时，应让其充分感受到医护团队能充分理解患者的担心和顾虑，并时刻站在患者的角度考虑问题。其次，在制订治疗方案时，不要急于安排手术或复诊时间。可以为患者提供多套修复治疗方案（如活动义齿、传统固定修复、种植义齿）或将多颗牙的种植修复方案化整为零，在讲清客观存在的利弊之后，让患者回家考虑并自行抉择，给其充分的心理缓冲时间。最后，护士在进行沟通时需要更加坦诚、自信，姿态和言语要大方得体，不回避患者的目光审视和任何提问。

（四）选择恐惧症的患者

选择恐惧症，也称作选择困难症，是一种常见的心理障碍性疾病。其临床表现为显而易见的不自信和对责任的逃避，面对多种选择项时会异常艰难，无法顺利做出让自己满意的选择，在必须做出决定时常常惊慌失措，甚至汗流浃背，最后还是无法自主做出选择。这类患者往往被追求完美的强迫症所束缚，经常反复追问医生哪种方案才是最理想的，或有无更理想的选择，而面对肯定的答复后也常反复质疑或推翻决定。发现此类患者，应及时告知医生，并在制订方案时避免让患者被动做出选择；此外，在对方案进行解释时，应鼓励患者相信这是医生为其指出的最佳方案，并具体罗列方案的优点。当患者不得已面对次优选择时（如由于价格原因或特殊生理原因），更应当反复与患者沟通，强调该选择绝不会影响手术或修复的成功率。

总之，与种植初诊患者进行合理、有效的护患沟通非常重要，它在很大程度上决定了后期的医患、护患关系。耐心温和、细致入微、专业权威的护患沟通，不但能为患者消除疑虑，增加医患、护患之间的信任度，提高接诊成功率，还能保证患者充分了解及认可种植治疗方案，提高种植患者的配合度，有利于后续种植修复治疗的顺利开展。

第四章

数字化信息采集的护理配合

　　在 21 世纪这个数字化时代，数字化信息技术正深刻地影响着各行各业。在口腔种植领域，通过先进的数字化技术和设备，如三维成像、计算机辅助设计和制造（CAD-CAM）、数字化仿真技术以及数字化手术模拟等，医生可以构建出口腔患者（virtual oral patient）的虚拟三维模型，从而更精确地诊断、设计和执行种植手术和上部修复。数字化信息技术不仅能提高口腔种植外科及修复治疗的精确度和成功率，也极大地提升了治疗效果的可预期性。为了能使医疗团队顺利完成数字化口腔种植外科手术及数字化种植修复，协助医生进行患者的数字化信息采集就显得尤为重要。

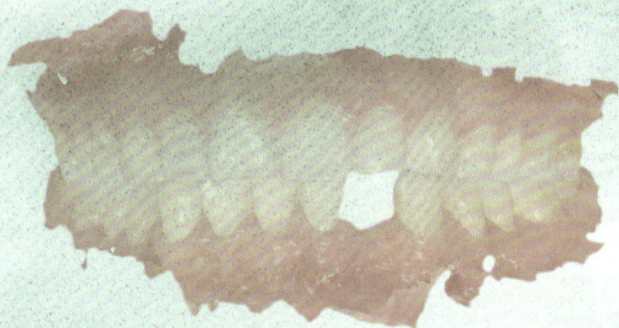

第一节　锥形束 CT 扫描的临床护理

口腔颌面部锥形束 CT（cone beam computed tomography，CBCT）将患者口腔及颌骨解剖结构转化为尺寸大小 1：1 的三维数字化影像，是目前口腔影像设备中最具有实用性的设备。CBCT 扫描具备放射剂量低、硬组织信息量大、图像分辨率和清晰度高、重建速度快、操作便捷、与第三方软件易融合等优势，已经成为口腔种植领域理想的检查方法。

一、CBCT 的基本特点

（一）成像原理

CBCT 采用锥形束放射源和平板探测器，围绕患者头部旋转 180°～360°，一次扫描就可获取某个角度下物体的全部截面投影数据，在此基础上通过软件系统进行轴位、矢状位和冠状位重建，获得被扫描物体的立体影像。

（二）照射视野

CBCT 根据扫描容积不同可分为大、中、小 3 种照射视野，扫描范围小则清晰度较高，小视野用于扫描 1/6 或 1/4 颌骨，中视野用于扫描上、下颌骨，而大视野可以显示全头颅影像。应该根据种植手术设计的范围来决定需要扫描的范围，利用 CBCT 采集数据制作种植导板，一般建议使用中视野及以上的照射视野，扫描层厚 ≤ 0.3 mm。

（三）辐射剂量

CBCT 的辐射剂量与照射视野、体素大小、扫描时间、管电压（kVp）、管电流（mAs）和曝光参数等因素有关。常用 CBCT 机型的有效剂量仅为 13～479 μSv，不同机型的 CBCT 之间辐射剂量也存在显著差异。

（四）分辨率

CBCT 在高对比度的情况下，能更好地观察图像细节，显示骨骼、牙等硬组织结构。但低对比度情况下，图像区分不同组织密度的能力差，故目前 CBCT 尚不能应用于软组织疾病的诊断。

（五）CBCT 软件

DICOM 是 CBCT 软件读取和识别的文件格式，通过软件将患者的颌骨解剖结构在电脑上再现出来，可以精准判断解剖结构特征，如上颌窦、下牙槽神经管、颏孔、切牙孔、局部骨缺损及倒凹，利用软件的测量功能可测量各个解剖结构间的距离关系、角度关系和空间位置关系，从而术前确定是否植骨和植入种植体。

二、CBCT 在数字化种植中的应用

随着数字化信息技术的不断进步，数字医学作为信息技术与医学科技的多学科交叉新领域，在口腔种植外科得到了快速发展，利用计算机手术规划软件，临床医生可根据术前医学影像资料对患者进行合理诊断，设计科学的治疗方案，并通过 CAD-CAM 技术制作手术导板或利用手术导航系统、口腔种植机器人，将规划方案精确转移到实际操作中，从而真正提高手术精度，减小手术创伤，有力推进临床治疗的个性化、精确化与微创化。

三、拍摄 CBCT 的护理

（一）拍摄 CBCT 前的护理评估

（1）核实患者身份信息，包括姓名、性别、年龄等。

（2）评估患者口腔局部情况。①评估口内是否有可摘除的活动义齿，若有，则需要提前摘除。②牙列部分缺失，无大量金属、全瓷修复体、充填体，余留牙齿数量充足无松动，分布广泛，咬合稳定。符合以上条件可直接进行 CBCT 扫描。③大范围牙列缺损或牙列缺失；个别牙缺失余留牙多为烤瓷或金属修复体、全瓷修复体或松动严重。以上则需要医生根据情况决定是否需要制作放射诊断模板，戴放射诊断模板进行 CBCT 扫描（图 4-1-1）。放射诊断模板需要常规取模制作胶托，保留原模型，在树脂基托上放置阻射点形成放射诊断模板。通过放射诊断模板 X 线阻射标记点与 CBCT 进行数据对接后设计种植手术导板。

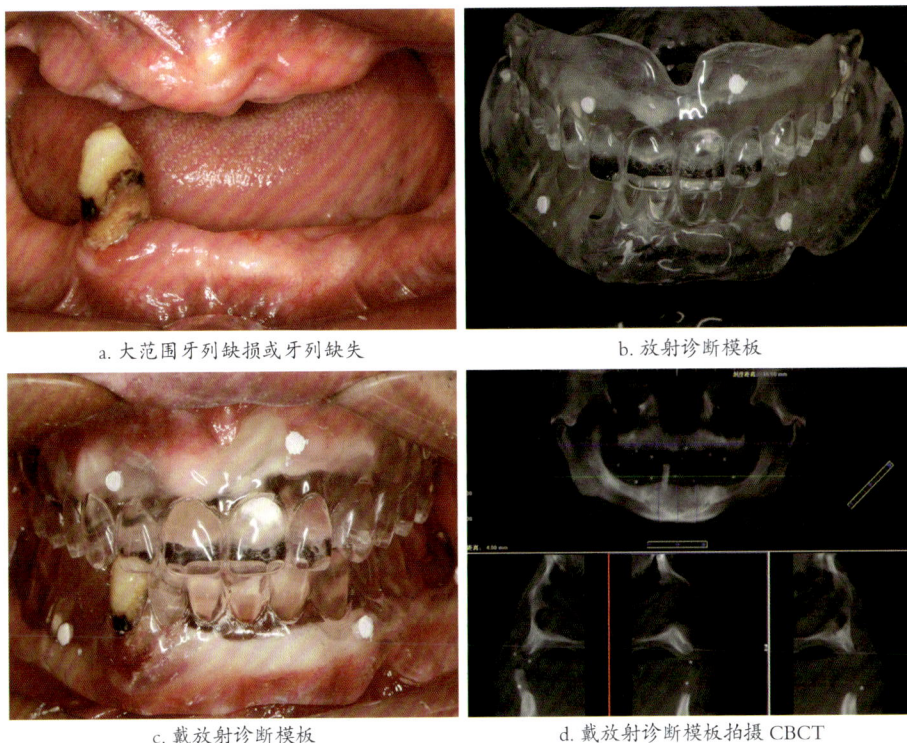

a. 大范围牙列缺损或牙列缺失

b. 放射诊断模板

c. 戴放射诊断模板

d. 戴放射诊断模板拍摄 CBCT

图 4-1-1　戴放射诊断模板进行 CBCT 扫描

（3）评估患者头部及颈部是否带有金属物质的各种物品，如有，应当去除以减少金属伪影，如耳环、项链、活动性假牙等。

（4）评估患者身体状况以及心理情况。评估患者跌倒风险，是否能独自进行 CBCT 拍摄。

（二）CBCT 拍摄要求

（1）当不使用数字化种植手术导板时拍摄牙尖交错位 CBCT，使用数字化种植手术导板时建议拍摄打开咬合状态下的 CBCT，在两侧尖牙或前磨牙区轻咬一次性医用棉签或棉球，上下牙列分开 2 ~ 4 mm 的间隙，避免牙釉质重叠（图 4-1-2），拍摄时保证头部、下颌稳定不晃动。

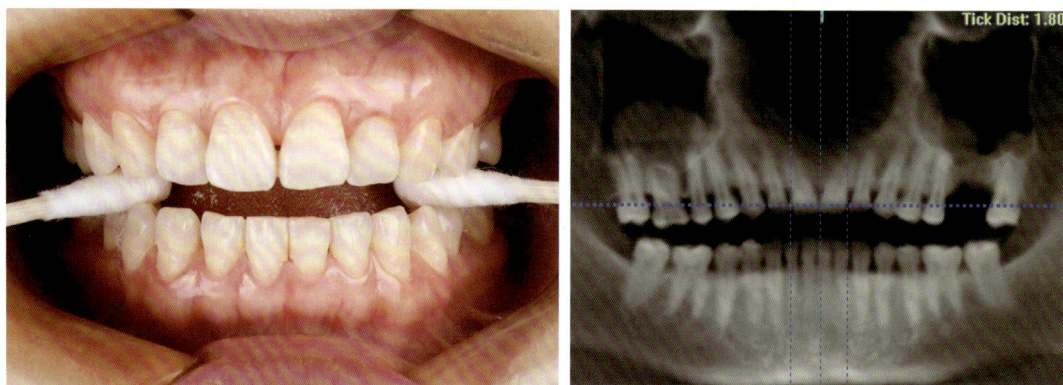

a. 开颌口内照

b. 开颌 CBCT 影像

图 4-1-2　CBCT 开颌照

（2）CBCT 视野大小包括上下全牙列以及上下颌骨（图 4-1-3）。

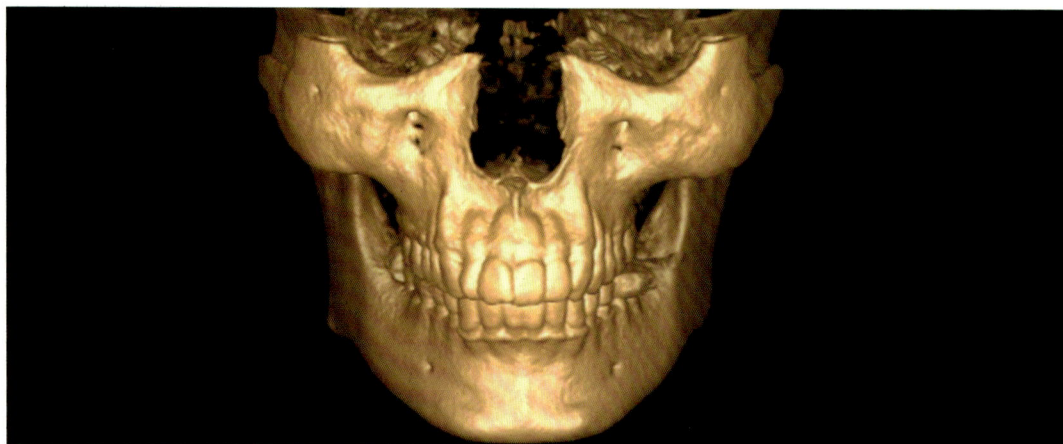

图 4-1-3　口腔种植患者 CBCT 视野大小

（三）CBCT 拍摄的注意事项

（1）检查时做好防护措施，如铅衣、铅围脖等（图 4-1-4）。

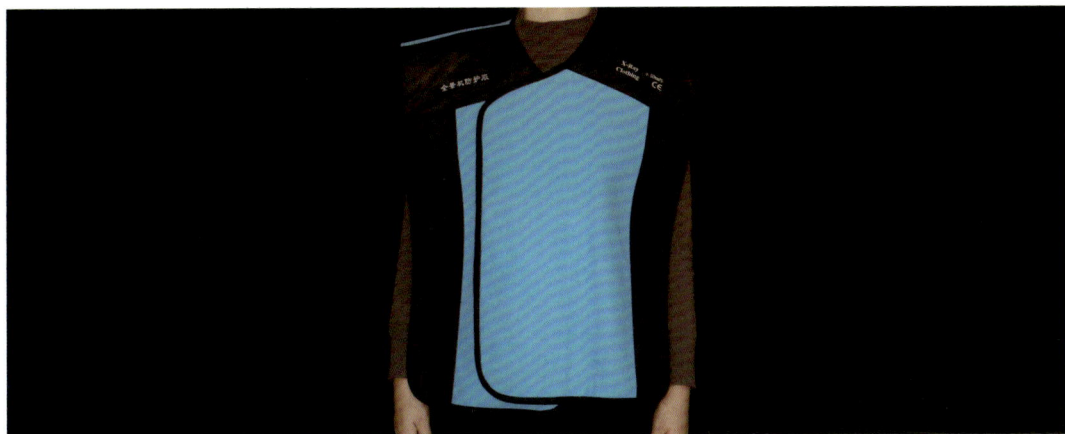

图 4-1-4　穿戴铅衣

（2）检查时患者移动会造成伪影，在拍摄过程中让患者采取站姿或坐姿，固定头部和下颌；告知患者应保持体位不动，可以平静呼吸，闭眼以防止跟随 X 线放射性旋转，防止移动。

（3）怀孕期间不建议做 CBCT 检查，孕妇应避免进行 X 线检查，特殊情况下需进行 X 线检查时，医生应征得患者同意，检查时务必做好腹部防护。

（4）遇特殊病情、有跌倒风险的患者，需要其他人陪同检查时，对陪检者采取防护措施，严禁孕妇以及 18 岁以下的青少年陪同患者进行辐射检查。

（5）检查时让患者逐个进入机房，不要在机房内或靠近机房门口等待，机房门外的指示灯亮时，请勿进入机房，以免受到不必要的照射。

（6）告知患者 CBCT 检查中如有不适，或发生异常情况应立即告知医生。

第二节　数字化口内扫描的临床护理

数字化印模技术，是指利用数字化光学扫描设备对患者的牙体组织、周围软硬组织等进行扫描，从而得到口腔三维表面数据。经过专业训练的护理人员既可以协助医生或口腔技师进行口内数字化扫描，也可以在医生的指导下完成操作，从而节约医生的操作时间。

一、口内扫描仪的设备及原理

口内扫描仪一般由计算机、印模仪、光学扫描探头（简称扫描头或口扫头）、印模仪连接器、印模仪支架、USB 线缆等构成（图 4-2-1）。数字化口内扫描系统成像基于光学扫描技术原理，利用光源在口内照明，通过数字传感器对信息进行处理后再进行输出。其技术原理依据使用光源不同可分为两类：第一类是基于激光技术的口内扫描系统，应用平行共焦成像技术和激光三角测量等技术从不同的角度和位置捕捉口内图像；第二类是在基于可见光技术的口内扫描仪系统中，通过视频捕获、静态图像采集以及实时图像捕捉等技术方法进行采集图像。随着光电子技术、软件处理及制作设备等关键技术的突破，各种高精度的牙颌数字模型已广泛用于口腔医学的各个专业领域。其具有图像清晰，可靠性好、精度高、方便快捷等特点，可大大提高患者就诊的舒适度，具有明显的技术优势。目前，市面上扫描仪的种类有很多，如：3Shape、锐珂等，其操作步骤大同小异，本节以锐珂为例进行讲解。

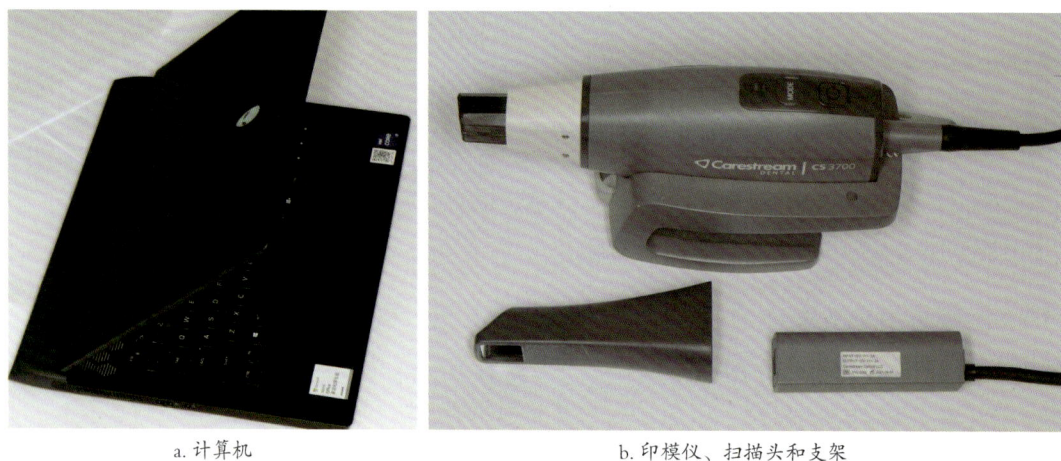

a. 计算机　　　　　　　　　　　　　b. 印模仪、扫描头和支架

图 4-2-1　口内扫描仪（锐珂®，中国）

二、口内扫描仪的临床应用及优点

（1）口腔种植 / 修复领域。口内扫描仪可以准确记录牙齿、种植体及周围组织形态，帮助医生进行义齿的计划设计，如修复牙冠、种植牙、数字化导板等。与传统印模相比省去了口腔印模制取、模型灌注、石膏模型消毒等临床流程，提高了临床诊疗效率与精准度，减少了患者候诊时间与就诊次数。

（2）口腔正畸领域。能准确记录牙列形态、咬合状态，生成数字化口腔模型，通过专业软件模拟出正畸矫正后的效果，实现虚拟正畸治疗的方案设计与个性化矫治器的设计制作。

（3）其他领域。牙周患者的治疗及颌骨、软组织缺损的重建。

三、口内光学扫描的护理流程

（一）口内扫描操作前的准备

1. 常规用物准备

扫描头（图4-2-2）、防护膜、一次性口腔器械盘、口镜、探针、镊子、三用枪头、吸唾管、凡士林棉签、一次性橡胶手套。

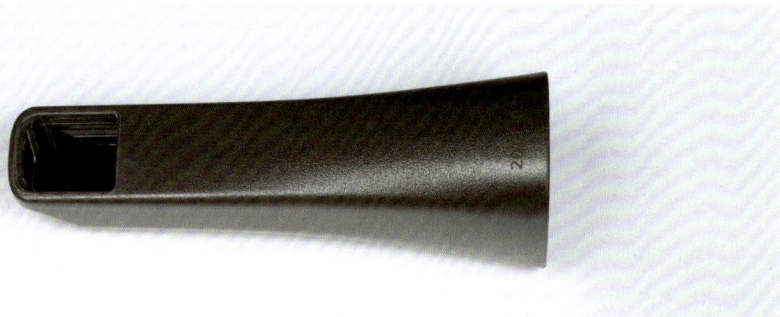

图 4-2-2　光学扫描探头

2. 患者评估

（1）评估口内情况。①嘱患者漱口液含漱，查看牙周牙石、菌斑，对于牙石明显、口内色素较多者，应先进行超声波洁牙后再行扫描，否则会对扫描的成像及准确性造成影响。②评估患者的张口度，临床分级标准参见表4-2-1。以数字化种植导板为例，对于缺失牙位为第一磨牙或第二磨牙并且存在轻中度张口困难的患者，则不建议使用数字化种植导板进行手术。③查看邻牙有无松动，若有明显松动，建议行松牙固定术，以防止扫描前后牙齿位置发生明显变化，影响导板或修复体就位精度。④评估缺牙间隙的大小，若缺牙间隙偏小，扫描仪探头可能因无法伸入而导致扫描图像部分缺失。

表 4-2-1　张口度的临床分级标准

张口度	评估标准
正常张口度	大张口时，上下切牙切缘之间可以置入三指，大约 4.5 cm
轻度张口困难	大张口时，上下切牙切缘间只能垂直置入示指和中指，大约 3 cm
中度张口困难	大张口时，上下切牙切缘间只能垂直置入示指，大约 1.5 cm
重度张口困难	大张口时，上下切牙切缘间距小于示指横径
完全张口困难	牙关紧闭

（2）评估身体情况。询问患者的现病史、既往史，评估患者配合程度。

（3）评估患者心理精神状况。告知患者操作的主要步骤及注意事项，取得患者的配合，减轻患者的焦虑程度。嘱其配合医务人员随时调整张口度，避免口呼吸，以防口扫头镜面起雾影响操作。

3. 仪器准备

（1）接通电源，检查扫描仪各部件的连接状态，查看指示灯是否常亮，避免各部位连接处线头缠绕引起松动。

（2）取下保护头，换上扫描头。扫描头一般需要 20 ~ 120 s 的时间预热，具体时间受室温影响。扫描头预热后可减少扫描头进入患者口内引起的不适感，还可避免张口呼气时对镜头的影响。

（3）查看操作界面是否流畅，保证扫描的顺利进行。

（二）口内扫描的操作流程

（1）连接扫描仪，仪器完全处于备用状态，之后进入扫描仪控制软件，在主界面选择添加患者，按照提示要求填写患者信息，完成后点击确定，在该患者下创建订单，选择要进行的项目，如种植、修复、正畸等（图 4-2-3）。

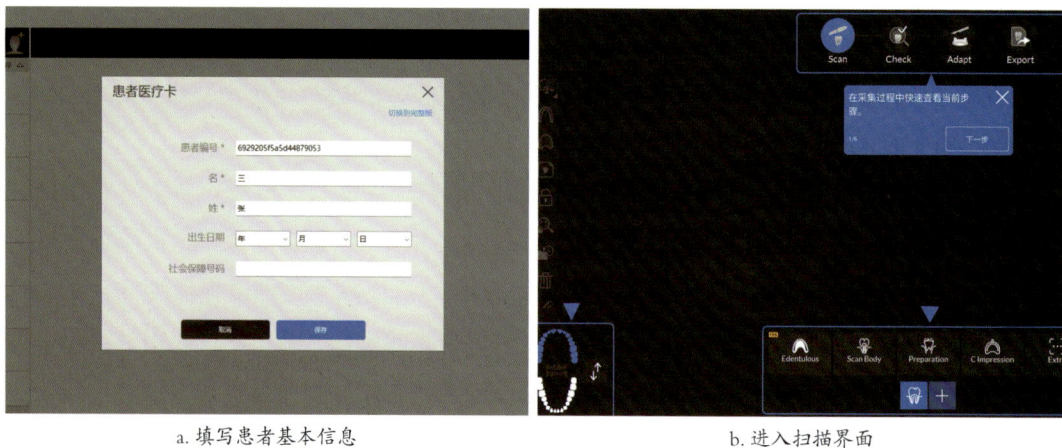

a. 填写患者基本信息　　　　　　　　　　b. 进入扫描界面

图 4-2-3　扫描仪控制软件界面

（2）点击启动按钮，进入扫描界面，这时根据提示可自行选择上、下颌模型扫描的优先顺序。

（3）口内扫描的两种方法：①S 形扫描：以牙弓一侧的𬌗面为起点，按照𬌗面—舌/腭侧面—唇/颊面的顺序采集数据，扫描时，扫描头要紧贴牙面，确保每个部位都被扫描到。②Z 形扫描：从患者的一侧𬌗面出发，由一侧磨牙区扫描到另一侧磨牙远中端舌/腭侧面，然后扫描头环绕牙面扫描整个舌/腭面后再绕到唇/颊侧扫描整个牙列（图 4-2-4）。

（4）如果扫描的图像不完整，最后再进行重点补扫，如牙间隙、个别位置牙龈以及软件提示位置。

（5）扫描咬合，可以选择轨迹扫描或点扫描。在进行轨迹扫描时，应分别在双侧牙列连续不间断扫描 3 ~ 5 个牙位，软件会自动对齐（图 4-2-5）。在进行点扫描时，可分别在左、右牙列及前牙区扫描 3 个点，每个点涵盖 1 ~ 2 个牙位，软件会自动对齐（图 4-2-6）。

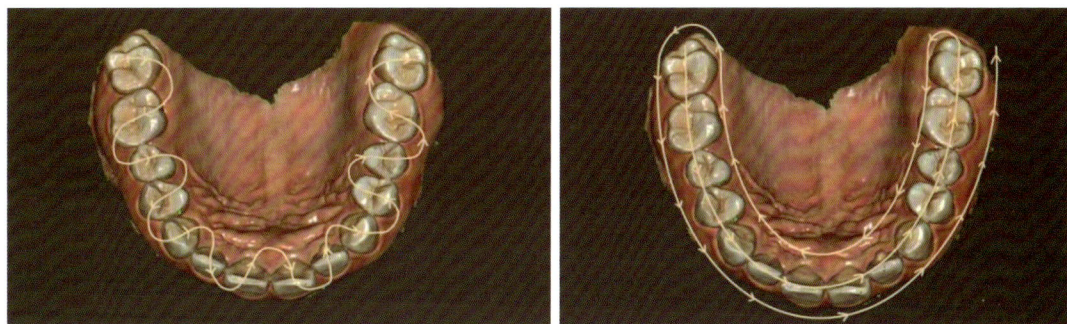

a.S 形扫描　　　　　　　　　　　　　b.Z 形扫描

图 4-2-4　口内扫描的两种方法

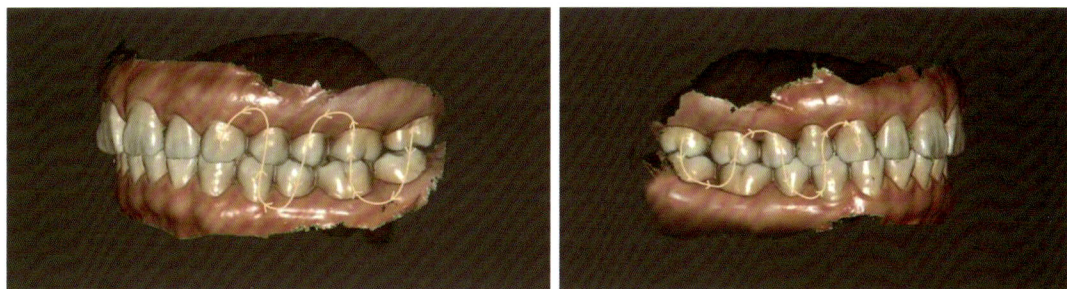

a. 扫描左侧咬合　　　　　　　　　　　b. 扫描右侧咬合

图 4-2-5　轨迹扫描法

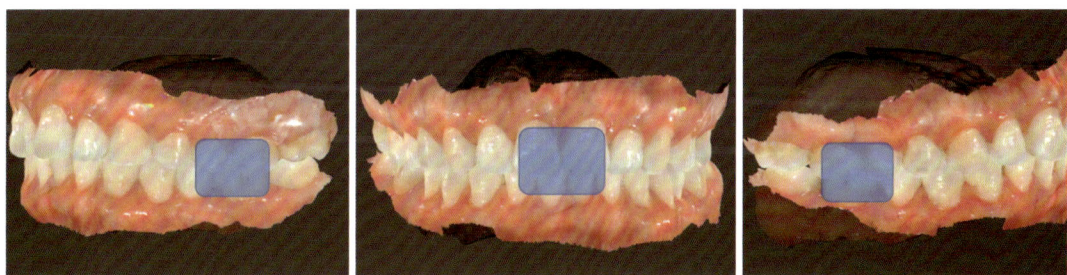

a. 扫描左侧咬合　　　　　b. 扫描前牙咬合　　　　　c. 扫描右侧咬合

图 4-2-6　点扫描法

（6）扫描完成后，进行检查，导出数据。主要的数据存储格式包括 STL、PLY、DCM、3oxz。

（三）口内扫描结束后的护理

（1）协助患者起身并整理仪容，预约后续治疗时间。

（2）导出口扫数据，将其上传至医技中心进行后续数字化作业。

（3）用物终末处理。拆下扫描头，使用含酶消毒剂擦净表面及镜面的血液、唾液等残余污渍，再将口扫头置于流水下冲洗，然后吹干，用干净的脱脂纱布折叠成口扫窗口大小，塞入窗口中，确保纱布完全覆盖镜片。将扫描头放入预真空压力蒸汽灭菌器中消毒（132 ℃至少 4 min，134 ℃至少 3 min），干燥至少 20 ~ 30 min。

四、注意事项

（1）尽量保证患者的舒适度，嘱咐患者配合操作，根据牙位情况随时调整张口度。

（2）操作过程中，嘱咐患者鼻子呼吸，避免口腔呼气，以防口扫头镜面起雾，影响扫描，同时，在扫描过程中，注意使用S形扫描或者Z形扫描，这样可以避免数据分层，影响数据的精确性。

（3）无论是S形扫描还是Z形扫描，如果操作过程中有中断，需要再次开始扫描时，应尽量回到中断的位置或者中断位置扫描前已经完成扫描的位置再次扫描，不要跳跃扫描。

（4）关心患者体验感，如有不适随时停止操作。

五、常见问题

（1）邻牙区邻面未修整、倒凹大、缺牙间隙窄等问题会导致口内模型扫描数据缺陷（图4-2-7）。

（2）扫描数据重叠异常。

（3）口内唾液、血液较多，患者舌部活动度大，会对扫描界面成像造成干扰。

（4）若缺失牙数量较多，扫描黏膜组织时无法成像，数据参考不足。

（5）患者双侧咬合不对称或咬合功能紊乱，可能造成咬合不匹配或无法自动识别（图4-2-8）。

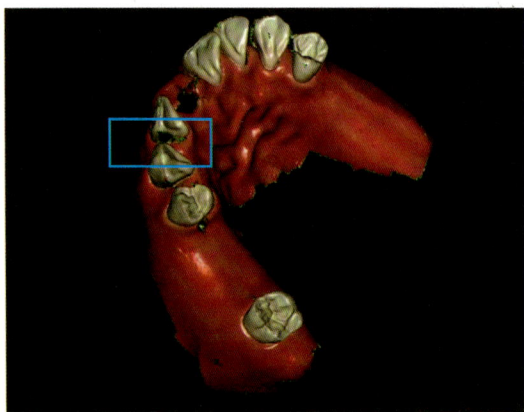

图4-2-7　A2牙位邻面数据缺陷

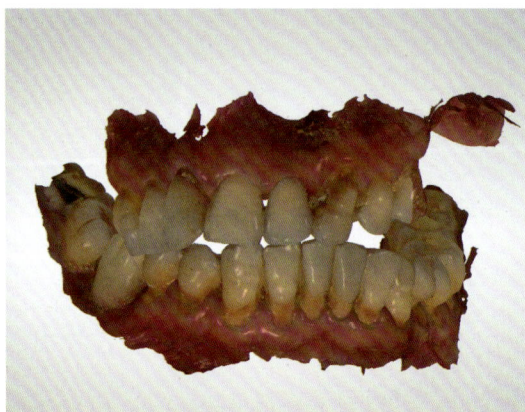

图4-2-8　上下颌数字化模型咬合无法匹配

第三节　面部信息及面弓信息采集的临床护理

对于美学区种植修复或进行咬合重建的患者而言，数字化面部信息及面弓信息的采集同样也是数字化评估的一部分。以三维面部扫描和电子面弓技术为基础构建虚拟口腔患者的数字化技术，可以大大优化种植治疗前的虚拟排牙、咬合重建设计、美学修复设计以及种植治疗计划制订过程，为患者和医生带来便利。护理人员在经过专业训练后，也可协助医技人员或独立进行以上的数字化采集操作。下面，以笔者所在的数字化口腔种植团队使用的面部扫描—立式面弓—下颌运动轨迹记录仪系统（泽康赞®，南蒂罗尔，意大利）为例，对信息采集的过程进行介绍。

一、面部信息采集及立式面弓

面部扫描仪创建的三维面部信息是高度真实、真彩色、富有皮肤纹理信息的，因此可以大大提升治疗的精确程度和美学效果。目前常见的面部扫描系统大体上可分为三大类：动态面部扫描、手持式面部扫描和台式面部扫描。立式面弓获取患者舒适的、经常重复的自然头位（natural head position，NHP），达到记录患者目前上颌的位置零平面和咬合位置。

（一）面部信息采集的原理及特点

1. 台式面部扫描

采用光栅成像原理，台式面部扫描仪有较大的单次成像空间。而且台式面部扫描仪采集的数据不在后台进行预先的拼接处理，输出的数据均是单次成像结果，整体面部数据通过技师在专用软件上进行后期半自动拼接后获得。虽然一定程度上增加了后期的工作量，但台式面部扫描仪可有效筛除变形失真数据，确保整体面部数据的真实有效性。

2. 手持式面部扫描

利用光栅式成像原理构建患者面部三维形态，并采用类似口内扫描的数据连续拼接方式呈现患者的整体面部信息。手持式面部扫描的优势体现于操作的便捷性。但手持式面部扫描的精确度也在较大程度上受操作者熟练度和患者配合度的影响。面部扫描设备在工作时移动过快、过远或患者面部表情无法保持稳定均可导致最终输出的面部扫描数据失真。

3. 动态面部扫描

一般配有 2 ～ 3 组三维成像摄像头，在多个角度同时采集患者面部数据，并在计算机后台实时拼接，可展示患者整体面部形态。动态面部扫描的主要优势在于其扫描方式与录像相同，每秒可拍摄多张图像，有利于捕捉到医师最需要的患者面部表情。但动态面部扫描设备昂贵且操作空间需求较大，因此普及率较低。

（二）使用方法及步骤

下面以泽康赞®台式面部信息采集仪（图 4-3-1）为例，阐述面部信息采集 + 立式面弓信息收集的具体步骤。

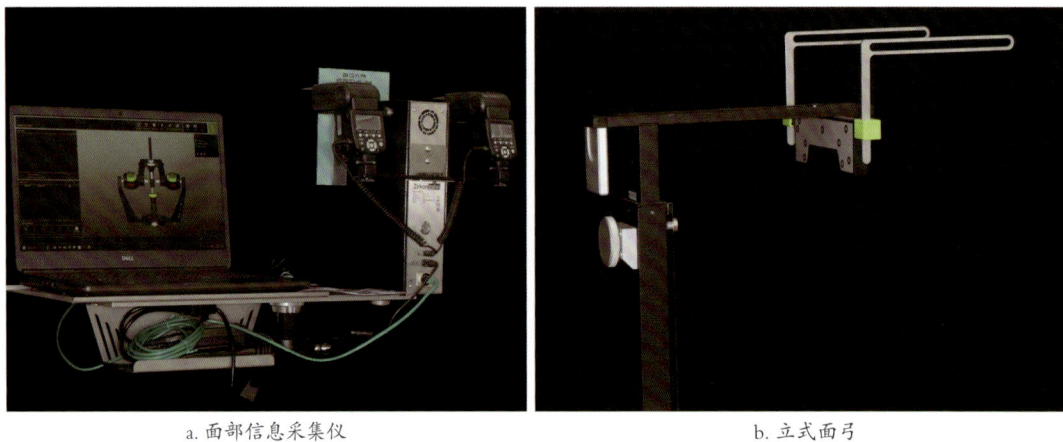

a. 面部信息采集仪　　　　　　　　　　　　　　　b. 立式面弓

图 4-3-1　台式面部信息采集仪（泽康赞®，南蒂罗尔，意大利）

1. 采集前的护理准备

（1）提前消毒准备好 U 型殆叉。

（2）物料准备：一次性治疗盘、一次性铺巾、一次性手套、O-bite® 咬合硅橡胶、一次性枪头、O-bite® 咬合硅橡胶及注射枪、U 型殆叉（图 4-3-2）、口镜或拉钩等。

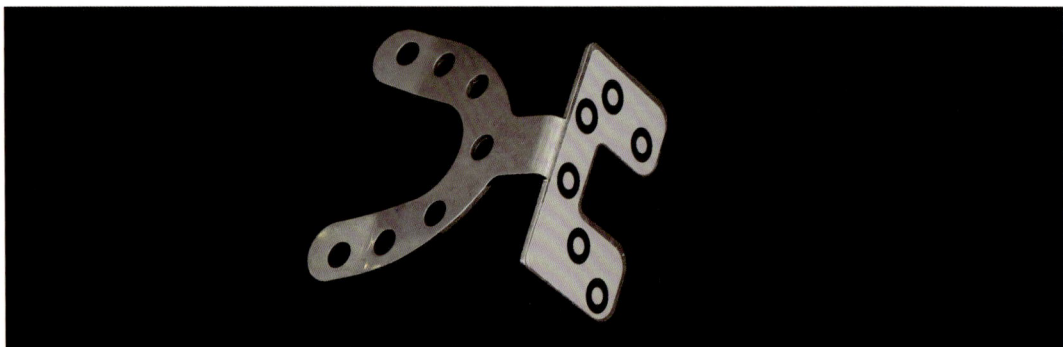

图 4-3-2　U 型殆叉（泽康赞®，南蒂罗尔，意大利）

（3）向患者说明面部信息采集过程，保证患者尽量保持静止姿势进行拍照，以防止照片失真变形。

（4）指导患者将头发别于耳后，以显示出清晰的五官。

2. 采集过程

（1）开机准备：打开电脑设备并点击 SCAN 板块图标，然后打开面扫开关（图 4-3-3）。

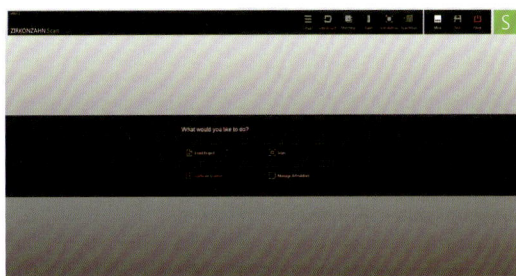

a. 打开"SCAN"软件界面

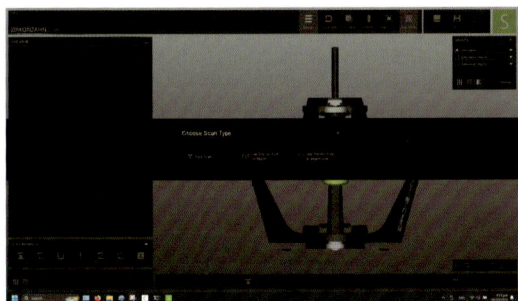

b. 选择"face scan"

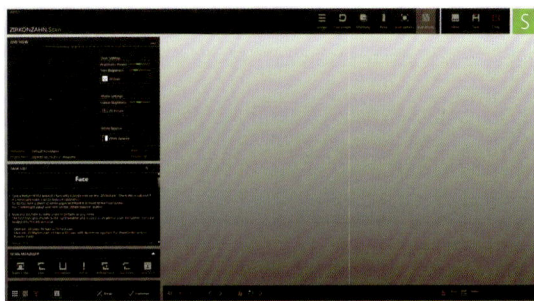

c. 点击"scan"进行面扫拍摄

图 4-3-3　开机准备

（2）指导患者站立于镜头前 70 cm 距离处，保证面部与拍摄镜头等高。

（3）采集患者面型信息分为：正面无表情照、侧面 45° 无表情照、正面微笑照、正面大张口照、𬌗叉照、立式面弓照，上述采集步骤均为拍照数据，使用泽康赞®面型信息采集仪和立式面弓即可完成面型信息的采集（图 4-3-4）。

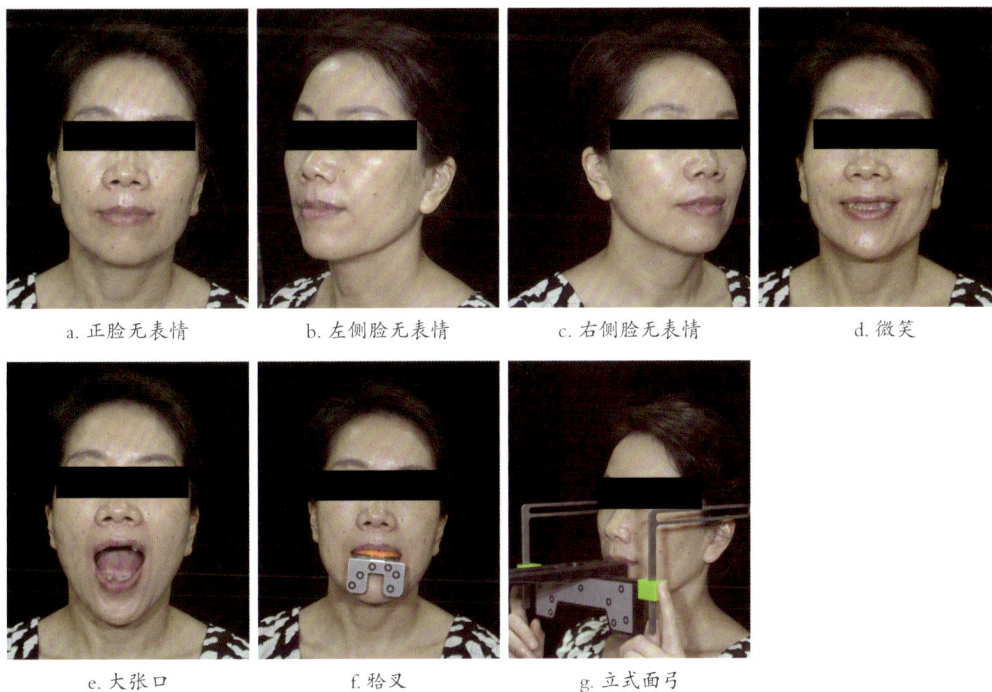

a. 正脸无表情

b. 左侧脸无表情

c. 右侧脸无表情

d. 微笑

e. 大张口

f. 𬌗叉

g. 立式面弓

图 4-3-4　面部信息采集

（4）在进行殆叉照拍摄前，先将U形殆叉在患者口内试戴，然后将咬合硅橡胶注射于U形殆叉上，放入患者口内，让患者轻咬U形殆叉。

（5）在进行立式面弓转移时，需要将摄像头的位置调整到与患者头部等高（立式面弓时患者处于站立状态），同时保证面部扫描仪和立式面弓均保持水平放置。

（6）嘱患者站立于立式面弓前，随后双目直视立式面弓前镜子中自己眼睛的虚像，如此以达到舒适、放松、可重复的自然头位状态（图4-3-5）。可在患者侧面部上画上一条水平向标记线，以为后续步骤提供一致性验证标准。

（7）拍摄时，使用面型信息采集仪从侧方45°角进行立式面弓照的采集，每拍摄一次可完成一次数字化面弓转移。通常情况下可一次性拍摄5张（以便于后期数字化面弓转移获取平均值），之后让患者重新退出立式面弓，重复之前的站姿体位，重新检查患者的水平向标记线，保证与之前平行度一致，然后再拍摄5张立式面弓的图片（验证两次转移的位置是否一致）。

（8）需要注意的是，每次拍摄立式面弓时均须保证摄像头可获取到6个以上的可识别标记点（图4-3-6）。

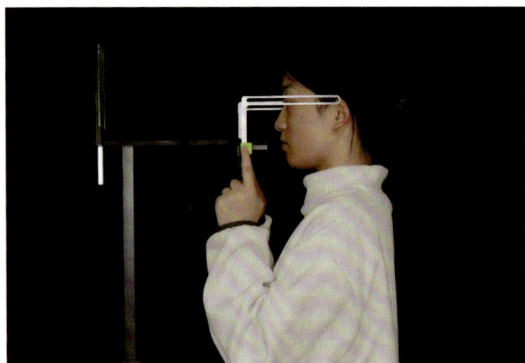

图4-3-5　立式面弓转移自然头位

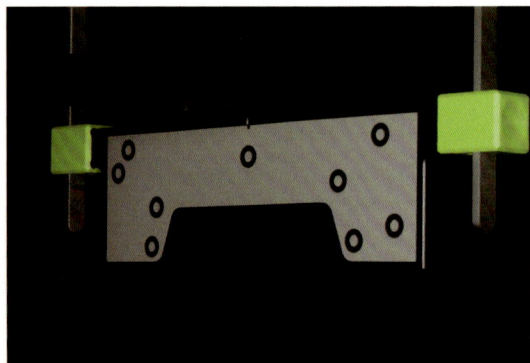

图4-3-6　立式面弓可识别标记点

视频2：面部信息采集过程及方法

面扫＋立式面弓的医护配合见表4-3-1。

表4-3-1　面扫＋立式面弓的医护配合

医生操作流程	护士配合流程
1. 打开面扫软件和扫描设备	准备橡胶手套、U形殆叉、O-bite® 咬合硅橡胶、一次性枪头、O-bite® 注射枪； 引导患者立于面扫设备对面70 cm处； 协助医生调整摄像头高度（平齐面中部）
2. 进行三维拍摄（正侧面无表情、微笑、大张口）	指导患者保持静止并调整体位； 患者心理支持
3. 预备U形殆叉咬合印迹	传递U形殆叉和O-bite® 注射枪； 协助医生拉开患者口角

医生操作流程	护士配合流程
4. 进行三维拍摄（秴叉照、立式面弓照）	嘱患者咬住秴叉，保持静止； 拍摄完秴叉照后，协助患者取出口内秴叉； 引导患者立于立式面弓前方； 协助医生调整摄像头高度（平齐面中部）； 协助医生将面扫设备与立式面弓设备形成相应的位置关系； 与患者交谈并让患者放松，寻找患者自然头位
5. 操作结束	协助患者清理面部及口内，维护仪表整洁

二、电子面弓

（一）电子面弓的原理及特点

电子面弓又称下颌运动轨迹记录仪，是一种能描记下颌运动轨迹、记录上颌颌位关系、辅助颞下颌关节评估诊断的电子诊疗仪器（图 4-3-7）。以 Zebris® JMA（Jaw Movement analysis，zebris Medical GmbH，伊斯尼，德国）、MODJAW、4D Jaw Motion System、P-Art（Prosystom，俄罗斯）为代表的新一代下颌运动分析系统，可采用无线信号（如光学、超声、电磁等）记录患者真实的下颌运动轨迹，进而精准完成颞下颌关节的诊断分析、正中关系位（centric relation position，CRP）的确定和咬合设计方案的完善。电子面弓可与多种品牌的机械式秴架进行系统集成，同时也能与数字化口腔修复设计软件进行信息共享，从而实现对虚拟数字秴架的参数设定和铰链轴位置的校正。电子面弓一般包含外耳道定位器、头顶固定带、上颌传感器、鼻托、头后部橡皮筋固定带、主机、下颌运动传感器等部件。

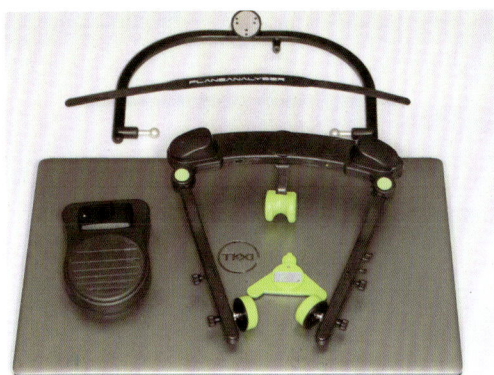

a. 电子面弓（Zebris® JMA）

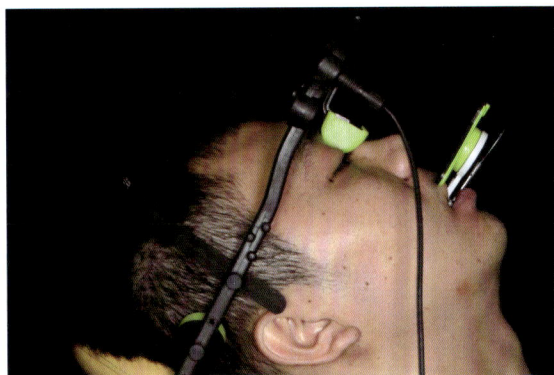

b. 患者佩戴电子面弓

图 4-3-7　电子面弓

在口腔数字化修复领域，电子面弓的应用十分普遍。一般多用于后牙区牙列部分缺失、全口咬合重建的修复病例，还可用于验证颞下颌关节对修复义齿的适应性；此外，对于存在咬合创伤或颞下颌关节障碍的患者，也可通过电子面弓采集到的数据对天然牙进行虚拟性调𬌗或进行治疗性𬌗垫的虚拟设计。

在进行咬合重建或调整咬合关系的过程中，电子面弓可基本取代机械式面弓和哥特式面弓的作用，精准获取患者的下颌前伸、后退、侧方运动数据，操作更加方便快捷。通过电子面弓及口内光学扫描全面获取的动态信息及咬合记录，可将患者个性化的下颌运动轨迹及咬合关系全面转移至数字化修复设计软件中，并与颌骨数据模型、面扫模型、口腔三维模型和修复体模型进行整合，最终通过软件中虚拟𬌗架驱动的运动轨迹复原，模拟出自然状态下的咬合接触情况，从而协助医生对修复体进行咬合设计和调整。

因此，在数字化口腔种植团队中，护理人员应和医生一起掌握电子面弓的使用方法和操作步骤，并做好护理配合工作。下面以 Zebris® JMA 为例介绍电子面弓检查之前的物料准备和检查中的方法步骤。

（二）设备及物料准备

一次性治疗盘、一次性铺巾、一次性手套、上颌定位板、下颌𬌗叉、O-bite® 咬合硅橡胶、一次性枪头、O-bite® 枪、速凝树脂。

（三）电子面弓的使用步骤

（1）开机，打开软件"PlaneAnalyser"，新建患者，进入操作界面（图4-3-8）。

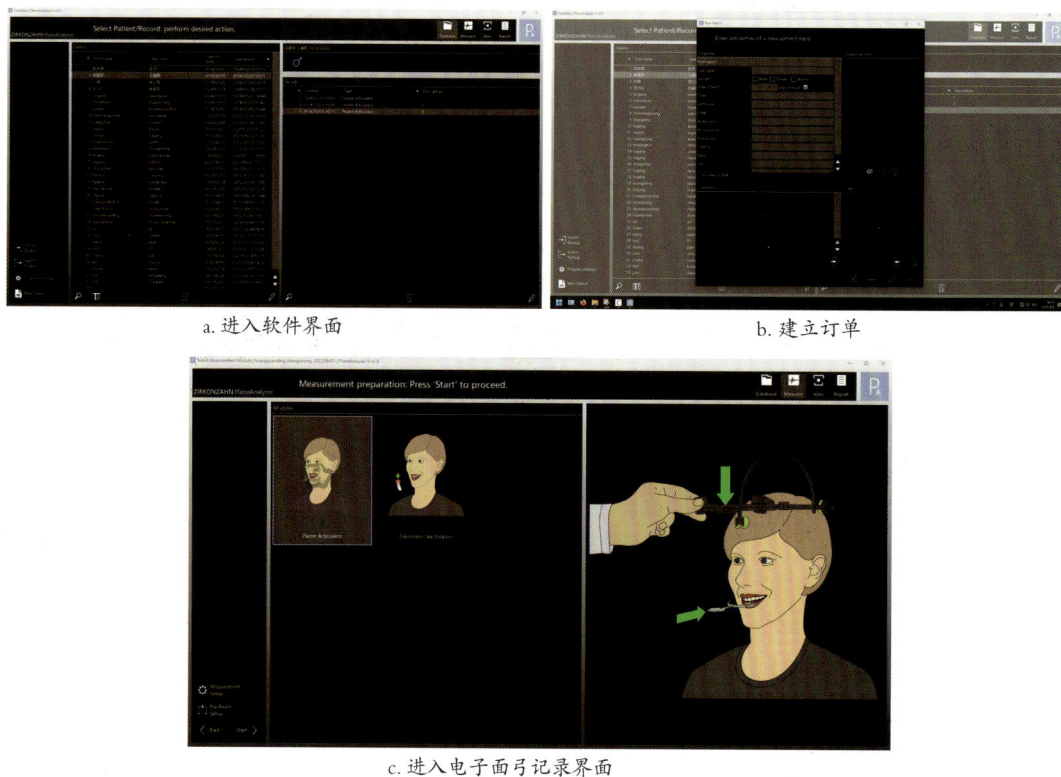

a. 进入软件界面

b. 建立订单

c. 进入电子面弓记录界面

图4-3-8　开机操作

（2）使用配套的上颌定位板（图4-3-9 a，图4-3-9 c），在上方注射咬合硅橡胶并固定于上颌牙弓或蜡堤上，凝固后取下备用。

（3）利用速凝树脂材料，将配套的下颌殆叉（图4-3-9 b，图4-3-9 d）固定于下颌牙列或蜡堤的唇侧。

（4）组装电子面弓定位器与下颌运动传感器，测试软硬件连接，并将其佩戴于患者头部锁紧（图4-3-7 b）。

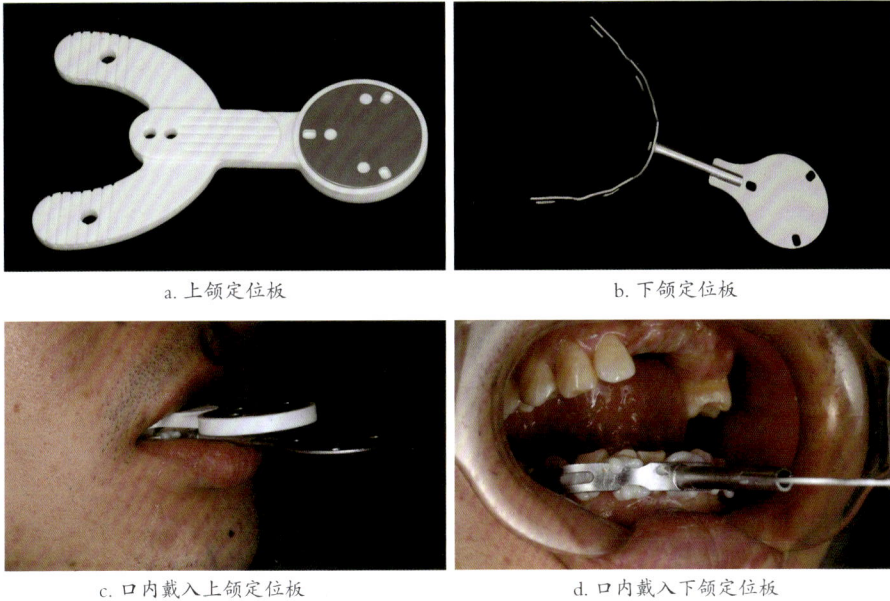

a. 上颌定位板　　　　　　　　　　　b. 下颌定位板

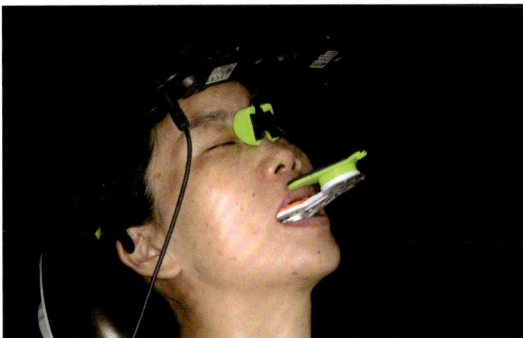

c. 口内戴入上颌定位板　　　　　　　d. 口内戴入下颌定位板

图4-3-9　上下颌定位板

（5）定位上颌位置。通过磁性吸附连接咬合板与下颌运动传感器，并将咬合板重新就位于患者口内上颌牙弓或蜡堤，利用超声波脉冲确定上殆平面与颞下颌关节之间的相对位置关系（图4-3-10）。

（6）定位下颌位置。将下颌运动传感器与固定于下颌的殆叉进行磁性连接，对下颌做定位，得到患者上下颌的相对位置（图4-3-11）。

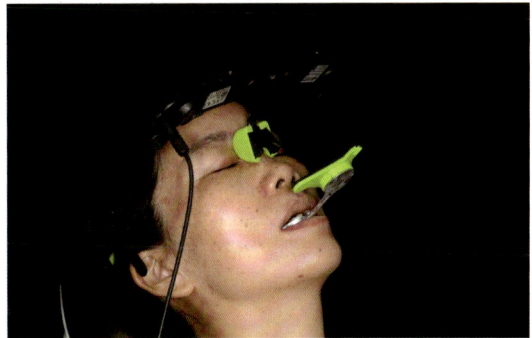

图4-3-10　定位上颌位置　　　　　　　图4-3-11　定位下颌位置

（7）采集患者下颌运动轨迹。患者在下颌做运动过程中，将带动𬌗叉与下颌感应装置一起运动，此时上颌感应装置和下颌感应装置之间存在一个距离差，两者之间会计算出运动轨迹。患者需要根据软件提示，分别做向左、向右、向前、张口四个运动动作，运动的起始点均为 CR 位，每次运动之后，仪器都会获取当前的运动曲线（图 4-3-12）。下颌运动轨迹记录仪的医护配合见表 4-3-2。

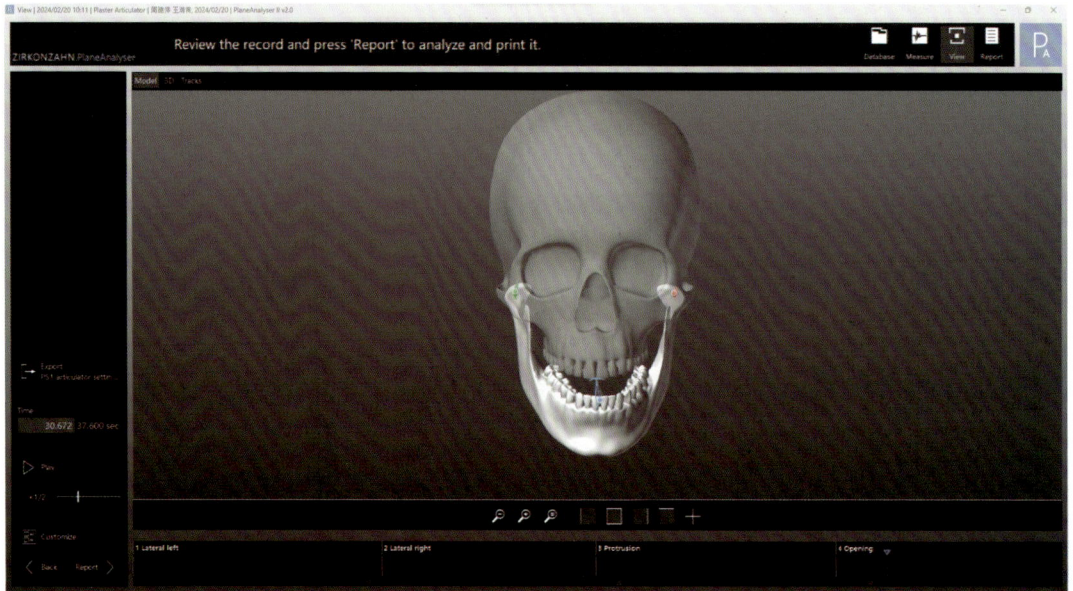

图 4-3-12　下颌运动轨迹的运动曲线

表 4-3-2　下颌运动轨迹记录仪的医护配合

医生操作流程	护士配合流程
1. 检查患者口内情况判断患者是否适合进行下颌运动轨迹的记录	为患者系好铺巾； 牙科治疗椅准备、器械耗材准备
2. 利用咬合硅橡胶和上颌定位板定位患者上颌	传递上颌定位板与咬合硅橡胶
3. 将下𬌗叉弯折成与患者下颌牙弓适配的形状	传递下𬌗叉
4. 将下𬌗叉用速凝树脂粘接在下颌牙弓唇面	传递速凝树脂
5. 引导患者进行左右侧方运动、前伸运动、开闭口运动	将电子面弓头戴设备就位于患者头部
6. 使用下颌运动轨迹记录仪记录患者下颌运动轨迹	打开下颌运动轨迹记录仪
7. 获得患者下颌运动数据以及𬌗架参数	将患者数据储存、拷贝，以便医生随时提取
8. 取出下𬌗叉	取下患者头戴设备； 清理患者面部及口内异物

（8）获取参数报告。下颌运动轨迹记录完成后，得到患者实际的运动曲线和相关的
𬌗架参数（图 4-3-13，图 4-3-14），得到的数值和实际的𬌗架髁导、Bennett 角、切导盘
数值相互对应，可以直接输入数值到实际颌架或者虚拟颌架中，做下颌的模拟运动。

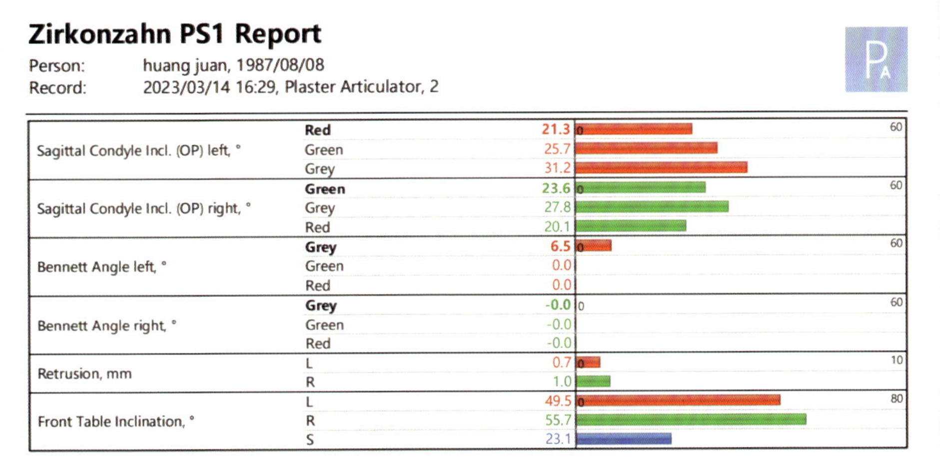

图 4-3-13　颞下颌关节运动数据报告

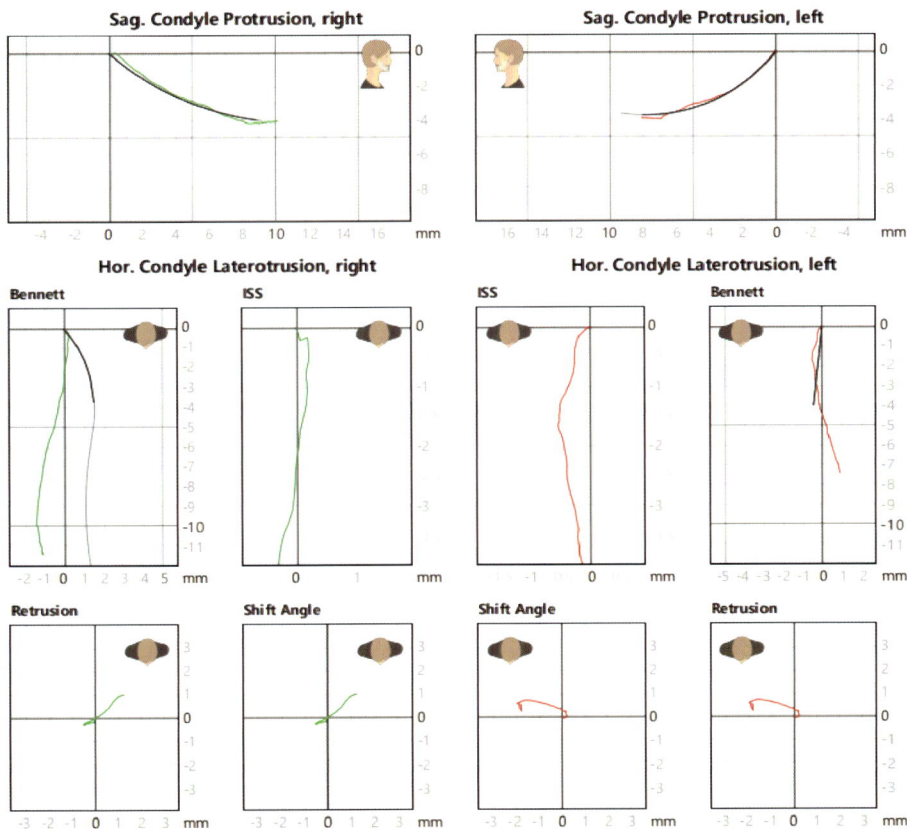

图 4-3-14　双侧髁状突运动

（9）可对患者进行 2 ~ 3 次的重复性运动检测，判定每次得到的结果都相接近，防止因为一次检测的误操作而造成所检测的数据准确度有误差。

（四）注意事项

（1）在用上颌定位板取咬合印记时确保一次成型。如果出现牙齿移位的现象，则需重新制取上颌牙列的咬合印记。

（2）在使用速凝树脂进行下殆叉粘接时需确保填充过大倒凹以及吹干牙面。

（3）在进行下殆叉的粘接时需注意不干扰患者的咬合。

第四节 电子咬合力测量的临床护理

一、电子咬合力测量系统

电子咬合力测量系统，是一种直观、可视化、数字化的咬合力测量工具，可以帮助口腔医生识别早接触、高受力点和咬合面的接触关系，对咬合的全过程进行客观评价。此外，该系统还可快速且无创地评估口颌系统中与肌肉、牙齿相关的颞颌关节损伤、疼痛、紊乱和咬合干扰等状况。

（一）T-Scan™ 系统的组成

目前临床常用的电子咬合力测量系统是美国生产的 T-Scan™ Novu™（简称 T-Scan™）。在数字化种植修复流程中，T-Scan™ 常用于在术前或修复阶段进行天然牙列或种植修复体的咬合力检测，从而协助医生进行精准调殆。T-Scan™ 系统由工作软件、手柄、薄膜传感器、传感器支架、手柄挂件等几个主要部分组成（图 4-4-1）。T-Scan™ 薄膜传感器富有弹性，包含有高分辨率传感器元件，可为临床医生提供高度可重复的数据。每片传感器能进行 15 ~ 25 次咬合测试，可在单个患者身上重复使用，两次就诊之间只需进行冷消毒。

（二）T-Scan™ 系统的特点

T-Scan™ 软件包含种植体负荷警报功能，可提供有关种植体负荷的即时反馈。当检测到承受咬合力过大时，系统可及时发出提示音报警，从而有效预防早期种植失败、修复体或基台断裂、牙槽骨吸收等种植并发症的发生。

在咬合力测试开始后，静态或动态的咬合数据可实时发送至 T-Scan™ 软件。临床医生可以在捕获数据时实时查看数据，计算机显示屏上会通过 3D 柱形图来显示点状的咬合力，并以 2D 形式显示各个殆段中的压力百分比分布（图 4-4-2 a）。此外，力心（center of force，COF）显示功能使医生能立即看到每个牙位上的动态咬合路径，从而更快地进行诊断。为协助临床牙医更轻松地将咬合力数据与口腔进行关联，数字印模叠加（digital impression overlay，DIO）技术可允许从口内扫描数据库中导入 STL 文件，从而定制患者个性化的二维牙弓模型（图 4-4-2 b）。

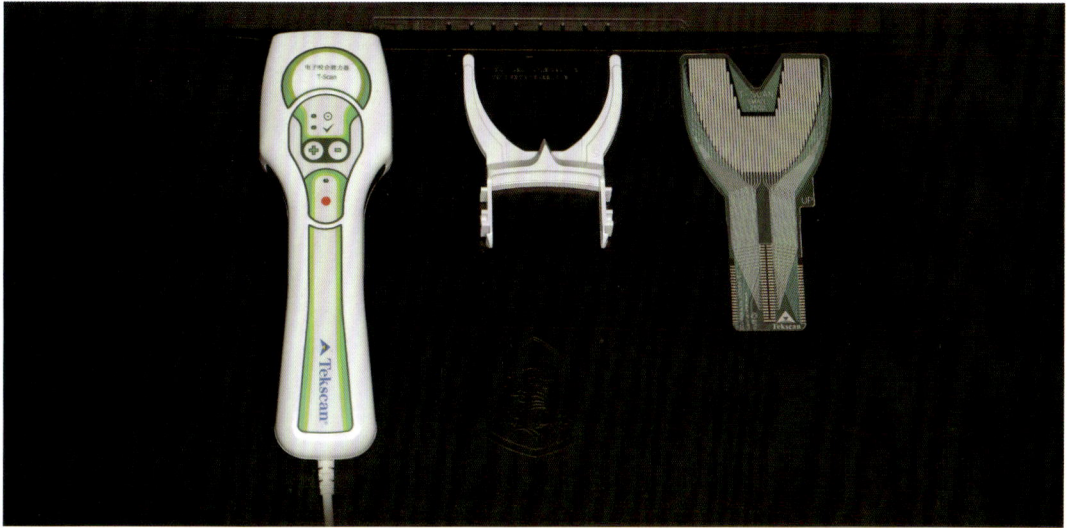

图 4-4-1　电子咬合力测量系统（T-Scan™ Novu™，美国）

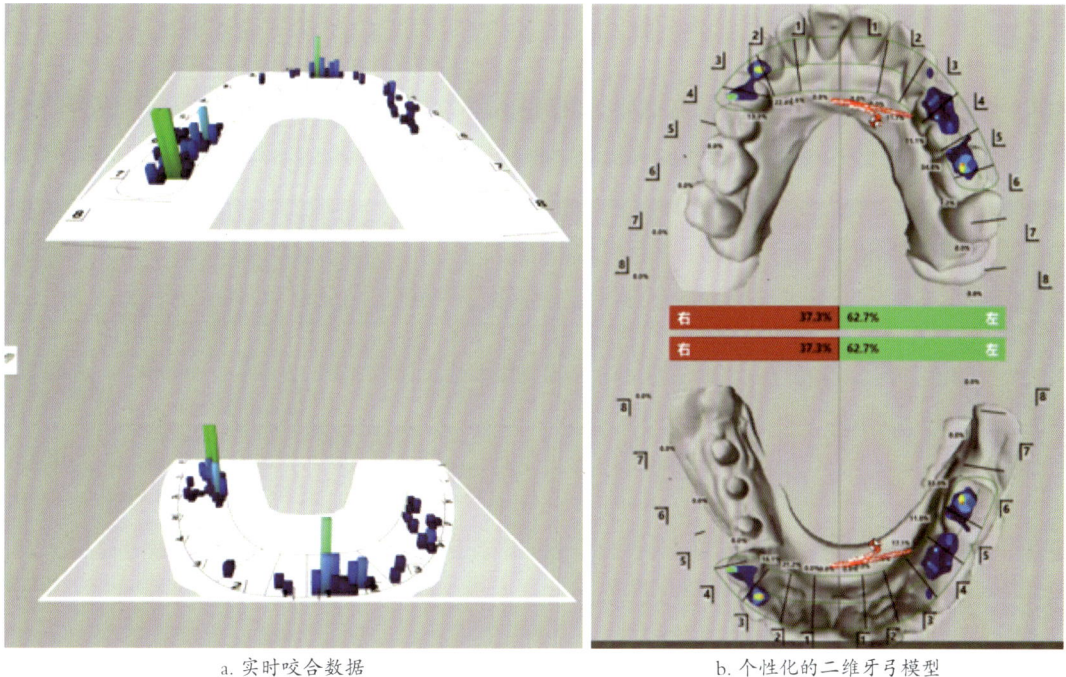

a. 实时咬合数据　　　　　　　　　b. 个性化的二维牙弓模型

图 4-4-2　T-Scan™ 测试时的软件界面

此外，通过录制和保存 T-Scan™ 的动态咬合力数据包，医生可利用时间表对咬合测试的全过程进行不同时段内的逐帧分析比较。采用计算机咬合分析技术，每帧扫描记录可精确至 0.002 s，精确量化分析咬合发生的动态过程和力量的分布状况，帮助口腔医生精确识别咬合早期接触点、种植体早期负载以及最大牙尖交错位时的𬌗力分布。

二、使用方法及步骤

（1）打开电脑中的相应软件，进行患者注册并选择扫描类型（图 4-4-3）。

（2）选择与患者牙弓相适应的薄膜传感器与传感器支架（图 4-4-4）。

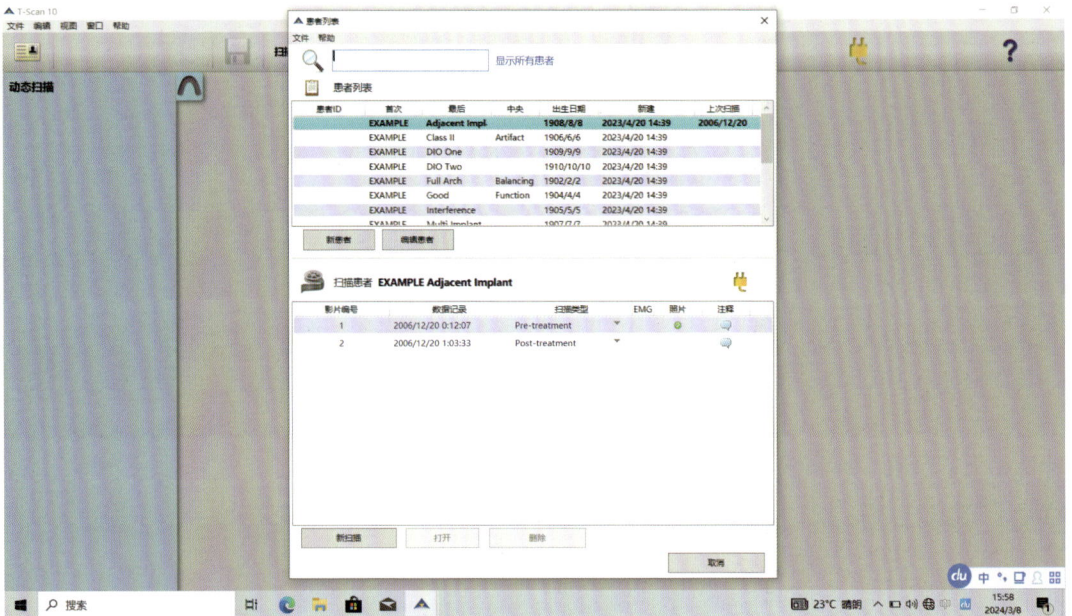

图 4-4-3　新建订单

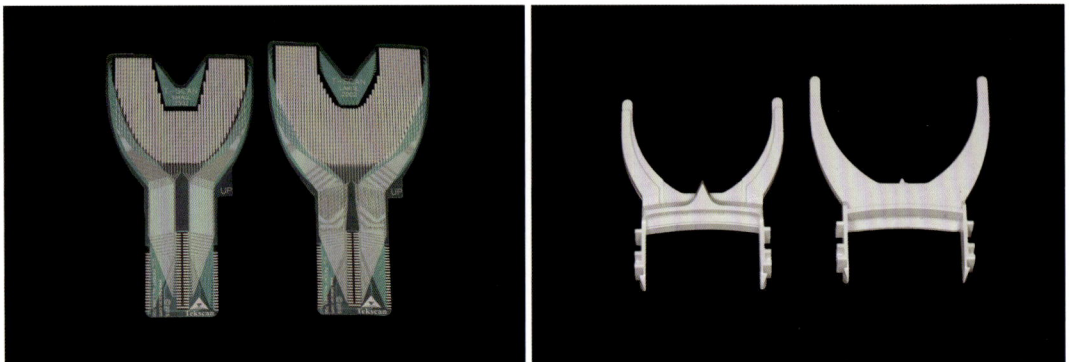

a. 不同型号的薄膜传感器　　　　　　　　　b. 不同型号的传感器支架

图 4-4-4　薄膜传感器和传感器支架

（3）将薄膜传感器按指示方向插入传感器支架，再将支架接入手柄锁住（图4-4-5）。

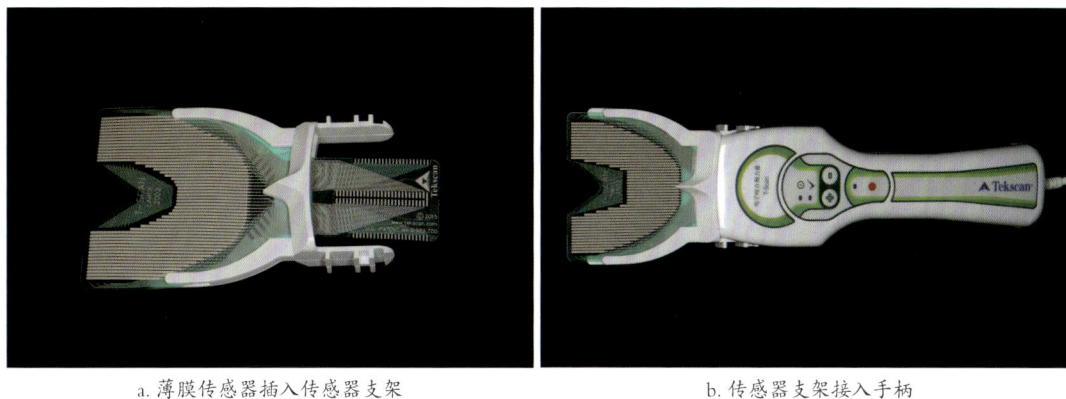

a. 薄膜传感器插入传感器支架

b. 传感器支架接入手柄

图 4-4-5 T-Scan™ 薄膜传感器的安装方法

（4）口镜或拉钩牵开患者口角，手持手柄将薄膜传感器放入患者口内，引导患者闭口回到尖窝咬合位接触。

（5）握住手柄，按下手柄中的红色按钮，开始记录患者的咬合动态，系统软件实时记录患者咬合时的动态过程和力量大小的分布。

（6）录制结束时，按下手柄中的红色按钮结束录制。

（7）录制结束后，下拉手柄后面的拨片，可将薄膜传感器拆下，然后将支架取下。

三、护理注意事项

（1）物料准备：一次性治疗盘、一次性铺巾、一次性手套、薄膜传感器、传感器支架、控制手柄。

（2）患者准备：引导患者进行从下颌姿势位自然闭合至牙尖交错位后，咬肌用力，以最大咬合力反复咬合至少3次。

（3）薄膜传感器一人一用，不用消毒。

第五章

口腔种植围手术期护理及配合

　　口腔种植围手术期，指的是从患者决定接受手术治疗开始，到进入手术治疗阶段，直至术后伤口愈合为止的一段时间。即一般从术前5～7天开始，到手术后7～12天完成拆线的一个手术治疗全周期过程。

　　种植体植入和骨增量手术均存在一定的损伤和风险，可能导致术后的疼痛、肿胀，以及其他并发症和后遗症。与颌面外科手术一样，种植科门诊手术也会使患者产生一定的心理和生理负担。因此，护理人员应在围手术期内做好护理工作，协助患者在术前做好充分的心理和生理准备，使其在相对的最佳状态下接受手术治疗，提高手术的安全性和成功率；在术中做好助手配合，协助医生顺利完成手术，预防和减少手术并发症；给予患者完善的术后宣教，提升患者的安全感和依从性，促进患者早日康复。

第一节 口腔种植术前护理及宣教

术前护理及宣教对口腔种植患者至关重要。从确定手术预约开始，四手护士就要为手术患者及家属提供专业且个性化的术前宣教及建议。手术日当天，要在术前对患者进行生理和心理的再评估和再确认。

一、术前注意事项宣教

为保证手术安全并提高手术成功率，应针对患者的自身特点对其进行术前注意事项的宣教（表 5-1-1）。

表 5-1-1 一般人群及特殊人群的术前注意事项宣教

	宣教内容
一般人群	建议吸烟患者术前戒烟或尽可能减少烟量； 口腔卫生较差者，需在术前 3 天进行全口龈上洁治； 术前需进餐（但不宜过饱），忌空腹，忌饮酒，餐后需刷牙； 术前需避免感冒、发热； 术前需充分休息，避免术前剧烈运动； 女性患者需避开生理期，手术当日勿化浓妆； 60 岁以上的患者在手术当日应有陪护人员； 70 岁以上患者应进行全身体检
牙周炎患者	术前需进行系统性牙周治疗，治疗结束后 1 ~ 3 周复诊； 1 年内进行过牙周系统治疗的患者，须在术前进行一次牙周科复诊
糖尿病患者	通过严格控制饮食以及适当的运动，应用降糖药物，尽量将空腹血糖控制在 8.0 mmol/L 以下，餐后 2 h 血糖不要超过 11.0 mmol/L； 术前 3 天预防性服用抗生素
高血压患者	通过休息调整及服用降压药，控制术前血压； 中青年患者应维持正常血压，老年患者降压至 140/90 mmHg 为宜； 伴有糖尿病和肾脏病的患者降压目标为 130/80 mmHg

二、术前再评估及物料核验

（一）生理状况评估

1.口腔局部情况

（1）是否完成术前牙周系统治疗或龈上洁治。

（2）种植位点的邻牙是否已完成牙体牙髓治疗（如根管治疗）。

（3）正畸患者是否已去除口内的固定装置。

（4）种植位点及邻近区域的牙龈组织是否恢复健康（如去除隐形义齿）。

（5）口腔黏膜是否出现溃疡。

（6）口内牙面及牙间隙是否清洁彻底。

（7）拔牙创软组织是否愈合消炎。

2.全身准备情况

（1）慢性病患者是否已控制好生理、生化指标（如血糖、血压、白细胞计数等）。

（2）进入手术室前测量血压、心率。

（3）糖尿病患者是否提前3天服用抗生素。

（4）围手术期有无特殊服药史，有无按医嘱停用或换用抗凝药。

（5）是否在术前戒烟、戒酒或控制每日摄入量。

（6）评估患者的精神状态，术前有无用餐，是否感觉饥饿。

（7）评估患者的心理状态（如焦虑、怀疑、敌意）。

3.实验室检查报告

四手护士须在术前核验患者的术前实验室检查报告，发现危急值立即提醒医生（表5-1-2），并通知患者复查或对症治疗。若发现传染病阳性，应在手术预约单中写明，以提醒手术室护士对术后器械进行特殊的严格消毒处理。

表 5-1-2　实验室检查报告危急值对照表

序号	检验项目	单位	危急值界限	危险性
1	活化部分凝血活酶时间	s	> 70	严重的出血倾向
2	凝血酶原时间	s	< 8 > 30	高凝状态 严重的出血倾向
3	血红蛋白	g/L	< 50 > 200	急性大量失血或严重贫血 红细胞增多，红白血病或肺心病
4	白细胞计数	10^9/L	< 2.0 > 50	有引发致命性感染的可能 急性白血病可能
5	血小板计数	10^9/L	< 20	可能有严重的出血倾向
6	血糖	mmol/L	< 2.5 > 22.2	缺糖性神经症状，低血糖性昏迷 高血糖性昏迷、渗透性多尿伴严重脱水和酮中毒

（二）手术物料的核验

门诊手术室护士应当根据手术预约，提前做好手术器械和物料的充分准备。手术开始前日，须仔细核验关键手术物料是否准备到位，包括种植系统手术工具盒、种植体系统、特殊的外科器械（盒）、骨移植材料、屏障膜、膜钉、固位钉等，并仔细核对需要的耗材型号是否齐全。针对数字化种植外科手术，还应核验是否已收到消毒后的 CAD-CAM 种植外科导板及说明书，匹配的种植导航外科工具盒是否消毒备用。

若患者的手术治疗方案有变，四手护士应及时通知或更改门诊手术预约表单中的手术准备信息。若患者个人原因推迟或取消手术，也应及时通知门诊手术室取消手术预约，以便手术室及时调整安排和调配物资。

（三）修复物料的核验

若患者需要在术中进行即刻修复，或在术后当日佩戴临时过渡义齿，四手护士应提前对照手术预约本或电子表单核验相关的修复配件、修复体等是否从技工所发出，门诊是否已全部收到，并需仔细检查即刻/临时义齿及配件的完整性。

三、手术同意书的签署及术前心理护理

（一）签署手术同意书

手术同意书应在手术开始前，由口腔医生或其护理助手为患者或家属进行详细讲解，并协助患者完成手术前的签署。需要注意的是，在签署前应与患者仔细核对手术同意书中的关键信息，如种植牙位、手术名称、耗材及种植体品牌，以免发生手术差错。若需拔除患牙，应单独签署拔牙同意书。一般情况下，患者需亲自签名或摁手印确认，若遇特殊原因可由家属或监护人代签。为尊重患者的知情权，在患者签字前应该提供足够的时间阅读手术同意书，或由医护人员为其详细解读。注意患者或家属签字必须由其注明同意书签署的日期。

（二）术前心理护理

1. 患者术前心理评估

在手术前及手术当日，应通过沟通及面对面的观察评估患者的心理状态（参见第三章相关内容）。当与患者建立良好的护患关系时，患者更容易表露自己的心理状态。四手护士应第一时间将患者的负面心理情况告知主刀医生，医护协作可以更好地完成患者术前的心理干预（表5-1-3）。

2. 患者术前心理干预

（1）亲切的笑容、舒缓的语气和自信的表达，都可以帮助护理人员通过术前沟通缓解患者的负面情绪（如紧张、焦虑、悲观、抑郁），增强完成种植手术的信心。

（2）在术前进行正确及时的健康教育，使患者对术中的情况、环境和生理不适有一定的心理预期，也会舒缓患者的紧张情绪。

（3）心理紧张的患者，可建议其在手术当日携带家属或朋友陪伴，他（她）们可以在术前进行积极的心理支持，为患者创造良好的社会支持环境。

（4）嘱患者在术前合理安排好休息、睡眠、饮食、营养，良好的环境和舒适的感觉

有利于身心健康，使之保持最佳的心理状态。

表 5-1-3　口腔种植术前检查及宣教表（示例）

患者姓名：_____　性别：_____　年龄：_____　ID 号：_____

评估要素			注意事项
1. 口腔的术前准备情况	牙体牙髓病	☐	邻牙的牙体牙髓治疗
	牙龈炎	☐	常规洁牙
	牙周炎	☐	牙周科系统治疗
	正畸	☐	去除正畸固位装置
2. 全身情况（是否达标）	高血压	☐	90 ～ 140/60 ～ 90 mmHg
	糖尿病	☐	空腹血糖 4 ～ 8 mmo/L
3. 实验室检查	血常规	☐	指标正常，未见有诊断意义的异常指标（危急值对照表详见表 5-1-1）
	血糖	☐	
	凝血指标	☐	
	传染病	☐	
4. 用药史	高血压类	☐	遵医嘱口服降压药、降糖药，控制血压、血糖在正常范围内，术中做好心电监测
	糖尿病类	☐	
5. 其他	吸烟	☐	戒烟或控烟 2 周
	酗酒	☐	最近一周内戒酒
	隐形义齿	☐	提前去除隐形义齿

宣教护士：_____　　　　　　　　宣教时间：_____

第二节　口腔种植术中护理及配合

一、种植手术室的护理流程

（一）器械护士

器械护士需要术前洗手，穿戴手术隔离服，其工作岗位一般在手术器械台后方（图 5-2-1）。器械护士的主要职责是在种植手术中配合主刀和助手，具体工作如下所述。

1. 铺设手术器械

清点并准备种植手术工具盒、麻醉药和其他常用手术器械和耗材。手术器械台上的器物摆放应遵循一定的原则（图5-2-2）：①污染物品框放在边角处；②种植手术工具盒应靠近主刀医生；③手术常规器械应按照主刀和助手的使用频率，有序地铺排在左右两侧，二人都常用的器械应放在中部；④高值耗材应妥善放置，避免受到污染或滑落；⑤缝针、手术刀等锐器应小心放置，避免误伤手术医生和助手。

需要注意的是，若患者为传染病感染者，可在布料铺巾上再铺设一层一次性高分子材料铺巾。

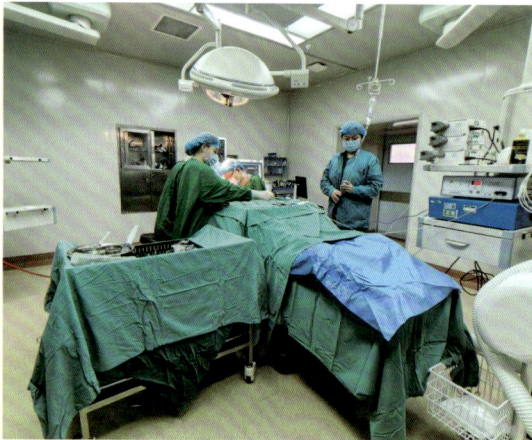

图5-2-1　器械护士在手术间的值守位置

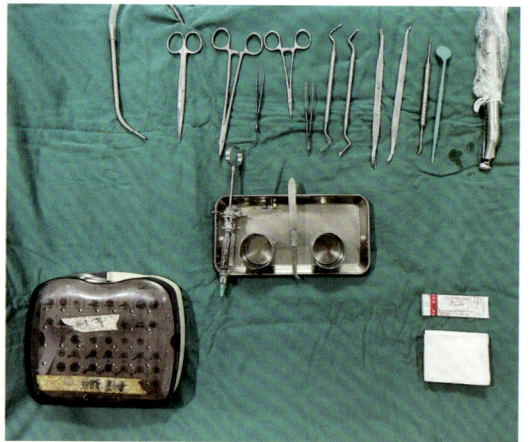

图5-2-2　口腔种植手术器械台上的物料摆放示范

2. 传递手术器械

为提高手术效率，避免因手术医生在器械台上寻觅器械或准备耗材而耽误手术进程，器械护士需紧跟手术节奏，根据医生需要及时传递或补充手术器械，更换种植机钻头，适时协助主刀准备各类耗材；对于沾染血污的手术器械，要及时用湿盐水纱布进行清理和干燥；对术中拔除的牙齿或感染组织，需用纱布包裹置入污染物品框内；对于获得的自体骨或软组织瓣，应用无菌生理盐水浸泡于医用量杯中（注意：勿打湿手术器械台铺巾）。此处，可参考本书第二章中关于器械传递的原则和注意事项，务必注意保证医患安全，避免发生医疗职业暴露。

3. 清点收拾器械

手术结束后，器械护士应清点各种手术器械，特别是外科手术工具盒中的各种钻头和小型器械。此外，对于医用纱布、缝针等特殊物料器械，也应在手术结束后清点数量。清点结束，将所有器械纳入工具盒和器械框中，小心送至器械清洗室；手术中产生的各种医用废物应按照规定进行分类处理。

（二）巡回护士

巡回护士仅需穿戴工作服和帽子口罩，其主要职责包括手术室患者管理、手术室医疗文书记录、耗材取用登记、种植机调整、手术灯光调整、手术器械补充等。具体护理工作流程如下（表5-2-1）。

表 5-2-1　种植体植入术医护配合流程表

医生操作流程	护士配合流程
1. 医生进入手术室	检测患者生命体征，核对个人信息，引导进入手术室（巡回护士）； 调整牙科综合治疗椅位，进行心理疏导及手术注意事项宣教（巡回护士）； 协助器械护士穿无菌手术衣（巡回护士）； 无菌物品开包，手术室铺台，整理器械（器械护士）； 患者口内、口外消毒，佩戴保护镜，铺巾（巡回护士）； 准备血液制品，准备或建立静脉通道（巡回护士）
2. 医生手消毒，穿无菌手术衣	协助主刀医生和助手穿无菌手术衣，佩戴防护面具或眼镜（巡回护士）
3. 检查手术器械及设备	连接种植机、吸唾管（巡回护士、器械护士）； 调整医生的椅位与无影灯（巡回护士）
4. 核对手术牙位，局部麻醉，开始手术	打开CBCT电脑软件，协助医生核对牙位（巡回护士）； 传递、清洗手术器械和耗材（器械护士）； 调节种植机等手术设备的程序及参数，添补手术器械、耗材，调节无影灯（巡回护士）； 患者心理抚慰和情绪舒缓（巡回护士、器械护士）； 术中耗材的准备（器械护士）
5. 缝合关闭创口	清点手术器械（巡回护士）
6. 手术结束，完成病例书写、签字及打印	牙椅复位，协助患者起身，复测患者生命体征，进行术后健康宣教（巡回护士）； 处理医疗废物，收纳污染手术器械（器械护士）； 完善手术室医疗文书（巡回护士）

（1）在门诊手术室的患者通道处迎接手术患者，检测患者血压、心率、体温等生命体征，协助患者进入手术间。

（2）接收并查看手术医疗文书（手术同意书、实验室检验报告、手术计划单），核对患者信息（姓名、年龄、种植手术牙位等）。

（3）安排患者就位手术椅（或门诊种植手术床），为患者进行心理疏导和手术室术前健康宣教（表5-2-2），调整患者体位和手术无影灯。

（4）为器械护士、主刀及手术助手穿无菌手术衣，必要时佩戴防护面罩或眼镜，调整医生的椅位。

（5）为患者进行口内及面部消毒，为患者佩戴保护墨镜，协助器械护士为患者铺设手术洞巾。

（6）准备局麻药品，协助器械护士安装种植手机、吸唾管，根据主刀医生要求调试种植机工作状态、调整程序及参数。

（7）为舒缓患者紧张，安抚患者情绪，可在手术间内播放轻音乐或让患者手握解压球。

（8）打开手术室电脑，协助医生在术中查看CBCT图像，根据主刀医生要求增补手术器械，取用种植体或植入耗材，注意应查对无误再打开包装，同时确认耗材的保质期限。

（9）随时观察患者生命体征及意识状态，必要时进行术中心电监护或参与急救，完成手术室相关医疗文书的记录。

（10）在必要时为患者进行抽血或建立静脉通道。

（11）手术后复测患者生命体征，进行手术室术后健康宣教（表5-2-2）。

表 5-2-2　种植门诊手术室内部健康宣教

时间	宣教内容
手术开始前	1. 面部消毒后及手术过程中，不要将手伸出铺巾外； 2. 铺巾后非特殊情况不能起身坐立； 3. 手术前需摘除口内的活动义齿； 4. 口腔中的唾液和生理盐水会有助手帮助吸走，请勿惊慌以免导致呛咳； 5. 手术过程中有疼痛或不适，请用鼻哼示意，医生会停下来问询并及时处理； 6. 在医生没有操作和牵拉口角时，若无特殊医嘱可闭口休息； 7. 手术中请务必遵从医嘱； 8. 手术过程中，如感觉心慌、气紧、头晕等情形请及时示意并告知医生
手术结束后	1. 手术结束后，请勿立即起身站立； 2. 紧咬口中的纱布或棉球，半个小时后吐出； 3. 若术后身体有不适，可在牙椅上平躺休息，医护人员会进行诊断处理； 4. 完成放射线检查后，请回到诊室与主刀医生查看影像结果，并接受护士的术后宣教； 5. 请离开前带走手术室存放的私人物品

二、自体血浆基质制品的术中准备

（一）血浆基质制品概述

1. 血浆基质制备技术的发展

1954年，Kingsley提出了自体富血小板血浆（platelet-rich plasma，PRP）的概念，即含有超过正常外周血内血小板浓度的血浆。作为第一代的血浆基质制品，PRP最早被用于输血治疗血小板指数低的患者。2001年，Choukroun等开发了第二代血浆基质制品——富血小板纤维蛋白（platelet rich fibrin，PRF），在离心过程不采用抗凝剂或激活剂，产物为凝胶样固体。因为PRF内部富含白细胞，也被称为富白细胞和血小板纤维蛋白（leukocyte and PRF，L-PRF）。2006年，Rodella等利用多种离心速率的组合，制备出第三代血浆基质制品——浓缩生长因子（concentrate growth factors，CGF）。2019年，武汉大学口腔医学院的张玉峰团队使用"水平离心法"制备出水平离心富血小板纤维蛋白（horizontal-PRF，

H-PRF），即第四代血浆基质制品。

2.血浆基质的主要成分

目前，PRF、CGF 是口腔种植临床中最常用的两类血浆基质制品。

（1）富血小板纤维蛋白：在 PRF 的离心制备过程中，被激活的血小板脱 α 颗粒释放生长因子，同时形成疏松多孔的固态纤维蛋白凝胶。随着 PRF 制备技术的发展，其家族成员又诞生了高级 PRF（advanced PRF，A-PRF）（图 5-2-3 a）、注射型 PRF（injectable PRF，i-PRF）（图 5-2-3 b）和水平离心 PRF（H-PRF)（图 5-2-3 c）。A-PRF 和 H-PRF（固态）为凝胶状血浆基质制品，含有如下成分：①多种血液细胞，如血小板、白细胞、红细胞、中性粒细胞、巨噬细胞、淋巴细胞等；②纤维蛋白基质，一种由自体纤维蛋白生成的固态三维支架；③生物活性分子，包括血小板衍生生长因子（PDGF）、血管内皮生长因子（VEGF）、胰岛素样生长因子（IGF）、表皮生长因子（EGF）、转化生长因子 β（TGF-β）和骨形成蛋白 2（BMP-2）等百余种生物活性分子。i-PRF、H-PRF（液态）为可注射型血小板浓缩物，其中含有纤维蛋白、纤维连接蛋白、抗菌蛋白、补体结合蛋白、抗菌肽、凝血酶、白细胞包涵体等。

（2）浓缩生长因子：在 CGF 的制备过程中，同样不需要任何添加剂。与 PRF 在离心机匀速状态下制备不同，CGF 需要经特制的变速离心机在特定程序下制备约 13 min。依靠变速离心反复产生的加速度和减速度，血小板的 α 颗粒被强力激活，从而形成更为致密的纤维蛋白基质和更高浓度的生长因子。CGF 的外形与 A-PRF、H-PRF 类似，同属于凝胶状血浆基质制品（图 5-2-3 d）。由于其富含大量的生长因子、白细胞、CD34 阳性细胞和纤维蛋白，因此具有比 A-PRF 更佳的促进骨组织、软组织及皮肤再生能力。

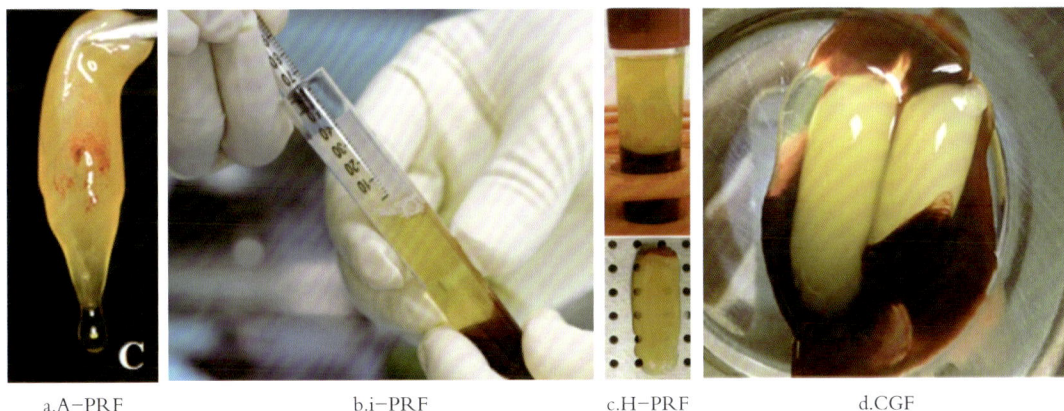

a.A-PRF　　　　　b.i-PRF　　　　　c.H-PRF　　　　　d.CGF

图 5-2-3　各种血浆基质制品

3.血浆基质制品在种植临床中的应用

（1）位点保存术。L-PRF、A-PRF、H-PRF（固态）和 CGF 均可直接用于拔牙窝的充填（图 5-2-4 a），并起到稳定血凝块，预防拔牙窝感染，促进拔牙窝上皮愈合和牙槽窝骨再生的作用。

（2）引导骨再生手术。i-PRF 或（和）CGF、H-PRF（液态＋固态）均可与骨粉混合，制作出 GBR 手术中可用的黏性骨团（sticky bone block）（图 5-2-4 b）。黏性骨团可提高骨移植材料的可操作性和抗压性，并同时为骨再生区域提供 TGF-β、PDGF、VEGF 等有利于毛细血管再生和骨组织再生的细胞因子。

（3）牙龈软组织再生。在种植体植入或骨增量手术后的软组织瓣复位缝合阶段，可将压缩得到的血浆纤维蛋白基质膜（A-PRF、CGF、H-PRF）覆盖于黏骨膜瓣（或切口）下方（图 5-2-4 c），从而提高软组织瓣的愈合率，减少植入材料的暴露率。此外，还有学者研究发现，A-PRF 可用于增加牙龈软组织瓣的厚度。

（4）上颌窦底提升术。在上颌窦底提升植骨手术中，可将压制的血浆基质膜绞碎，与颗粒状骨移植材料进行混合或直接制备黏性骨团（图 5-2-4 d）。在上颌窦膜发生穿孔时，还可使用血浆基质膜覆盖穿孔部位，其与胶原膜的修补效果相似。此外，临床研究表明，A-PRF 和 CGF 可替代颗粒状骨移植材料直接用于上颌窦底提升的窦底充填，其成骨效果有一定保证。

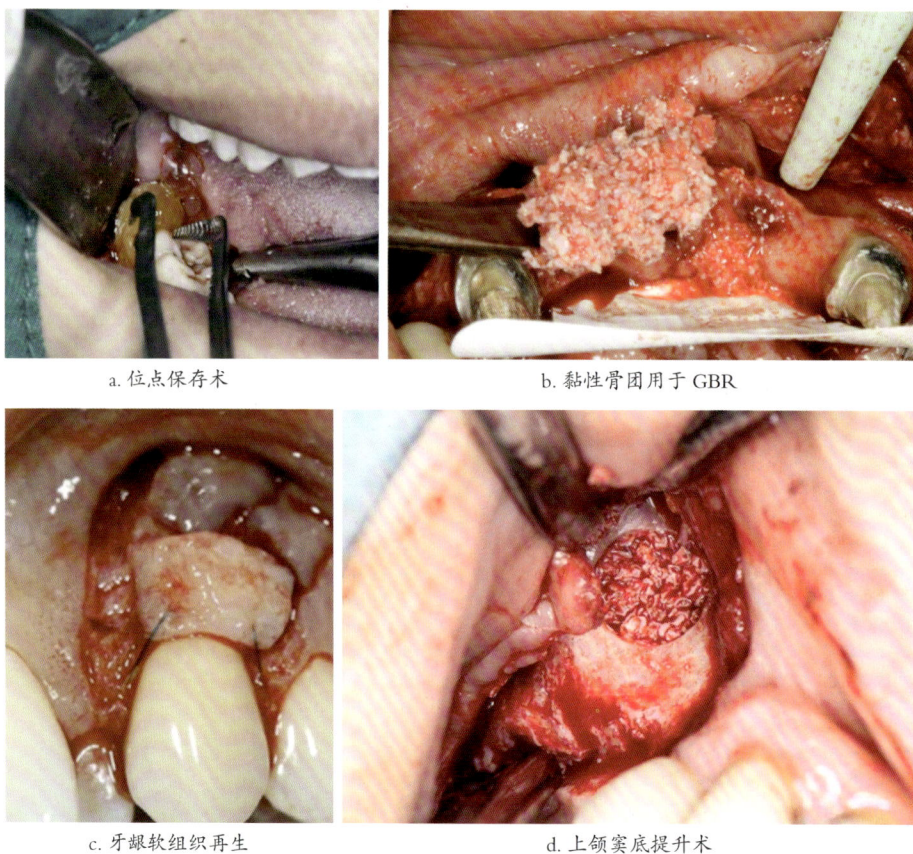

a. 位点保存术

b. 黏性骨团用于 GBR

c. 牙龈软组织再生

d. 上颌窦底提升术

图 5-2-4　血浆基质制品的临床应用

（二）常用血浆基质制品的制备方法

1. 富血小板纤维蛋白

（1）高级 PRF（A-PRF）。使用真空玻璃采血管，采患者肘正中静脉血 10 mL，使用固定角度离心机约 200×g 离心 14 min（图 5-2-5 a，图 5-2-5 b）。

（2）注射型 PRF（i-PRF）。使用疏水塑料离心管，采患者肘正中静脉血 10 mL，使用固定角度离心机约 60×g 离心 3 min。血液由下至上被分离为红细胞层和黄橙色的 i-PRF 层。

视频 3：CGF、i-PRF 及粘性骨块的制作

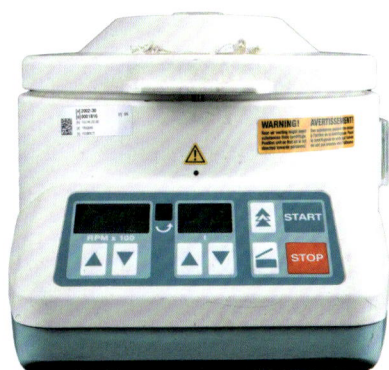

a.PRF 匀速离心机正面　　　　　　b.PRF 离心机内部结构

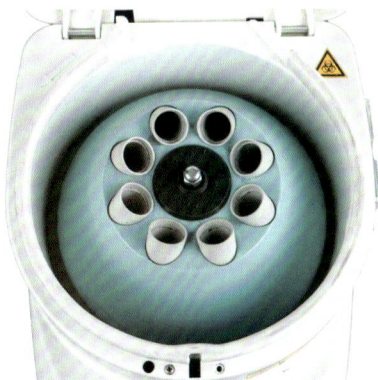

图 5-2-5　固定角度离心机

（3）水平离心 PRF（H-PRF）。根据使用目的不同采静脉血于不同的离心管，亲水性离心管制备固体状态的 H-PRF，疏水离心管制备液体状态的 H-PRF，使用水平离心机，700×g 离心 8 min（图 5-2-6）。

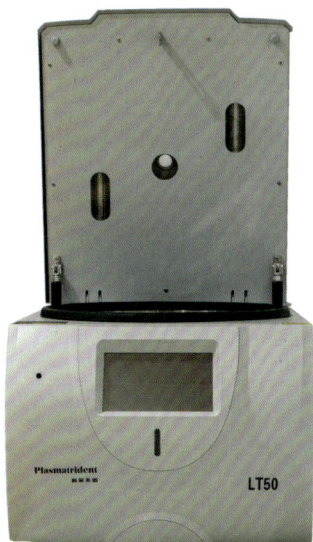

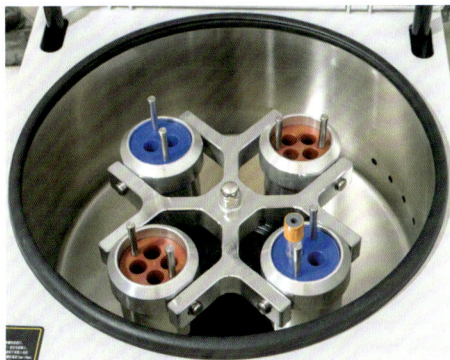

a. 离心机外形　　　　　　　b. 离心机内部结构

图 5-2-6　水平离心机

固态 H-PRF 抽取：打开采血管帽，用镊子轻轻取出凝固好的固体血浆基质，用剥离器将血浆基质与血细胞分离，尽可能保留固体血浆基质；将固体血浆基质置于工具盒内压膜处，压膜 2 ~ 3 min 后取出血浆基质膜待用。

液态 H- PRF 抽取：打开采血管帽；使用冲洗器吸取蓝色采血管中靠近红细胞层上方 2 mL 的液态血浆基质。

血浆基质骨块制备：分别采用固态血浆基质采血管和液态血浆基质采血管抽取患者静脉血，血浆基质制备平台离心制备产物，制备完成后取出凝胶状固态血浆基质，注射器吸取液态血浆基质；应用血浆基质制备套装压制固态血浆基质膜并静置 3 min，将剥离后剪碎的固态血浆基质膜、骨替代材料及液态血浆基质混合制备血浆基质骨块。

视频 4：H-PRF 及粘性骨块的制作

2. 浓缩生长因子

CGF 制备的条件较为复杂，其变速离心的参数大致如下：加速 30 s；$600 \times g$，2 min；$400 \times g$，4 min；$600 \times g$，4 min；$800 \times g$，3 min，减速 36 s 后停止，共计用时 13 min（图 5-2-7）。根据使用目的不同，可将静脉血置于 3 种不同的离心管，以制备出不同状态的 CGF：①使用固定角度离心机，粗糙内壁的采血管可制备致密凝胶状态的 CGF；②使用光滑内壁的采血管可制备松散凝胶的 CGF，但需放置 15 ~ 20 min；③使用含有抗凝剂的采血管，还可制备出液态的 CGF。CGF 从采血管中提取的方法和处理步骤与 A-PRF 完全一致。

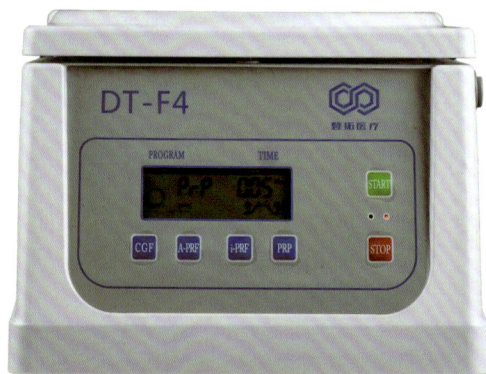

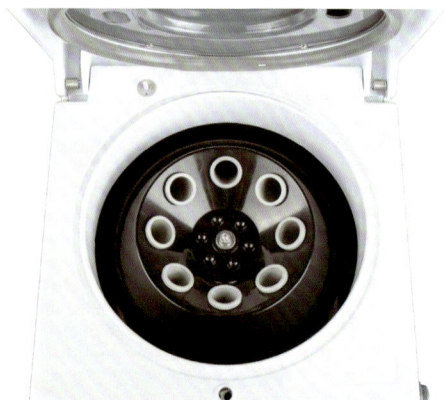

a. 离心机外形   b. 离心机内部结构

图 5-2-7　变速离心机

（三）血浆基质制备的护理操作要点

1. 准备耗材及器械

（1）采血用品：棉签、碘伏消毒液、压脉带、止血贴、一次性采血针、真空采血管（需根据所用血浆基质制品的类型选择）、一次性垫布、弯盘、手消毒液、试管架。

（2）离心机开机预热：打开所需的离心机设备，提前预热 5 ～ 10 min，设置好离心程序备用。

（3）手术器械及物品：提前消毒 PRF 或 CGF 的手术工具盒（图 5-2-8），并放置于手术台；若需在术中抽取注射型血浆基质制品，准备 5 mL 空针 1 支。

2. 采血及用血的查对

严格执行抽血前后的查对制度。在开始抽血前，应在所有真空采血管的管壁标签上标注患者的姓名和 ID 号（图 5-2-9）。在抽血操作前、中、后应反复核对患者姓名、性别、年龄等信息，确保正确无误。在离心机安全停转后，应尽早取出采血管并送至患者所在的手术室备用；在采血管开盖使用前，还需再次根据管壁上的标注核对患者信息。为防止混淆，在一次离心作业中不得同时放入不同患者的采血管。

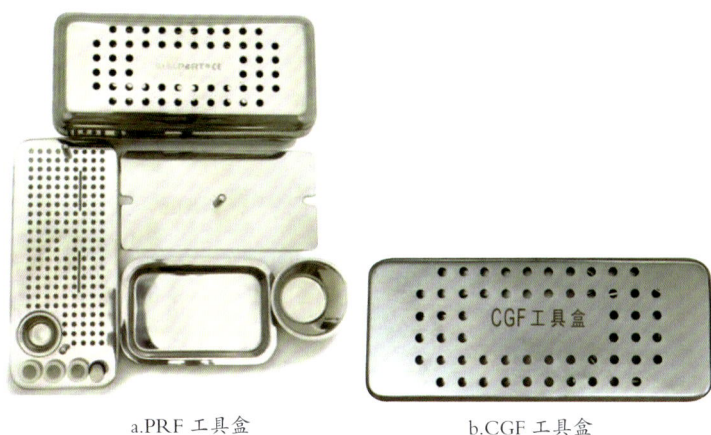

a.PRF 工具盒　　　　b.CGF 工具盒

图 5-2-8　血浆基质制品手术工具盒

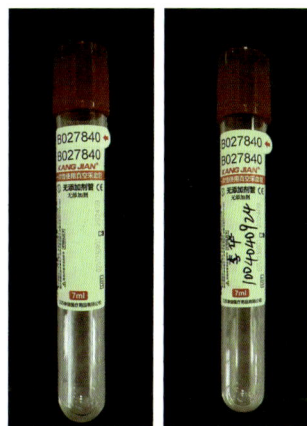

图 5-2-9　在采血管标签上标注患者信息（姓名、ID 号）

3. 采血时的护理及注意事项

（1）提前做好采血前的耗材和器械准备，为患者做好采血前的心理辅导，询问其是否有晕血史；为患者褪去紧绷的外套袖管，秋冬季需注意患者保暖。

（2）尽量选择患者的肘正中静脉，若无法找到可另行选择（如头臂静脉）；在肘部上方捆绑压脉带，局部碘伏消毒，酒精脱碘，操作者进行手消毒后，持采血针准确扎入静脉血管，见回血有效立即行胶带固定针头；将采血针另一端插入标注后的真空采血管内。

（3）在采集血标本时需倾斜采血管内的针头，使其贴近采血管侧壁，以使血液沿管壁缓缓流下，避免红细胞直接撞击造成破裂。

（4）为避免采血针针头脱出，在更换采血管时需动作轻柔；若血液流入不畅，在保证静脉穿刺成功的前提下，可调节针头方向直至血液流入采血管，若无效则需更换采血管。

（5）当采血量不足时，可将注射器针头自采血管胶塞处刺入，用注射器抽吸采血管内空气，使之形成负压直至采足血量；若原采血管内血容量较少，且无法继续采入，也可直接更换新的采血管。

（6）采血完成后，将采血管竖直放入试管架，不可晃动或倒置；抽出患者血管内的针头，立即用无菌棉签进行按压，止血贴进行固定，观察 5 min 无渗血则去掉。

4. 采血管离心的注意事项

（1）完成采血后，须立即将采血管放入离心机内并启动，否则可能发生管内的凝血或溶血，从而影响制备效果。

（2）采血管放入离心机内时需保持位置对称，若为单数则必须用装有生理盐水的采血管进行配平（可借助小天平进行采血管质量的配平）。

（3）为保证制备质量和工作安全，离心机停转前切勿随意打开盖子或按下暂停，离心机一般会在停转后自动开盖。

（4）操作室需保证 20 ~ 25 ℃ 的室温，若有必要可打开离心机的加热功能（某些离心机支持设备加热），以保证血浆基质制品的成功制备。

（5）离心结束后，将采血管小心转移至试管架。

5. 获取血浆基质制品

（1）凝胶状血浆基质制品：打开采血管的塑料盖，45° 前倾使管口靠近手术台边缘，由手术医生用镊子取出纤维蛋白基质，切不可将其直接倒入弯盘内。需要注意，凝胶状血浆基质制品 A-PRF、CGF 在采血管内不能长期保存，一般需在 30 ~ 60 min 内使用；固态 H-PRF 离心完成后需要先静置 5 min，一般需在 20 min 内使用。

（2）注射型血浆基质制品：打开塑料盖，采血管保持竖直或将管口略倾斜，管壁标签侧对准自己，使手术医生可清晰地看到液平面及分层。由医生用 5 mL 空针插入采血管内进行抽取。需要注意的是，i-PRF 在采血管内的液体状态通常只可维持 15 ~ 20 min；液态 H-PRF 的有效时间为 10 min。

三、手术室无菌管理原则

尽管口腔种植手术仅涉及二类手术切口，但为了防止术中感染，降低术后并发症的发生率，仍需严格遵循外科手术的无菌原则。为此，门诊手术室需制订一系列严格的无菌管理措施，保持手术过程中的环境无菌。主要措施包括以下几个方面。

（一）人员无菌

门诊手术室内所有工作人员（外科医生、护士、器械护士、麻醉医生等）和手术观摩人员都要穿戴无菌手术衣、手套、帽子和口罩，保持头发、胡须和指甲的清洁和修整。此外，门诊手术室的护理管理人员应控制手术室内人员的最高数量。

（二）物品无菌

手术室内所有使用的器械、手术用具、药品、液体等必须经过严格的消毒、灭菌、包装和保存，保证其处于无菌状态，并在手术过程中避免污染。一旦器械或耗材可能受到污染，均应立即予以更换，不得用生理盐水或碘伏进行即时浸泡消毒后使用。

（三）空气无菌

门诊手术室内的空气经过严格的过滤和净化，须一直保持洁净状态。手术室内应该采取有效的通风、空气循环和压差控制措施，避免污染和交叉感染。手术进行过程中，应避免频繁开闭手术室大门，更不得让门一直敞开。

（四）手术操作无菌

手术操作应该在无菌的环境下进行，避免污染和感染。手术过程中，遵循无菌操作规范，避免操作失误和污染。手术者、手术助手、器械护士应该使用无菌手套和器械，未戴无菌手套者禁止接触或靠近手术部位和器械表面。此外，未戴无菌手套的巡回护士或其他手术室人员在打开耗材或器械的无菌包装后，严禁在手术器械台上方进行投放。

四、种植手术室及器械的消毒

口腔种植外科手术必须在无菌的手术室中完成，这样可以大大减少感染机会，提高种植牙手术成功率。手术室应尽可能宽敞明亮，保证单间手术室隔离，并确保严格消毒。按照国际标准，种植牙手术室面积必须不能小于 12 m²，需配备专门的手术准备室、紫外线消毒灯、刷手池和空气过滤机等设备。门诊手术室必须遵循无菌操作原则，开展种植手术前需提前做好手术室清洁卫生，关好门窗，进行空气消毒和物表消毒。

（一）空气及物表消毒

1. 空气消毒

门诊手术室须达到洁净手术室标准。所谓洁净手术室，即通过采取空气洁净设备（如集中空调通风系统）控制空气温度、湿度、洁净度和气流速度，使空气菌落数和尘埃粒子数等指标达到相应洁净度等级标准的手术室（表 5-2-3）。

表 5-2-3 各类环境空气、物表卫生标准

环境类别	范围	空气平均菌落数（CFU/皿）	物体表面平均菌落数（CFU/cm²）
Ⅰ类环境	洁净手术部	符合 GB50333—2013	≤ 5
Ⅱ类环境	非洁净手术室如种植手术室、麻醉复苏室	≤ 4（15 min）	≤ 5
Ⅲ类环境	消毒供应中心的检查包装灭菌区和无菌物品存放区、普通住院病区	≤ 4（5 min）	≤ 10
Ⅳ类环境	普通门（急）诊及其检查、治疗室	≤ 4（5 min）	≤ 10

空气洁净技术相关设备需定期由专业人员进行检查，过滤器和滤网需要定期更换，保持清洁。新风机组的粗效滤网建议每 2 天清洁一次；粗效过滤器宜 1 ~ 2 个月更换一次；中效过滤器宜每周检查，3 个月更换一次；亚高效过滤器宜每年更换，发现污染和堵塞及时更换；末端高效过滤器宜每年检查一次，当阻力超过设计初阻力 160 Pa 或已经使用 3 年以上时宜更换。排风机组中的中效过滤器宜每年更换，发现污染和堵塞及时更换。定期检查回风口过滤网，宜每周清洁一次，每年更换一次。如遇特殊污染，及时更换，并用消毒剂擦拭回风口内表面。

2. 物表消毒

紫外线灯采取悬吊式或移动式直接照射。安装紫外线灯的数量应达到 ≥ 1.5 W/m³ 的要求，照射时间 ≥ 30 min。每季度进行强度监测，当紫外线灯管强度 < 70 μW/cm² 应更换灯管。应保持紫外线灯表面清洁，每周用酒精棉球擦拭一次。发现灯管表面有灰尘、油污时，应及时擦拭。紫外线灯消毒室内空气时，房间内应保持清洁干燥，减少尘埃和水雾。温度 < 20 ℃或 > 40 ℃时，或相对湿度 > 60% 时，应适当延长照射时间。需要注意的是，室内有人员时不应使用紫外线灯照射消毒。

（二）器械消毒

手术物品的灭菌是控制感染的重要手段之一。手术器械一般应使用高压蒸汽灭菌，对于不耐高温、不耐湿的物品，首选环氧乙烷。环氧乙烷是一种有效的低湿灭菌剂，特别适用于橡胶和塑料制品。对于高危险度手术用品，如显微器械、内窥镜等，宜采用 2% 戊二醛浸泡 30 min 以上消毒。如需灭菌，必须浸泡 > 10 h，并使用浓度指示卡检测其最低有效浓度。医院或口腔诊所应对门诊手术室使用的消毒液进行严格监控，器械浸泡液统一配制，由院感室监控，在使用过程中严格掌握浸泡时间、浓度，消毒液应定期更换。灭菌包的内外均放置 3 cm 灭菌指示卡和灭菌指示胶带，保证在有效期限内使用。熏蒸消毒以福尔马林化学反应法和自然挥发法联合应用，熏蒸消毒的手术物品必须在 6 h 后方可使用，所有无菌物品每月采样做细菌培养。

第三节　数字化外科导板种植手术的护理

随着数字化种植技术的全面发展，以术前数字化种植设计和术中种植导板为手段的数字化种植技术正引领着口腔种植学进入更精准、更可控的数字化时代。本节探讨数字化外科种植导板的定义、分类和构成、优缺点、设计与制造、数字化种植外科导板工具盒及数字化导板种植外科手术的护理配合等内容，有助于广大口腔护理工作者掌握数字化外科导板种植手术的护理配合要点，提升与口腔种植医生的配合能力，为患者提供更优质便捷的护理服务，提高患者的满意度与获得感。

一、数字化种植外科导板

种植外科导板（implant surgical template）简称种植导板，是将术前设计的种植方案转移到患者口腔内的种植手术辅助工具。

按制作方式不同，可将种植导板分为简易外科导板和数字化种植外科导板（图 5-3-1）：①简易外科导板，是在完成诊断排牙的石膏模型基础上，使用真空成型机压制塑料压膜片而成的；②数字化种植外科导板，是结合计算机体层扫描技术、口内或模型三维扫描技术制作的种植手术引导工具。与前者相比，数字化种植外科导板具有更高的安全性和精准性，能够将术前虚拟设计的种植体植入位置在手术中进行准确的三维空间重现，从而提高种植手术的成功率和治疗效果，降低手术风险和术后不良反应。

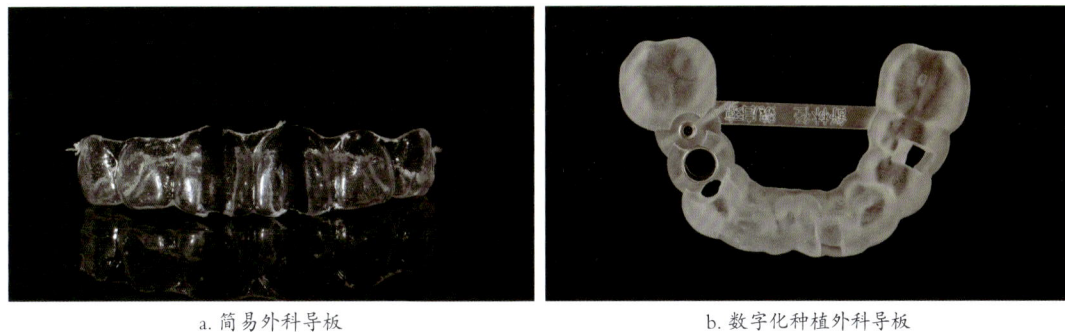

a. 简易外科导板　　　　　　　　　　b. 数字化种植外科导板

图 5-3-1　种植外科导板的分类

数字化种植外科导板的设计制作步骤如下。

（1）通过 CBCT（包括双 CBCT 技术）和口内（或模型）光学扫描等方式，采集患者的口腔软硬组织数据，包括骨骼结构、口内牙列及软组织形态。

（2）将数据导入数字化种植设计软件，完成两类数据的融合后，按照以"修复为导向"的原则进行种植体植入方案的设计（图 5-3-2 a）。

（3）设计生成种植导板的三维数字化模型（图 5-3-2 b），并确定导板手术的方案（包括导筒规格、导板工具盒中的器械选择）。

（4）将导板的 STL 文件导入 3D 打印机，通过排版、打印完成种植导板的加工，再通过清洗、导环装配、消毒、检验等程序，得到数字化种植外科导板的成品（图 5-3-2 c）。此外，还需生成 PDF 格式的导板设计报告（图 5-3-2 d），供临床小组进行器械准备和术中参考。

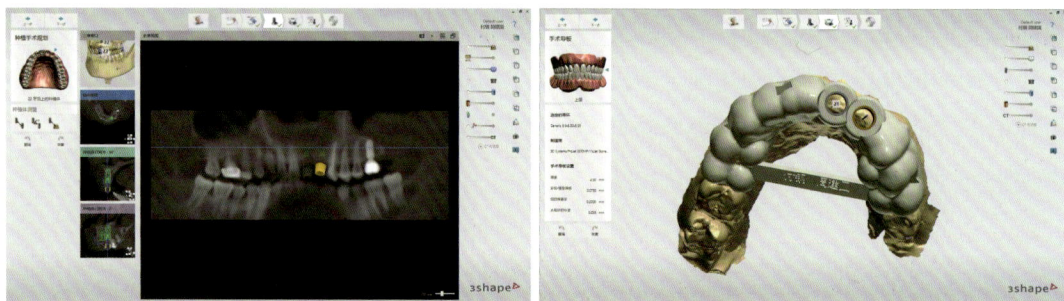

a. 种植体植入设计软件界面

b. 完成设计的种植导板三维模型

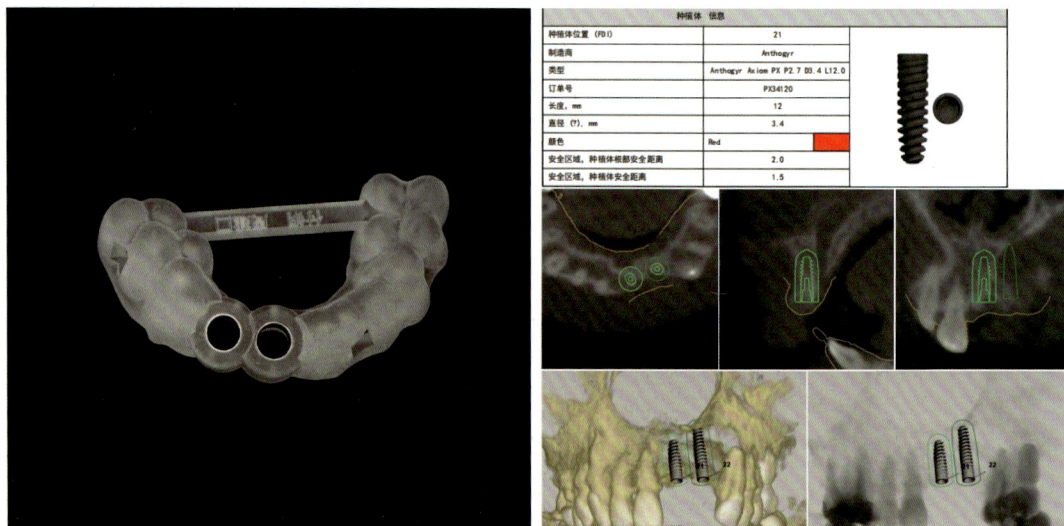

c. 打印完成的数字化种植外科导板

d. 种植导板设计报告

图 5-3-2　数字化种植外科导板的设计制作

二、数字化种植外科导板的分类

根据支持方式、引导方式和导板组成等各方面的差异，可以将数字化种植外科导板进行分类。护理人员需要掌握各类数字化种植导板的特点，从而更准确地进行术前器械准备和术中护理配合，进而提高数字化种植外科手术的效率。

（一）按支持方式分类

（1）牙支持式导板：利用剩余的天然牙或固定义齿进行支持（图 5-3-3 a）。该类导板多用于缺牙数目较少、剩余牙齿无明显松动的患者。牙支持式导板的稳定性较好，且剩余牙齿越多、松动度越小则导板的固位效果越好。

（2）黏膜支持式导板：多适用于全牙弓种植的患者。导板直接覆盖在牙槽嵴上，通过角化龈和牙槽黏膜进行支持（图5-3-3 b）。由于口腔黏膜具有一定的弹性，因此黏膜支持式的导板固位效果较差，往往需要增加骨内固位钉辅助固定。

（3）牙-黏膜混合支持式导板：多适用于缺牙较多的患者，特别是单/双侧游离端存在2颗以上后牙缺失或仅存单/双侧磨牙的病例（图5-3-3 c）。通过缺牙区剩余牙齿、缺牙区角化龈和牙槽黏膜进行混合支持。在术区需要进行翻瓣的情况下，往往需要增加骨内固位钉以辅助导板固位。

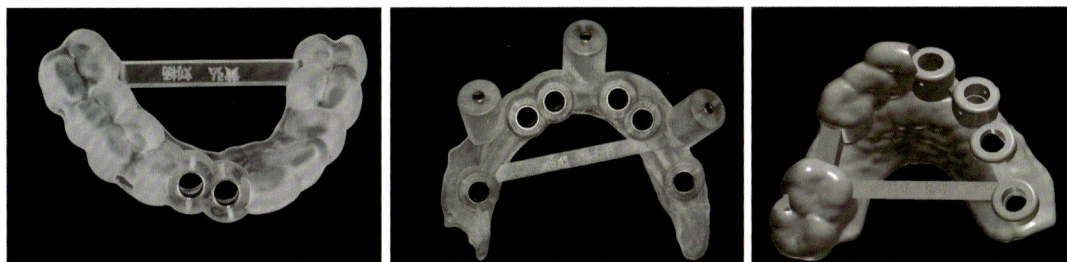

a. 牙支持式数字化种植外科导板　　b. 黏膜支持式数字化种植外科导板　　c. 牙-黏膜支持式数字化种植外科导板

图5-3-3　数字化种植外科导板的分类（按支持方式）

（二）按引导方式分类

（1）先锋钻引导：用先锋钻在导板引导下完成种植窝洞的初始制备，然后去除导板在初始孔的引导下完成种植窝洞的自由手预备及种植体植入，常用于缺牙间隙狭窄导致常规直径的导环无法嵌入导板内的情况。数字化先锋钻导板的金属套环尺寸需配合半程导板工具盒中先锋钻的直径，且一般不使用压板。

（2）半程种植引导：指在种植窝备洞的前半程使用数字化种植外科导板，在后面的预备以及种植体植入阶段则采用自由手的方式。数字化半程导板的金属套环尺寸应配合半程导板工具盒的要求，是否使用压板取决于半程导板工具盒的配置。

（3）全程种植引导：指在种植窝洞预备和种植体植入过程中，均由数字化种植外科导板进行引导的方式。全程种植引导的精准度远高于前面两种引导方式。在手术过程中，需要全程配合使用种植体系统配套的外科全程导板工具盒。同时，数字化全程导板的金属套环尺寸应符合配套的外科全程导板工具盒要求。

三、数字化种植外科3D打印树脂导板的组成

（一）基板

基板是3D打印树脂导板的主要连接部件（图5-3-4 a），依靠光敏树脂3D打印工艺进行加工制作。基板的组织面与剩余牙列或牙槽黏膜相对应；在基板对应种植位点处设计

有引导套筒（简称套筒），用于插入金属导环；在基板的唇 / 颊、舌 / 腭侧，可于导板固位钉插入位置设计若干个小直径套筒，用于插入小型导环。需要注意的是，套筒的设计深度需与所选择的导环高度相匹配，其内径也需与导环的外径保持一致。在牙支持式或牙 - 黏膜混合支持式导板的上方，还需设计出种植导板就位观察窗。通过对观察窗与牙面贴合程度的目测和探针探诊，可以检查种植导板的就位情况。此外，还可设计制作横跨基板左右两侧的支撑杆，以增加导板的整体强度。

（二）金属导环

金属导环是插入基板套筒中的关键部件（图 5-3-4 b），二者需粘接方可保持固位。通过导环内部栓道与外科导板工具盒内压板（筒）或预备钻的配合，可以有效控制钻头的预备方向和深度。不同的种植外科导板工具对导环内外径的要求可能不同，而导环与套筒的深度与内径也不是一致的，因此在设计种植导板时必须先确定术中选用的种植外科导板工具。此外，先锋钻导板需要一种特殊尺寸的导环，其内径仅能通过直径 2.0 mm 以下的先锋钻。

（三）导板固位钉

导板固定钉主要用于黏膜支持式数字化种植外科导板的固定，游离端大范围缺失的牙 - 黏膜混合支持式也适用（图 5-3-4 b）。

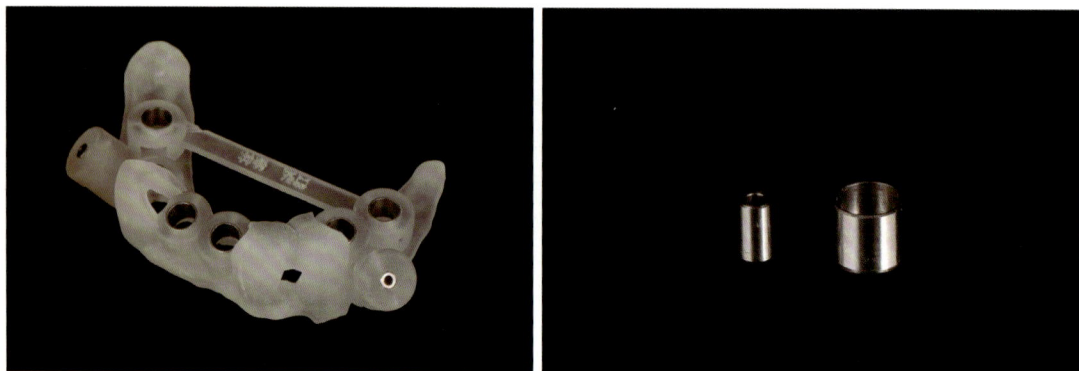

a. 数字化种植外科导板的构成（基板、观察窗、引导套筒、连接杆、金属导环、固位钉孔）

b. 金属导环及固位钉

图 5-3-4　数字化种植外科 3D 打印树脂导板

四、数字化种植外科导板工具盒

数字化种植外科导板需要与种植外科导板工具配套使用，才能起到精确的定位、定向和定深作用，帮助医生实现精确的种植体植入。目前，临床上常用的种植外科导板工具主要有两类：①压板式导板工具，在术中通过嵌入金属导环内的压板来引导预备钻的运动轨迹（参见创英®半程导板工具盒）；②导筒式导板工具，无需压板或其他装置的套连，而依靠预备钻上端的圆柱形导筒与金属导环的配合，实现对预备钻针运动轨迹的精确控制

（参见西科码®导板工具盒）。此外，根据引导方式还可将其分为数字化半程导板工具和数字化全程种植导板工具。

（一）数字化半程种植导板工具

数字化半程种植导板工具主要由扩孔钻、牙龈环切钻、导板固位针和压板（或导筒）组成。下面分别以压板式种植导板工具盒（创英®，江苏）和导筒式种植导板工具盒（西科码®，北京）为例，详细介绍半程种植导板工具。

1.压板式——创英®半程导板工具盒

压板式——创英®半程导板工具盒如图5-3-5所示。

（1）定位钻。用于扩孔前的种植位点定位，钻尖锋利，直径为2.0 mm，其上方有圆筒状导筒，可直接与金属导环配合（图5-3-6）。

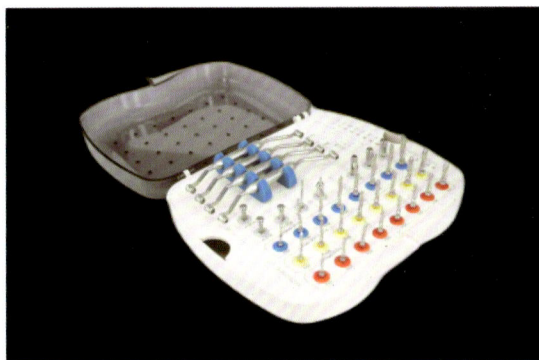

图5-3-5　压板式半程导板工具盒（创英®，江苏）　　　图5-3-6　定位钻（创英®，江苏）

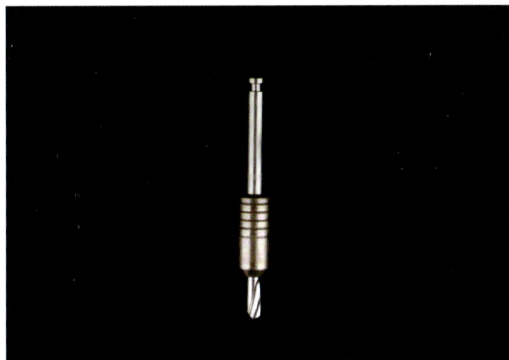

（2）扩孔钻。按照工作端的长度划分，扩孔钻可分为3组，分别为红色（17 mm）、黄色（21 mm）和蓝色（25 mm）。每组扩孔钻均有8种直径型号，分别为2.0 mm、2.5 mm、2.8 mm、3.0 mm、3.3 mm、3.5 mm、3.8 mm、4.3 mm。每个扩孔钻的工作端顶部都有与压板配合的止停部，且有清晰的颜色和数字双重标识，方便医护人员准确快速地识别（图5-3-7）。

（3）牙龈环切刀。主要用于软硬组织条件好的微创种植手术中，牙龈环切刀包括 ϕ3.8 mm、ϕ4.3 mm、ϕ5.0 mm 3种规格，均可与导环直接配套使用（图5-3-8）。

（4）压板。压板分为手柄和两端的工作端，每一端均有一个特殊孔径的压筒，在工作端与手柄的连接处有孔径的激光标识。在创英®半程导板工具盒中共有4个压板，合计8个压筒，其内径分别对应不同直径的扩孔钻（图5-3-9）。

（5）导板固位针与固位针钻。导板固位针的直径为1.5 mm，其末端为止动装置。在创英®半程导板工具盒中共有3枚固位针，此外还配备了一根预备固位针孔的固位针钻（图5-3-10）。固位针可从基板的颊（唇）、腭（舌）侧穿过微型导环插入牙槽骨板，从而起到有效固位导板的作用。

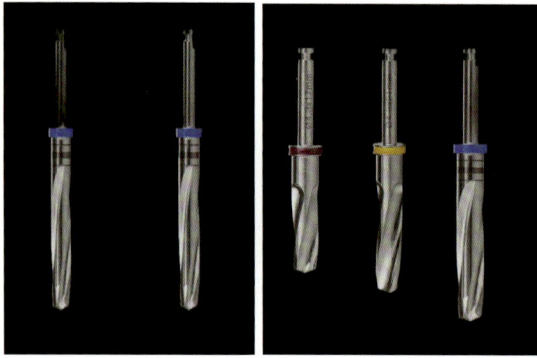

a. 长度相同（25 mm），
直径不同的扩孔钻

b. 直径相同（3.8 mm），
长度不同的扩孔钻

图 5-3-7　扩孔钻（创英®，江苏）

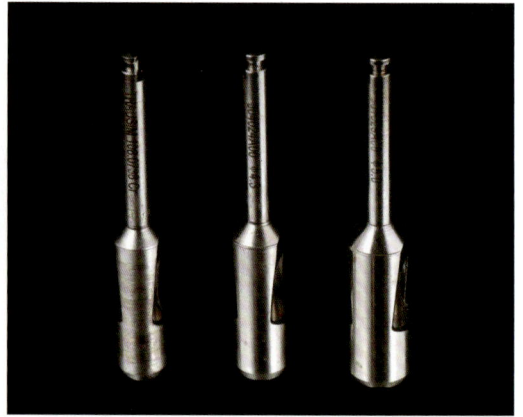

图 5-3-8　牙龈环切刀（创英®，江苏）

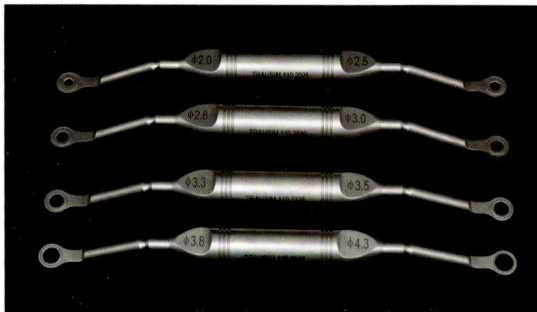

图 5-3-9　与扩孔钻直径相匹配的 4 种压板（创英®，江苏）

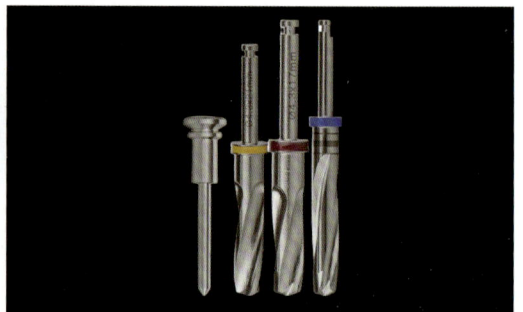

图 5-3-10　导板固位针与固位针钻（创英®，江苏）

2. 导筒式——西科码®半程导板工具盒

导筒式——西科码®半程导板工具盒如图 5-3-11 所示。

在西科码®半程导板工具盒中，包括 1 支定位钻、1 支牙槽骨修整钻、1 支牙龈环切刀、3 枚固位针、1 支固位针钻和 12 支逐级备洞钻。按照扩孔钻的工作端长度，可将其可分为 18 mm（灰色）、20 mm（黄色）、22 mm（紫色）3 组；每组扩孔钻有 2.2 mm、2.8 mm、3.3 mm、3.8 mm 4 种不同的直径规格（图 5-3-12）。扩孔钻的工作端顶部为柱形导筒，导筒的顶部为止停部。

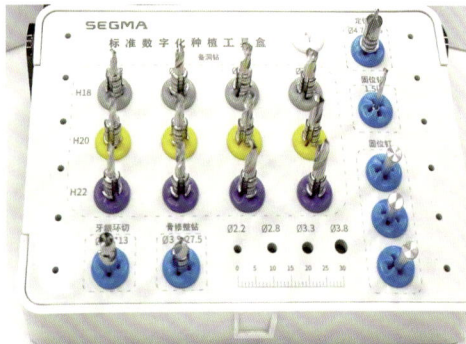

图 5-3-11　导筒式半程导板工具盒（西科码®，北京）

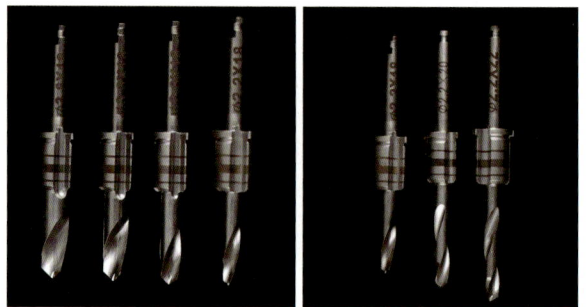

a. 相同长度，不同直径的扩孔钻　b. 相同直径，不同长度的扩孔钻

图 5-3-12　逐级扩孔钻（西科码®，北京）

（二）数字化全程导板工具盒

数字化全程种植导板工具的种类更为丰富，其与半程种植导板工具的区别主要在于，逐级扩孔钻的直径与常规外科工具盒中的扩孔钻几乎完全一致。下面以压板式种植导板工具盒（士卓曼®BL 系列，瑞士）为例，介绍全程种植导板工具（图 5-3-13）。

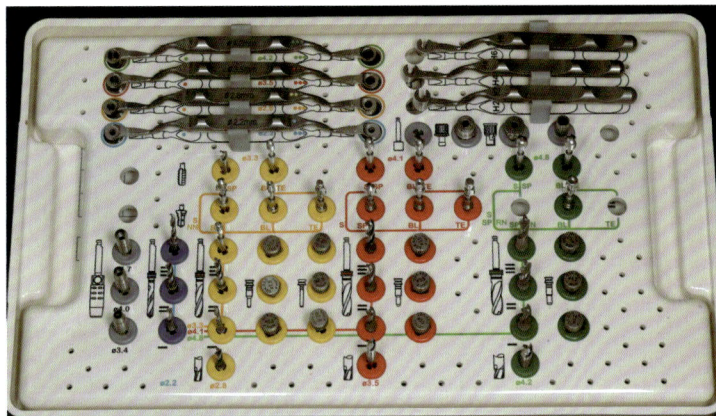

图 5-3-13　压板式全程导板工具盒（士卓曼®BL 系列，瑞士）

（1）扩孔钻。扩孔钻共有 4 种直径，分别为 2.2 mm、2.8 mm、3.5 mm、4.2 mm，分别用蓝色、黄色、红色、绿色进行分组标识。每组扩孔钻的工作端有 3 种长度型号，分别为 16 mm、20 mm 和 24 mm，其对应的止停部上方分别有 1～3 根激光环状标记（图 5-3-14）。

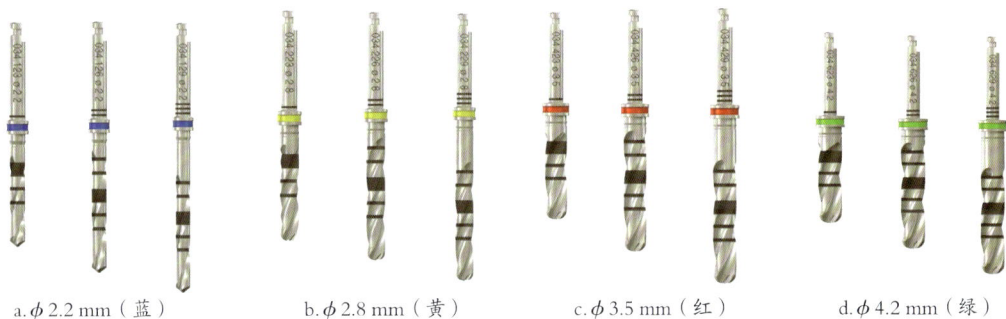

a. φ 2.2 mm（蓝）　　b. φ 2.8 mm（黄）　　c. φ 3.5 mm（红）　　d. φ 4.2 mm（绿）

图 5-3-14　扩孔钻（士卓曼®BL 系列，瑞士）

（2）压板。工具盒中一共有 4 个压板，其上方圆点标记的颜色对应扩孔钻的 4 个分组（图 5-3-15 a）。压板的两端各有一个压筒，其内径与相同颜色标记的扩孔钻直径相匹配，其外径则与导环的内径相匹配。压板两端压筒高度有所不同，一端高度为 1 mm，用 1 个圆点标识；另一端高度为 3 mm，用 3 个圆点标识（图 5-3-15 b）。

（3）颈部成型钻、攻丝钻和 C 型压板。颈部成型钻及攻丝钻（图 5-3-16）均需配合 C 型压板，其工作端的型号与士卓曼®常规外科工具盒中的相应器械完全一致。每一把 C

型压板只有一个压筒，压筒开孔呈 C 字形，高度分别为 2 mm、4 mm、6 mm，其对应的标记为 H6、H4、H2（图 5-3-17）。

（4）其他工具。其他工具包括种植体携带器、牙槽骨修整钻、软组织环切钻等。

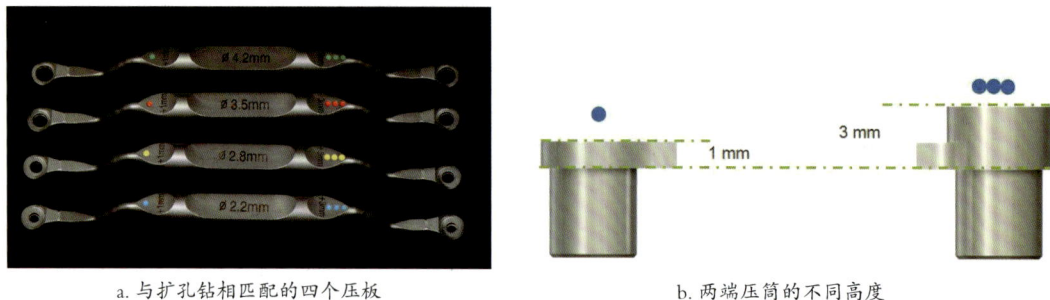

a. 与扩孔钻相匹配的四个压板

b. 两端压筒的不同高度

图 5-3-15　压板（士卓曼®BL 系列，瑞士）

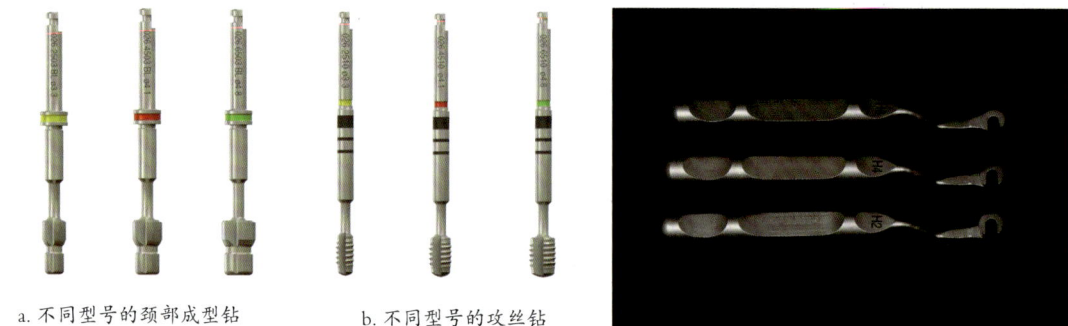

a. 不同型号的颈部成型钻　　　b. 不同型号的攻丝钻

图 5-3-16　颈部成型钻、攻丝钻（士卓曼® BL 系列，瑞士）

图 5-3-17　C 形压板（士卓曼®BL 系列，瑞士）

五、数字化导板种植外科手术的护理配合

（一）术前护理

1. 物料的消毒和检查

数字化导板种植外科手术前，需仔细核验关键手术物料是否准备到位，如种植系统外科手术工具盒、数字化种植外科导板、数字化种植外科导板工具盒、导板设计报告（纸质版或电子版）、固位钉、咬合记录硅橡胶等。

（1）外科工具盒的准备：提前阅读"种植外科导板设计报告"，根据报告信息确定需准备的数字化导板种植外科工具盒，以及相应种植体品牌的常规种植手术工具盒；根据数字化种植手术设计准备相应型号的种植体、覆盖螺丝和愈合帽。

（2）数字化种植外科导板的消毒：种植外科导板需要在消毒后进行保存或使用，消毒方式如下：①采用环氧乙烷或等离子体低温消毒，消毒后导板塑封保存，在有效期内使用；②用 2% 的戊二醛浸泡 10 h 达到灭菌效果，术前拿出导板用生理盐水冲洗，去除残余的戊二醛待用；③导板在使用前用碘伏浸泡 15 min，充分消毒。

（3）数字化种植外科导板的检查和试戴：手术当日，提前打开数字化种植外科导板的包装，认真检查导板有无变形或破损，结构是否坚固，然后在口内进行试戴（图 5-3-18 a）。将导板放入患者口腔内，通过对导板边缘就位情况的观察，以及对观察窗的探针检查，判断导板能否准确就位，是否存在翘动和松动，组织面是否能贴合牙齿和（或）口腔黏膜。对于黏膜支持式种植外科导板，需要同时将咬合记录硅橡胶放入口内，并检查各区域牙槽黏膜是否能够均匀受压（图 5-3-18 b）。确认试戴无误后，取下导板用碘伏浸泡待用。

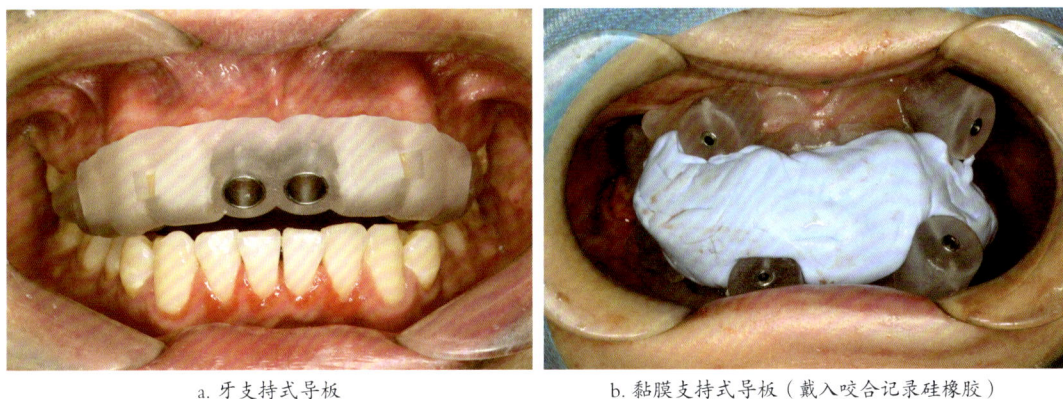

a. 牙支持式导板　　　　　　　　　　b. 黏膜支持式导板（戴入咬合记录硅橡胶）

图 5-3-18　口内试戴检查

（二）术中护理配合

数字化外科种植导板手术术中护理配合流程见表 5-3-1。

表 5-3-1　数字化外科种植导板手术术中护理配合流程

操作步骤	医生操作流程	护士配合流程
1. 导板就位	将数字化种植外科导板戴入患者口内就位，检查导板贴合度	用无菌镊将事先浸泡在消毒液中的数字化种植外科导板取出，以生理盐水冲洗，递给医生
2. 核对导板设计报告	确认导板设计报告上的备孔流程及所需的扩孔钻、压板型号	协助医生查看导板设计报告，确保助手及器械护士准确传递钻针、压板及种植体
3. 局麻、翻瓣	局部麻醉、翻瓣，将导板正式就位于口内	保证术野照明，吸唾；牵拉口角、黏骨膜，充分暴露手术视野
4. 定位钻定位	在数字化种植外科导板引导下使用定位钻进行种植窝预备定点	传递定位钻
5. 窝洞逐级预备	在数字化种植外科导板引导下依次使用相应型号的扩孔钻和压板行逐级备洞；逐级备洞时需与设计报告中的截图进行核对，查看是否有较大误差	按照导板设计报告，依次准确地传递扩孔钻及相匹配的压板；按压导板的𬌗面及舌侧处，不能按压导板的唇侧倒凹处，以免导板发生翘动；协助医生查看设计报告

续表

操作步骤	医生操作流程	护士配合流程
6. 植入种植体	用携带器取出种植体，在数字化种植外科导板的引导下植入预定深度； 种植体到位，卸下种植体携带器，去掉导板	与医生确认种植体型号； 传递种植体； 牵拉好黏骨膜瓣、口角，同时按压好导板，避免导板翘动
7. 放置愈合帽或覆盖螺丝	用螺丝刀将愈合帽或覆盖螺丝放置到种植体上	随时观察患者，防止器械掉入患者口腔及呼吸道
8. 缝合	缝合牙龈，关闭创口	协助牵拉、吸唾和剪线
9. 手术结束	纱布局部加压	清理手术用物、外科手术工具盒；销毁种植外科导板

（三）术后护理

参考第五章第五节术后护理。

第四节 口腔种植机器人辅助种植的护理及配合

口腔种植机器人（dental implant robot system）是一种用于口腔数字化种植手术的机器人系统，它可以通过计算机辅助设计—制造、机器人自动化技术、空间精准定位技术，精确地定位和植入种植体，从而提高手术的准确性和安全性。口腔种植机器人的优点包括手术时间短、创伤小、恢复快、准确性高、安全性高等，它可以帮助医生更好地完成口腔种植手术，提高种植手术的成功率与患者的满意度。作为口腔种植护理人员，需要熟悉口腔种植机器人的手术流程，掌握各流程的护理与配合。

一、口腔种植机器人的组成和分类

口腔种植机器人通常由手术控制台、机械臂、视觉系统和导航系统等组成（表5-4-1）。手术控制台是医生操作机器人的界面，机械臂用于精确地定位和植入种植体，视觉系统用于实时监测手术过程，导航系统用于指导机械臂的运动。目前，主流的口腔种植机器人有 Yomi®（美国）和中国自主研发的雅客智慧®（北京）和瑞医博®（北京）（图5-4-1）。

表 5-4-1　口腔种植机器人的组成（以雅客智慧®为例）

组成	具体作用
机械臂、主机台车、专用种植手机	执行机器人的具体操作指令，完成种植体植入位点的定位，窝洞的预备和种植体的植入
标定组件	包括机械臂 Marker（末端视觉标记）、圆盘标定针、蛇形标定探针、定位板、口戴 Marker（牙齿视觉标记），通过以上组件获取患者颌骨、种植手机末端的坐标信息，并将其转换至同一坐标系中
视觉台车	通过红外线视觉系统，识别、追踪机械臂与患者的位置，并反馈至定位软件中，以便机械臂及时作出调整
显示器	实时显示钻针、种植体在颌骨中的位置，以便术者进行术中监控，保证手术安全
设计软件	集数据融合分析、三维成像、种植体植入规划设计、术中标定注册、种植步骤操控与修改、术后精度验证的软件

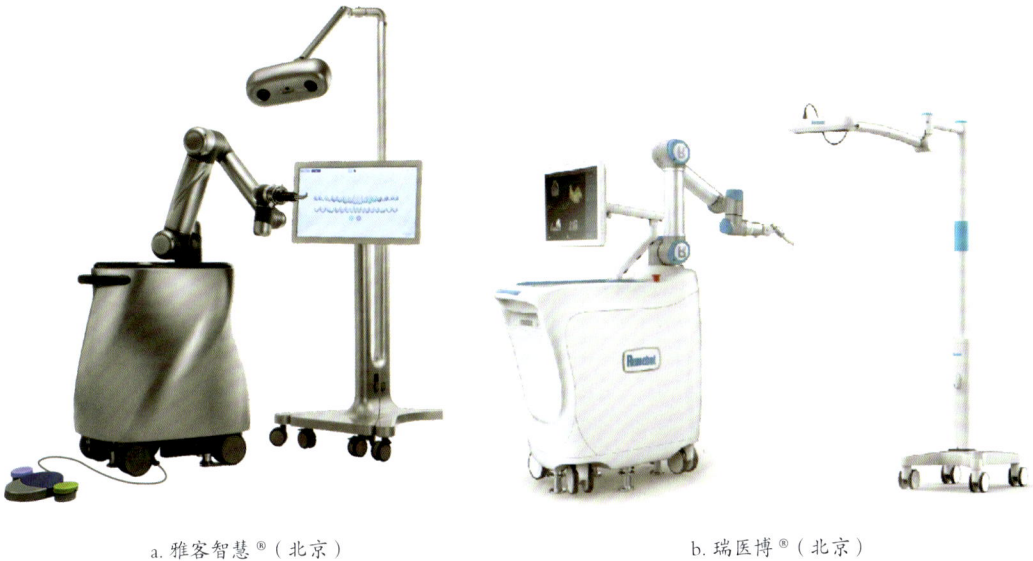

a. 雅客智慧®（北京）　　　　　　　b. 瑞医博®（北京）

图 5-4-1　口腔种植机器人系统

根据控制方式，口腔种植机器人可分为被动式和自主式，其中后者又可分为主从式和协从式。根据物理感知类型，口腔种植机器人可分为物理感知型和光学感知型，后者又可分为主动感知和被动感知（表 5-4-2）。雅客智慧®口腔种植机器人属于自主式的主动光学感知型，其具有红外视觉系统，可完成机械臂的全流程自主操作；瑞医博®口腔种植机器人属于半自主式的被动光学感知型，其通过捕捉标定组件上的可见光完成定位，然后由术者将机械臂拖动到术区附近，机械臂完成精准定位后，在术者的操控下完成下钻。

下面以雅客智慧®种植机器人系统为例，简要介绍机器人种植手术的围手术期的基本流程，见表 5-4-3。

表 5-4-2　口腔种植机器人的分类

分类方式	分类名称		具体描述
控制方式	被动式	主从式	人远程控制机械臂
		协作式	人直接操作机械臂
	自主式		机械臂自主操作
感知类型	光学感知	主动感知	捕捉光学部件所射出的不可见光
		被动感知	可见光下捕捉定位板完成定位
	物理感知		通过触觉反馈调整机械臂

表 5-4-3　口腔种植机器人手术基本流程（雅客智慧®）

操作步骤	护士配合流程
1. 机器人手术前	术前资料收集； 种植规划设计； 定位板的个性化设计和制作； 术前器械及物料准备； 签署机器人种植手术同意书
2. 机器人手术中	标定组件的消毒； 机器人准备； 口内外注册标定； 机器人导航下的种植窝预备及种植体植入
3. 机器人手术后	拆除口内定位板（支抗钉或注册钉）； 机器人复位及关机； 常规术后护理

二、口腔种植机器人手术的术前流程及护理

（一）术前资料收集

（1）针对简单牙列缺损病例，术前需通过 CBCT 和口内（石膏模型）光学扫描，获取患者的颌骨、牙列及黏膜信息。

（2）针对连续牙列缺损（后牙连续缺失牙位超过 4 个或前牙区连续缺失牙位超过 6 个）或牙列缺失病例，需制作放射诊断导板并采用 CBCT 扫描技术。

（二）种植规划设计

（1）将术前搜集的放射影像学和光学扫描数据导入机器人种植设计软件，完成 CBCT 体数据和口内牙列、牙龈组织面数据的配准操作（图 5-4-2 a）。

（2）完成理想修复体的虚拟设计（图 5-4-2 b），若有必要可采用第三方的数字化修复设计软件进行复杂修复体的设计，并将修复体模型导入机器人种植设计软件。

（3）按照以修复为导向的外科原则，完成种植体植入方案的设计（图 5-4-2 c）。

a. 数据配准

b. 理想修复体的虚拟设计

c. 种植体植入方案的设计

d. 定位板、开口器及吸唾装置的设计

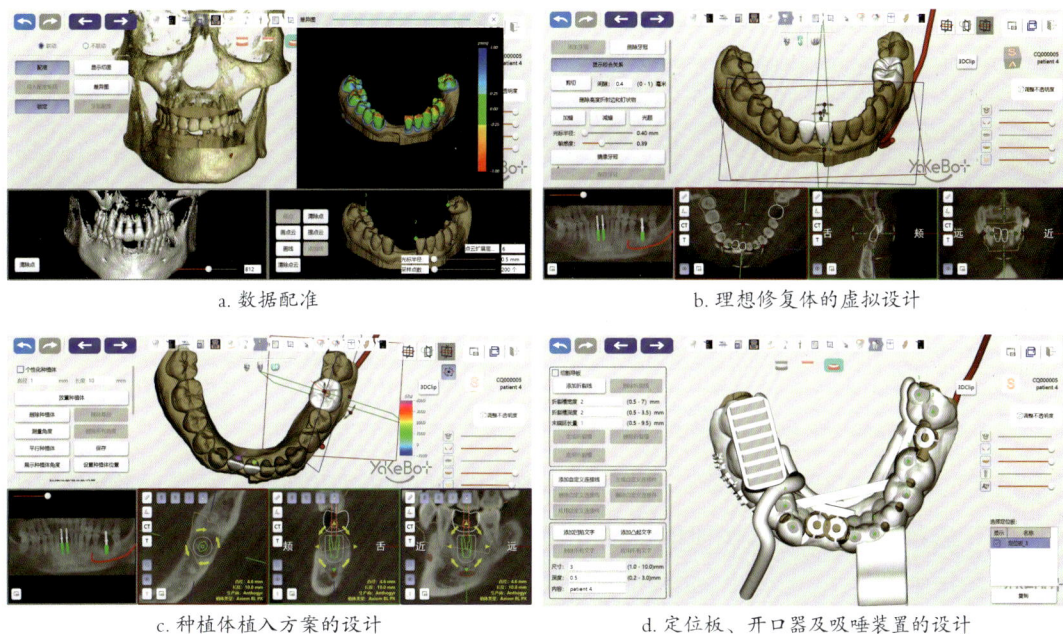

图 5-4-2 种植规划设计

（三）定位板的个性化设计和制作

在机器人手术中，定位板主要用于口内空间标定和对口戴 Marker 的夹持。定位板的重要结构有连接构件、注册孔、观察窗、瞄准孔和与剩余牙列外形相贴合的组织面。某些情况下，为方便种植窝预备可将定位板分裂为两个，不带连接构件的部分在术中不必固位于口内牙列。

（1）对于常规牙列缺损的病例，可直接进行定位板、开口器及吸唾装置的设计（图5-4-2 d）；在机器人种植设计软件中选择匹配的种植外科工具盒及相应器械，进行种植窝逐级预备、种植体植入等外科操作步骤的 3D 模型虚拟设计（图 5-4-3）。

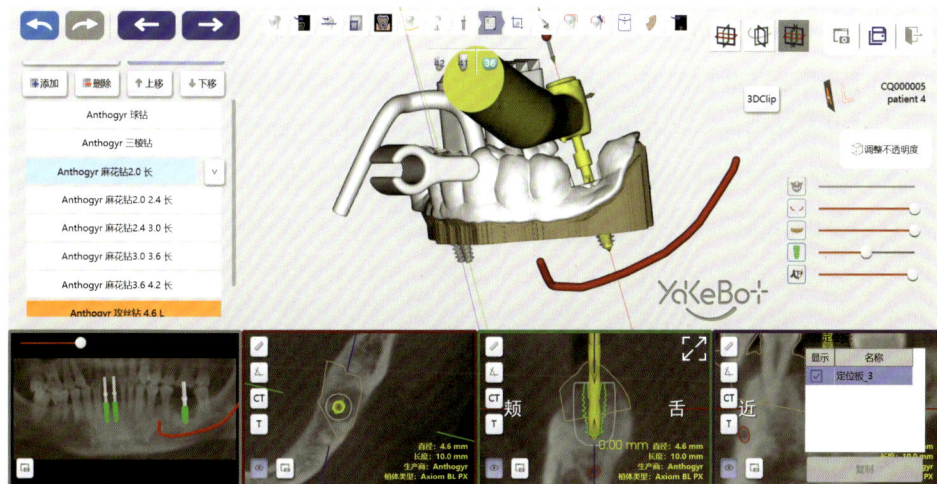

图 5-4-3 种植窝逐级预备、种植体植入等外科操作步骤的 3D 模型虚拟设计

（2）完成定位板、开口器及吸唾装置的 3D 打印加工制作（图 5-4-4），术前消毒备用。

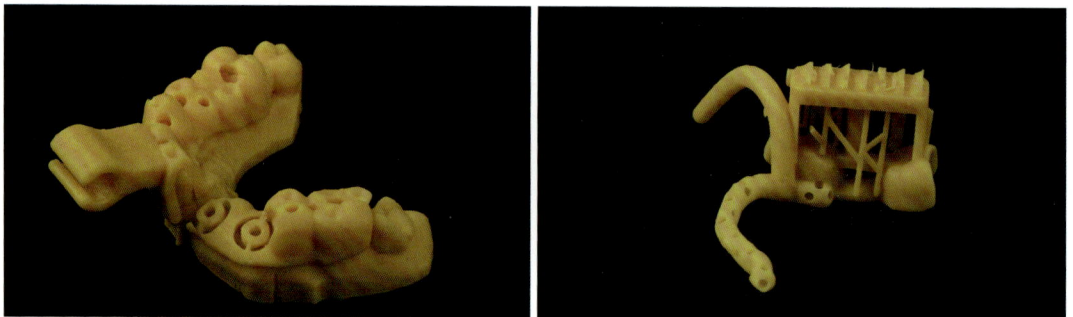

a.3D 打印上颌定位板

b. 3D 打印下颌开口器及吸唾装置

图 5-4-4　完成定位板、开口器及吸唾装置的 3D 打印加工制作

（3）对于牙列缺失或单颌仅剩余 2 ~ 3 颗余留牙的机器人种植病例，无法依靠口内的余留牙或黏膜进行定位板的固位。因此，需采用"创牙模式"或"注册钉模式"进行特殊的口内注册方案。

①创牙模式（tooth-created mode），即利用注册钉和上部连接的专用基台，模拟患者颌骨内的余留牙，并将其用于全牙弓定位板的口内固位。

在支抗钉植入手术前，四手护士需准备以下手术器械及物品：支抗钉植入外科导板、支抗钉及专用基台、专用螺丝刀、种植机、种植手机、口内光学扫描仪、光学扫描头、盐水管、0.9% 生理盐水、碧兰麻、备洞钻、消毒液、干棉球、纱布、棉签、一次性器械盘、三用枪头、一次性吸唾管。

步骤一：在术前一天或手术当天，局麻下于患者牙槽嵴顶拧入专用支抗钉（均匀分布 3 ~ 4 枚），在支抗钉上方连接上部基台（图 5-4-5）。为避免支抗钉与种植体植入位点发生冲突，可以预先设计并打印支抗钉植入外科导板。需要注意的是，拧入支抗钉时通常采用 15 N·cm 的扭矩，以保证其在术中保持足够的稳定性。

在术中，四手护士需协助医生进行支抗钉植入定位板的消毒、试戴和口内固定。在医生进行操作时，需做好牵拉口角、吸唾的常规工作。此外，还需协助医生在口内稳定基台，以防小构件的误吞和误吸。由于患者往往需要等待至少半天的时间才能进行机器人种植手术，因此支抗钉存在脱落或松动的风险。护士在术后应对患者进行重点宣教，如勿咀嚼硬物、勿反复用舌头触碰、勿吞食金属部件、若出现吞食现象及时就医等。

步骤二：在口内用咬合蜡块或纱布帮助患者稳定咬合关系，及时拍摄 CBCT；拍摄完成后，及时进行椅旁口内光学扫描。四手护士需引导患者拍摄 CBCT，并提醒患者在拍摄前后不可触碰支抗钉及上部基台。在进行口扫前，护士需提前连接并打开口腔光学扫描仪及软件，创建患者信息并进行机器预热。

步骤三：将 CBCT 扫描数据和口扫（仓扫）数据导入原有的种植外科设计模型，并进行配准。在此基础上进行全牙弓定位板的设计和 3D 打印（图 5-4-6）。在此阶段，四手护士应做好数据的下载和传输，并联系加工中心尽快完成定位板的制作。

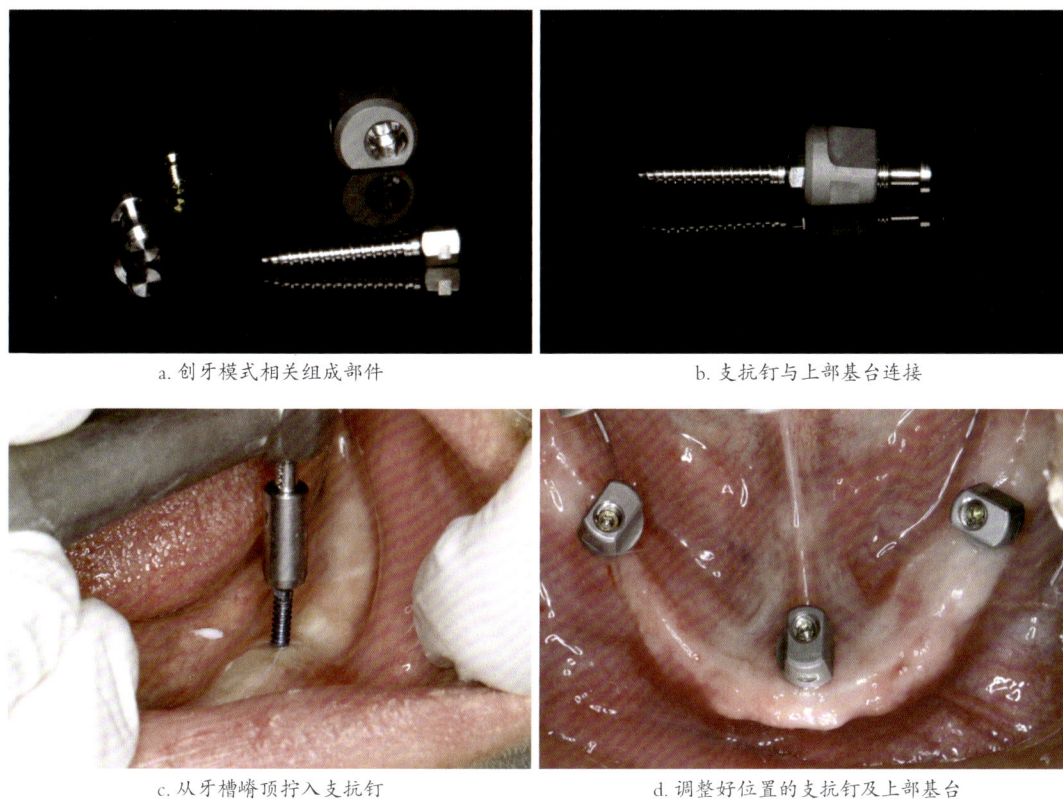

a. 创牙模式相关组成部件

b. 支抗钉与上部基台连接

c. 从牙槽嵴顶拧入支抗钉

d. 调整好位置的支抗钉及上部基台

图 5-4-5 拧入专用支抗钉

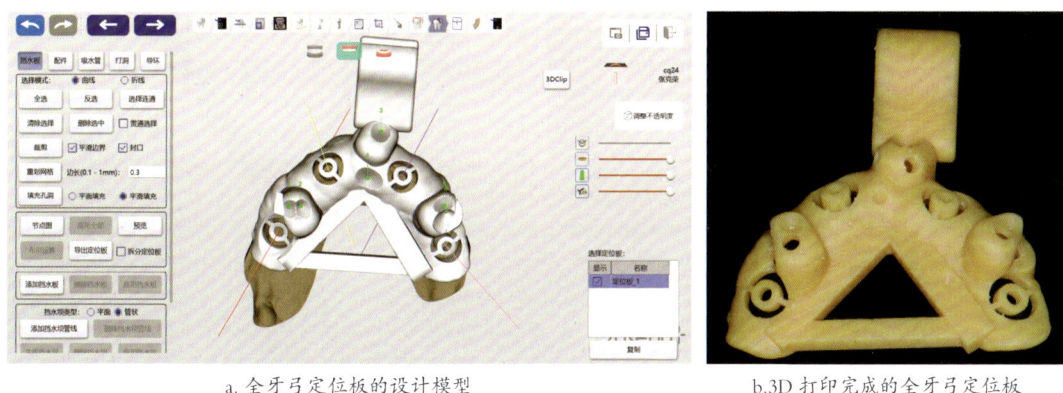

a. 全牙弓定位板的设计模型

b.3D 打印完成的全牙弓定位板

图 5-4-6 全牙弓定位板的设计和 3D 打印

②注册钉模式（screw-registering mode），采用的是注册钉—基台，其基台上方有若干注册孔，因此不需要再进行机器人定位板的设计和制作，可大大减少术前准备时间。此外，还需在患者颌骨内植入一枚 Marker 固位钉，通过夹持器与口戴 Marker 相连。

在注册钉植入手术前，四手护士需准备以下手术器械及物品：注册钉、注册基台、

Marker 固位钉、专用螺丝刀、种植机、种植手机、盐水管、0.9% 生理盐水、碧兰麻、备洞钻、消毒液、干棉球、纱布、棉签、一次性器械盘、三用枪头、一次性吸唾管。

步骤一：局麻下于牙弓唇侧均匀植入 3 枚注册钉—基台，在牙弓中线部位的牙槽嵴顶植入 1 枚 Marker 固位钉（图 5-4-7）。注册钉和 Marker 固位钉的植入扭矩分别为 15 N·cm 和 20 N·cm，以保证其在术中保持足够的稳定性。术中四手护士的护理重点与创牙模式的要求相同。需要注意的是，由于注册钉模式的注册钉—基台位置一般位于唇颊侧，更需要四手护士做好牵拉，以免损伤唇颊侧软组织。由于注册钉—基台和 Marker 固位钉同样存在脱落或松动的风险，护士在术后也应对患者进行预防宣教。

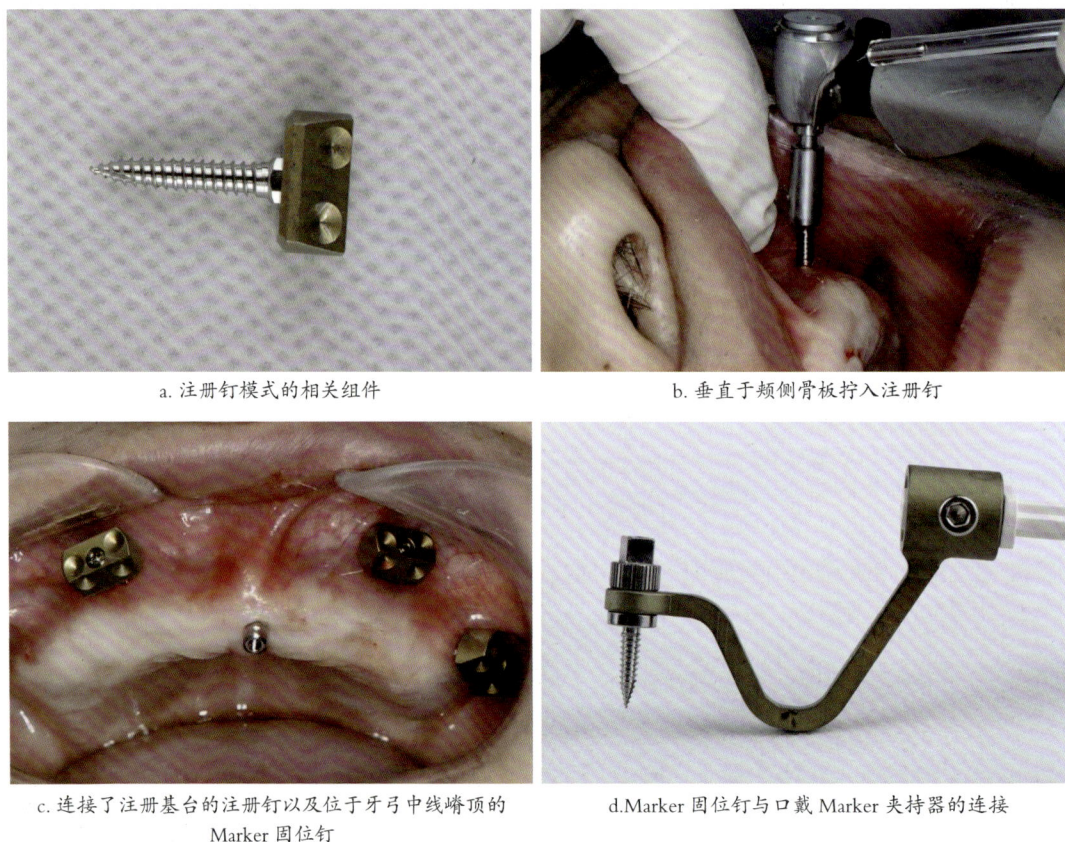

a. 注册钉模式的相关组件

b. 垂直于颊侧骨板拧入注册钉

c. 连接了注册基台的注册钉以及位于牙弓中线嵴顶的 Marker 固位钉

d. Marker 固位钉与口戴 Marker 夹持器的连接

图 5-4-7　植入注册钉和 Marker 固位钉

步骤二：在口内用咬合蜡块或纱布帮助患者稳定咬合关系，及时拍摄 CBCT。与创牙模式不同的是，注册钉模式无需进行口扫，也不需设计制作定位板，因此手术效率得到提高。但这也要求四手护士及时做好与患者、医生、数字化工程师、门诊手术室之间的沟通协调工作。

步骤三：将 CBCT 扫描数据导入机器人种植设计软件，利用配准对齐的方式导入已完成设计的种植体位置，并完成种植外科步骤的方案设计（图 5-4-8）。

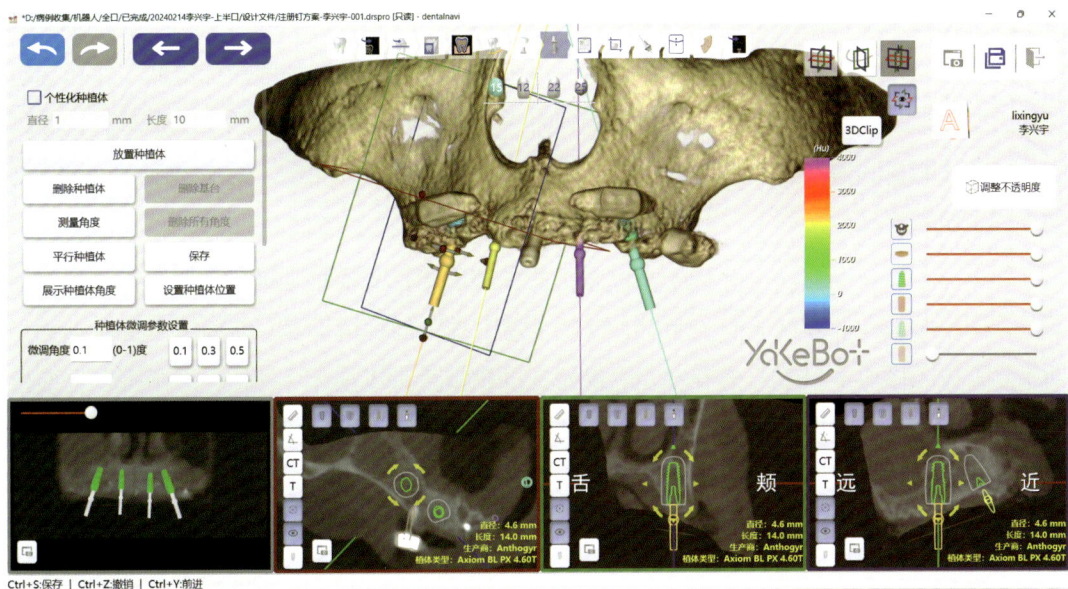

图 5-4-8　配准对齐并导入全颌方案的种植体植入位置

（四）术前器械及物料准备

1. 定位板的试戴、消毒

在术前，四手护士应协助医生进行定位板的口内试戴，检查注册孔是否完整暴露，连接构件能否紧密地与口戴 Marker 连接，对于无法就位的定位板需要进行适当的调磨。四手护士需要准备的器械有一次性器械盘、吸唾管、三用喷枪、咬合纸、低速直机、钨钢磨头、消毒液。

2. 种植机器人手术的器械及耗材准备

（1）种植系统配套的常规种植外科工具盒、雅克智慧®工具盒。

（2）3D 打印的定位板、开口器及吸唾装置。

（3）机器人标定组件：口戴 Marker、蛇形标定探针、圆盘标定针、注册钉固位螺丝（创牙模式）、Marker 固位钉的连接构件（注册钉模式）及相配套的专用螺丝刀。

（4）牙科探针、专用种植手机、机械臂无菌罩、速凝®临时冠材料（或玻璃离子水门汀）、75% 酒精。

（5）其他常规手术器械及耗材。

三、口腔种植机器人手术的术中流程及护理

（一）标定组件的消毒

1. 定位板的消毒

对于定位板，可采用 75% 酒精或 0.12% 氯己定进行消毒（或用含有 2 ~ 10 g/L 的碘伏消毒，用 75% 酒精脱碘）。需要特别注意各个消毒液的作用时间，以免定位板发生变形。

2. 其他标定组件的消毒

在手术室准备阶段，由手术室护士对所有机器人标定组件（如圆盘标定针、蛇形标定探针、口戴 Marker）进行 75% 酒精浸泡消毒，一般浸泡 20 min 即可。

（二）机器人准备

1. 主机台车的摆位

患者 A 区（右上颌）、C 区（右下颌）的种植手术，需要将主机台车置于主刀医生侧下方（图 5-4-9 a）；B 区（左上颌）、D 区（左下颌）的种植手术，需要将主机台车置于助手侧下方（图 5-4-9 b）；若存在左右侧跨区的种植手术或全牙弓种植，术中可以更换机器人位置，但比较费时间，也可以采用特殊设计的种植手机进行解决。如果门诊手术室配有三折式牙椅，可将主机台车置于患者的正前方（图 5-4-9 c）。此外，视觉台车通常置于患者后方靠助手侧。

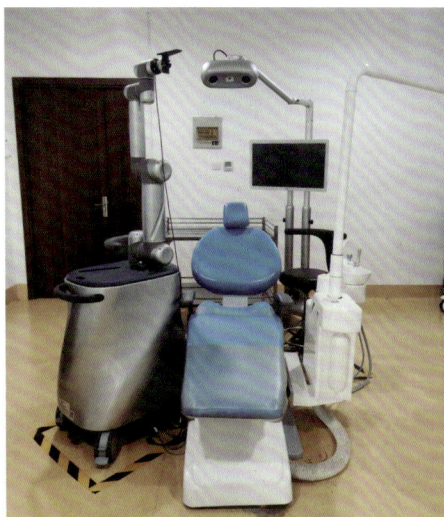

a.A 区和 C 区种植，台车位于主刀侧下方　　　　b.B 区和 D 区种植，台车位于助手侧下方

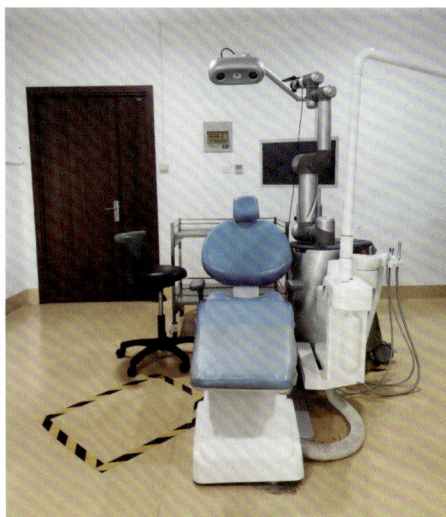

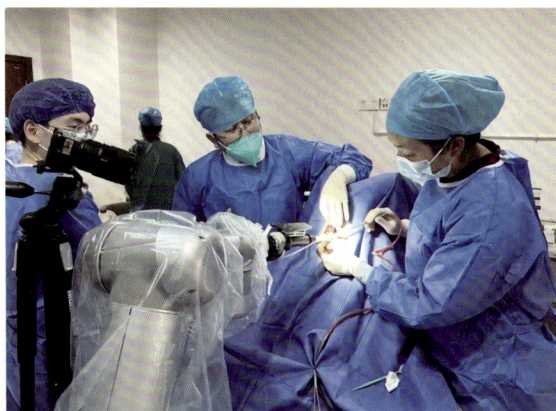

c.跨双侧种植或全口种植，台车可位于患者正前方

图 5-4-9　主机台车及视觉台车的摆位

2.机器人的线路连接

按照说明书的指示，将主机台车与视觉台车的线路进行连接，然后连接控制脚踏、操控小屏及电源线，在主机台车上安装生理盐水支架。

3.设备开机及手术规划导入

打开机器人主机开关，开启手术设计导航定位软件，进行机器人设备的预热。当按下开机按钮后，听到"咔哒"一声表示机械臂已启动，看见视觉台车闪烁后变成绿色说明通信线连接正常。打开主机台车的地秤开关，将主机台车升起并固定其位置。开机完成后，将患者的种植手术规划文件导入机器人导航系统（图5-4-10）。

4.安装种植手机、盐水管及保护罩

由医生完成种植手机在机械手臂前端的安装，由手术室护士完成机器人内置种植机的生理盐水管安装、机械臂保护罩的安装，并协助医生完成水路和种植手机功能的测试。

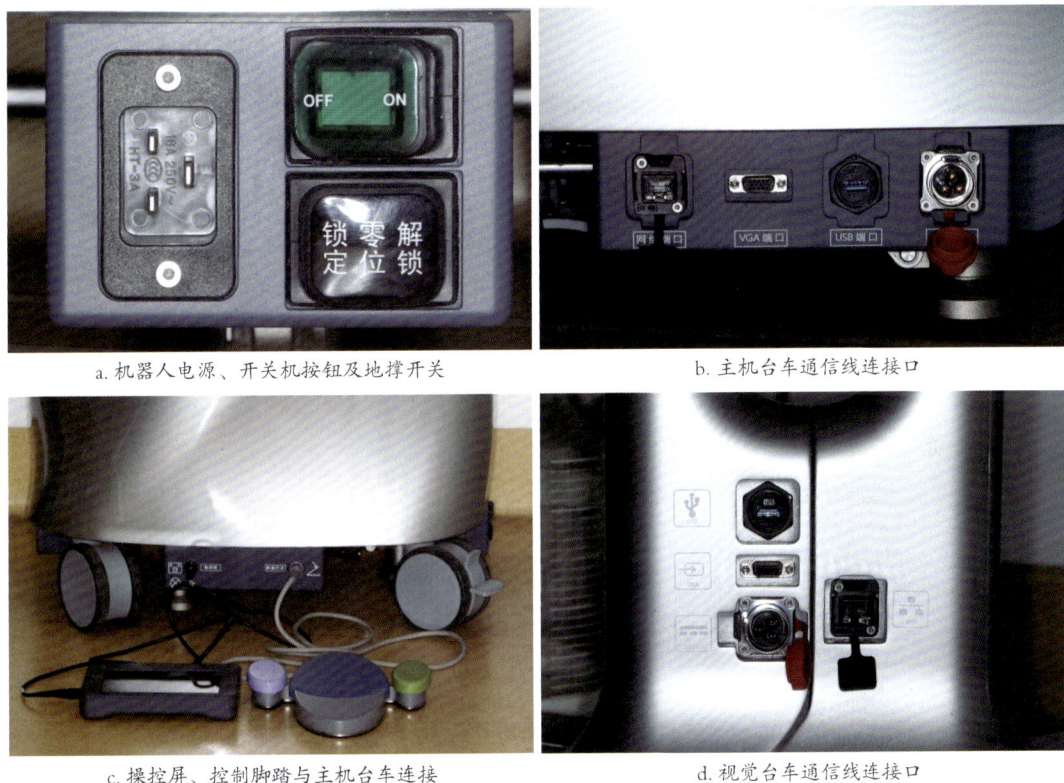

a. 机器人电源、开关机按钮及地撑开关

b. 主机台车通信线连接口

c. 操控屏、控制脚踏与主机台车连接

d. 视觉台车通信线连接口

图 5-4-10　机器人线路连接及开机

（三）口内外注册标定

1.口戴 Marker 的固定

（1）常规定位板模式：将口戴 Marker 插入定位板的连接构件内。若术前试戴定位板时发现其稳定性不足，则需在术中进行口内粘结。手术室护士需将准备好的粘接材料

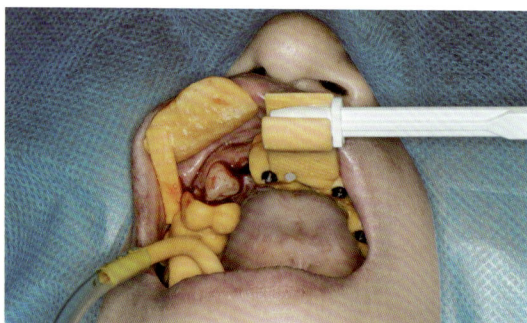

a. 常规定位板模式，利用粘结剂进行定位板的口内就位，口戴 Marker 与定位板的连接构件相连

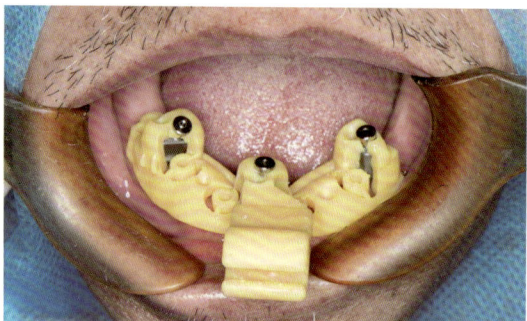

b. 创牙模式，利用固位螺丝在基台上固定定位板，口戴 Marker 与定位板的连接构件相连

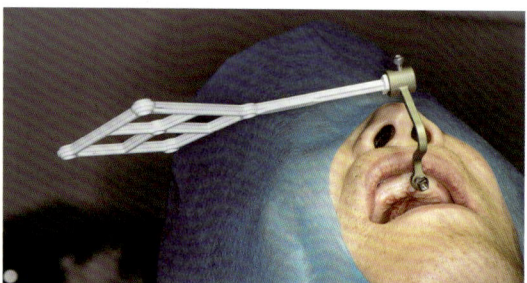

c. 注册钉模式，利用拧入牙槽骨内的 Marker 固位钉及其连接结构固定口戴 Marker

图 5-4-11　口戴 Marker 的口内固位

（速凝®临时冠材料或玻璃离子水门汀）挤入定位板的组织面侧翼，医生立即将其戴入口内剩余牙列完成就位（图 5-4-11 a）。3 ~ 5 min 后粘接剂凝固，需用探针及时清理定位板上注册孔内残留的粘接材料。

（2）创牙模式：若采用创牙模式进行全牙弓机器人种植手术，则需利用固位螺丝在支抗钉上部基台的上方固定全牙弓定位板，而口戴 Marker 则需与定位板的连接构件相连（图 5-4-11 b）。

（3）注册钉模式：若采用注册钉模式进行全牙弓机器人种植手术，需依靠配套的口戴 Marker 夹持器一端与口戴 Marker 连接，另一端与植入牙弓颌骨中线的 Marker 固位钉顶部相连（图 5-4-11 c）。

2. 调整红外视觉系统

手术室护士需手动调整红外视觉系统的高低角度，配合手术医生对牙椅靠背角度及口戴 Marker 平面的调节，使整个手术区域内的空间及相关视觉标记（如口戴 Marker、机械臂 Marker）均暴露在红外线视觉范围内（图 5-4-12）。

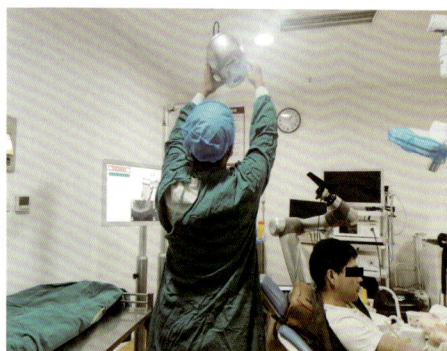

a. 手动调节红外视觉系统的高低和角度

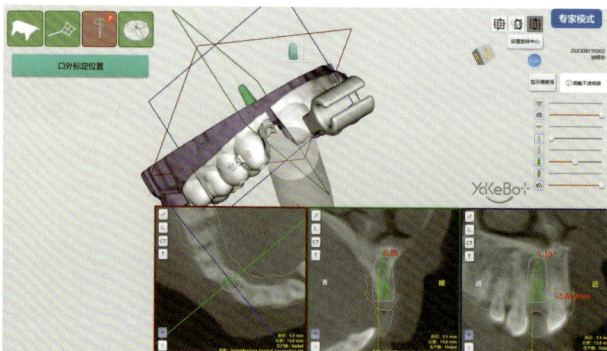

b. 导航软件界面显示注册组件被识别

图 5-4-12　调整红外视觉系统

3. 口内外注册标定

通过机器人口内外注册、配准等流程，可将患者的颌骨位置信息、钻针位置信息与机械臂信息置于同一三维坐标系中。机器人启动后，可以采用"向导模式"和"专家模式"进行标定注册、窝洞预备以及种植体的植入。"向导模式"相对费时，下面以"专家模式"为例，讲解手术过程中，手术室护士如何在主刀医生的指令下，熟练地进行触屏电脑面板的操控，以高效地完成注册、配准流程（图 5-4-13）。

视频 5：口腔种植机器人物件介绍及配对使用

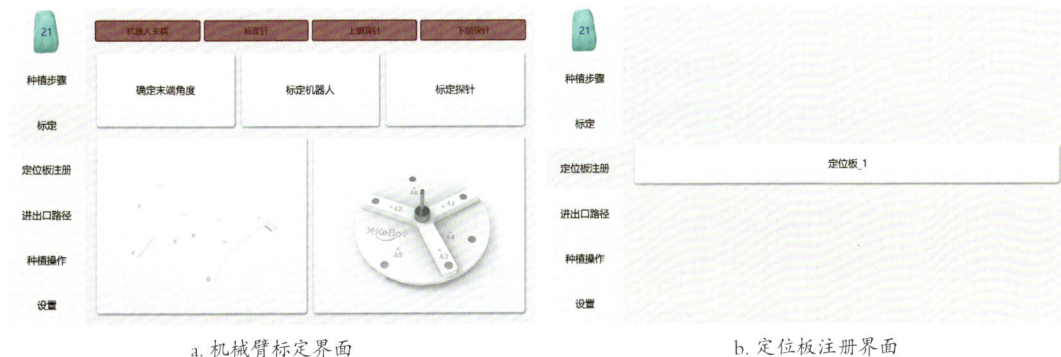

a. 机械臂标定界面　　　　　　　　　　　　　b. 定位板注册界面

图 5-4-13　口内外注册标定

（1）机器人标定：通过机械臂标定、圆盘标定、探针标定等过程，可以精准地获得末端执行器、种植手机针尖的位置，并对蛇形探针的针尖进行校准。

在此过程中，医生将机械臂拖拽至术区附近，待显示器上的机械臂标识呈现为绿色（即被红外视觉系统识别）时，手术室护士需要先点击触屏电脑面板上的"标定"步骤，然后点击"标定机器人"并选择机械臂 Marker 的图形，此后，机械臂自动进行时长 2 ～ 3 min 的标定过程。在此过程中，需要协助医生观察显示屏以及患者，保证显示屏上的机械臂标识始终呈现绿色，并注意调整患者椅位，避免发生机械臂运动过程中误伤患者的情况。机械臂标定结束后点击"确认"按钮。

然后进入圆盘标定过程以获取种植手机针尖位置，医生将圆盘标定针安装于种植手机末端，确保被视觉系统识别后，手术室护士点击此界面的圆盘标定针图形，便可完成标定过程，标定结束后，点击"确定"按钮。医生下达"自由驱动"命令后，点击"设置→自由驱动"按钮，医生控制脚踏将机械臂挪至术区外，手术室护士点击此界面的"探针标定"按钮，根据实际情况，选择"上颌"或"下颌"，即可进入"探针标定"流程。此过程中，需要协助医生判断视觉系统能否同时识别圆盘标定针和蛇形标定探针，若不能识别，及时告知医生并作出相应调整，"探针标定"结束后，医生验证标定精度在 0.2 mm 以内，便可点击"确认"按钮。

（2）定位板注册：使用蛇形标定探针依次探扎定位板上的注册孔即为定位板注册

过程，该过程视觉系统可以获得患者颌骨、牙列的位置信息。

手术室护士点击触屏电脑面板上的"定位板注册"按钮，选择与患者口内匹配的定位板后，医生便可以进行定位板注册过程。此过程中，需要通过鼠标协助调整显示器画面以保证医生能够准确地探扎注册孔。注册结束后，点击"设置→针尖模式"，并协助医生调整视图，完成注册精度的检验。

（3）口外位置标定：通过此步骤，可以提前预知种植手机的下钻角度，以判断下钻时机械臂 Marker 和口戴 Marker 能否同时被视觉系统所识别。标定结束后，再次安装圆盘标定针至种植手机末端，进行标定以校准种植手机针尖位置。

（四）机器人辅助下的种植窝预备及种植体植入

手术医生通过对脚踏的操控，可以给机械臂下达指令，使其按照术前的外科规划方案进行种植窝的预备和种植体的植入。然而截至目前，在这个步骤中仍需手术室护士操控触屏电脑面板，以协助医生随时完成种植手机的路径录制、手术程序的切换、数字化外科方案的调整、手机钻速的调节、机械臂关节的解锁等关键操作（图5-4-14）。

1. 种植手机的路径录制

医生在种植手机上安装备洞过程中最长的钻针后，下达"拖动"命令，手术室护士点击触屏电脑面板上的"种植操作→拖动"按钮，医生便可牵引执行器末端进入种植位点附近。点击此界面相应的钻针步骤，并点击"跟踪种植"按钮，医生通过连续轻踩脚踏左键，便可完成精准定位。然后，下达"录制路径"命令，手术室护士点击"进出口路径→开始录制"后，并告知医生开始录制。医生牵引末端执行器出患者口腔，医生下达"录制结束"命令后，点击"进出口路径→录制结束"按钮，此过程中，手术助手需要协助牵拉口角，避免损伤患者余留牙及黏膜。

2. 手术程序的切换

路径录制结束后，便可进行机器人自动种植操作。医生更换相应钻针，下达"跟踪种植"命令后，手术室护士需要切换到"种植操作→相应钻针→跟踪种植"。手术过程中，医生主要负责更换钻针，通过脚踏控制种植手机入口、精调、下钻、出口等过程，同时通过观察显示屏了解钻针在颌骨内的实时位置信息、力反馈信息；助手主要负责口内情况的核对，协助牵拉口角和吸唾。手术室护士及助手要特别注意与医生一起核对钻针顺序及长短，手术室护士在术中还需要特别注意生理盐水是否足够。

3. 数字化外科方案的调整

若医生在术中需要更改方案，手术室护士可在"种植步骤"界面在钻针序列、起止点、种植体品牌和型号、下钻角度等方面进行调整，调整结束后，点击"确认修改"。

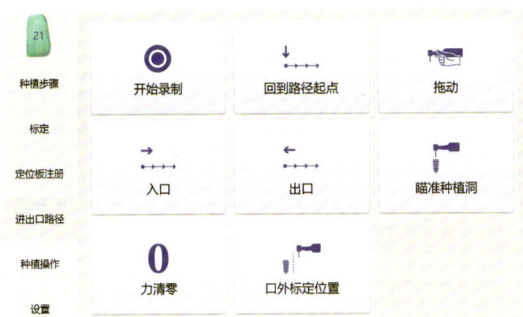

a. 进出口路径录制界面及其他操作

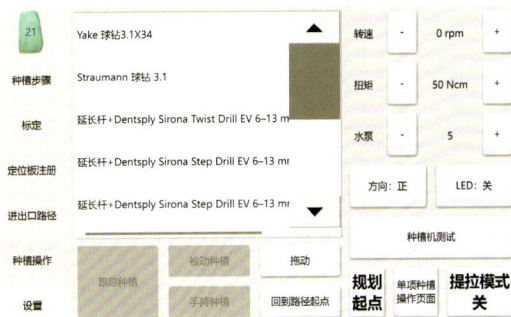

b. 种植操作界面，有多种种植模式可选

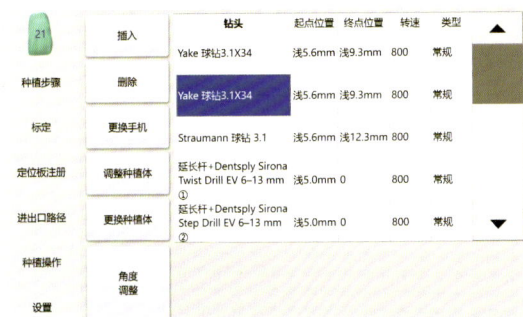

c. 种植方案调整界面，可进行钻针起止点、转速、顺序、种植体更换及调整以及种植手机下钻角度的调整

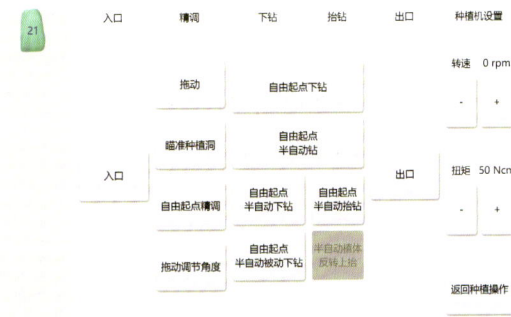

d. 下钻程序的单项种植操作界面

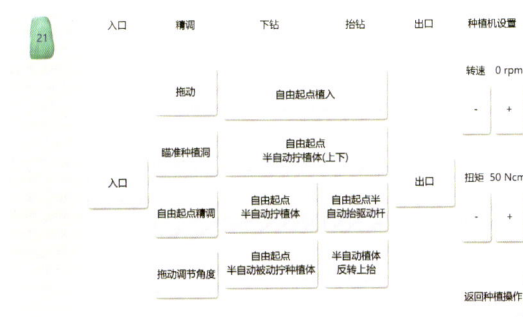

e. 攻丝及拧植体程序的单项种植操作界面

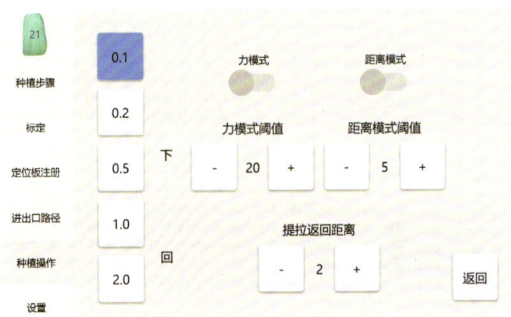

f. 提拉模式操作界面

图 5-4-14　机器人辅助下的种植窝预备及种植体植入

4. 其他特殊操作

（1）自由起点/规划起点：在手术过程中，若遇到患者张口度不足的情况，需要将钻针的起点放置在黏膜下甚至骨下，再精准定位后进行种植操作。医生将钻针拖拽至理想下钻起点，下达"自由起点"命令后，手术室护士点击触屏电脑面板上"种植操作→相应钻针→自由起点"，医生轻踩脚踏精调后，便可在此自由起点下钻。

（2）单项种植操作：是将入口、精调、下钻、抬钻、出口等过程拆分出来做单项运动的操作，如果是攻丝和种植体植入过程中，其操作种类更加繁多。若术中出现扭矩太大无法植入，可以选择"半自动植体反钻上抬"拧出植体。

（3）提拉模式：在此模式下，连续踩脚踏也可实现机械臂的自动提拉，可以选择力模式阈值和距离模式阈值两种提拉方式。

此外，在机器人种植手术中，器械护士、巡回护士的一般工作及基本护理流程仍可参考本章第二节。

（五）机器人术后操作及护理

1. 拆除口内定位板（支抗钉或注册钉）

拆除定位板过程中，医生及助手要注意动作轻柔，特别是对存在牙齿松动的患者，应从定位板边缘找到突破口，避免将松动牙带出或损伤黏膜。对于使用支抗钉或注册钉模式的患者，护士需要在术前准备消毒完成的配套的螺丝刀和扳手。

2. 机器人复位及关机

机器人辅助下完成所有的种植体植入后，便可关机复位机器人以便为后续的植骨、缝合等操作提供足够的操作空间。医生下达"断电前归位"命令，点击"设置→断电前归位"，医生连踩脚踏中键，便可完成机器人复位。在此过程中，要特别注意种植手机连接线、数据传输线等勿与机械臂或其他物品缠绕，以免造成不必要的损失。解锁地撑，将主机台车挪出术区，拆除种植手机、保护罩、生理盐水等，将触屏电脑面板及控制脚踏拆除并放置相应位置，然后拷贝术中数据，关闭电脑后拆除通信连接线，最后关机。最后，将主机台车和视觉台车放置指定位置。

需要特别注意的是，在种植手术后，需要对标定组件、专用种植手机以及特殊器械（如支抗钉螺丝刀）等进行专门消毒和保管。

3. 机器人术后护理、宣教及回访

与常规种植手术相同。

种植机器人围手术期医护配合流程如表 5-4-4 所示。

表 5-4-4 种植机器人围手术期医护配合流程表

流程	巡回护士	器械护士
1. 患者在手术室分诊台的准备及配合	检查患者资料是否齐全； 查看患者各项指标是否正常； 检测患者生理状况（血压、心率等）； 登记患者信息	准备常规手术中所需要的无菌用品； 准备机器人手术中特殊用品（机器人器械盒、三棱钻、测量尺等）
2. 患者进入手术室的准备及配合	引导患者至手术位置； 调整椅位至合适的位置； 辅助器械护士穿无菌手术衣及戴护目镜； 安抚患者，交代术中注意事项； 协助器械护士完成麻药装备、机头安装等操作； 为患者进行口腔及面部的消毒	组装术中需要的器械（手术刀、扭力扳手、机器人种植头等）； 对可能污染的器械进行保护套保护； 按一定顺序摆放器械

续表

流程	巡回护士	器械护士
3. 医生进入手术室的准备及配合	协助医生完成无菌手术衣的穿戴； 协助器械护士完成消毒铺巾的放置； 协助医生进行CBCT、机器人手术规划设计查看； 调整手术体位、医生椅位，灯光位置； 协助助手安装吸唾管等操作	核对术中所需器械； 调整无菌车至合适位置并固定； 进行消毒铺巾的铺设与固定
4. 手术进行时的准备及配合	密切观察患者生命体征； 提供术中额外需要的器械与设备； 调节椅位、灯光； 操控小屏幕； 登记术中使用的高值耗材物品（种植体、骨粉、骨膜等）	传递医生所需要的器械； 更换各类耗材； 清洁器械，处理污染物； 协助医生进行特殊物质准备（PRF、粘性骨块等）
5. 术后护理工作	检查患者身体状况； 简要交流手术信息； 告知患者后续流程； 引导患者离开手术室	清洗污染器械； 清点、整理、归类器械； 重复利用器械送消毒，一次性器械按规定处理
6. 患者离开后	做好患者手术时间登记； 患者信息数据做好存档	收拾整理手术台； 关闭手术机器人； 机器人标定组件消毒

第五节　口腔种植术后护理及宣教

一、种植术后护理流程

（一）术后影像学复查

种植手术后，原则上应立即进行X射线影像学复查，以检查种植体植入及骨增量的情况。手术室护士或四手护士应按照医嘱，开具X射线检查申请。通常，至少应拍摄X射线全景片，但对某些特殊手术病例，只有CBCT才具有临床术后评估价值。

CBCT在术后评估中的价值体现在：①观察骨增量的三维空间范围；②评估上颌窦底提升术之后的窦腔情况；③判断种植体的颊舌轴向以及是否出现侧穿；④精准评估种植体与邻牙、神经管等关键解剖结构之间的位置关系；⑤评估数字化种植手术的精度。

（二）患者术后管理

1. 术区管理

患者完成影像学复查后，需继续用棉卷压迫伤口止血，同时给予冰袋令患者即刻行间歇性冰敷。必要时使用"四头带"从面部压迫术区，防止出血及肿胀（图5-5-1）。若患者在术中出现过颞下颌关节脱臼，需在复位后进行术后的颏顶枕绷带固定（图5-5-2）。

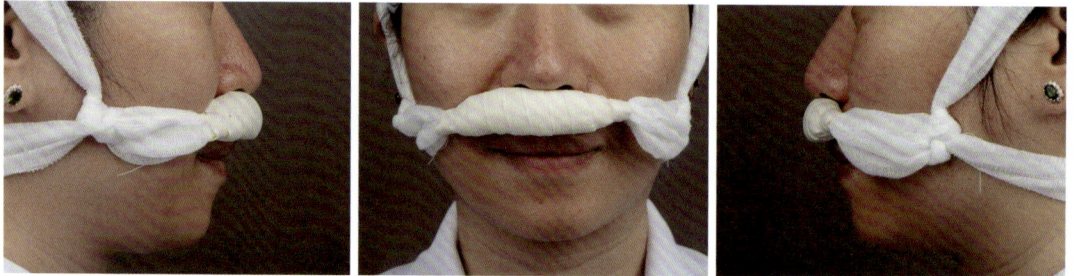

图 5-5-1 "四头带"压迫止血

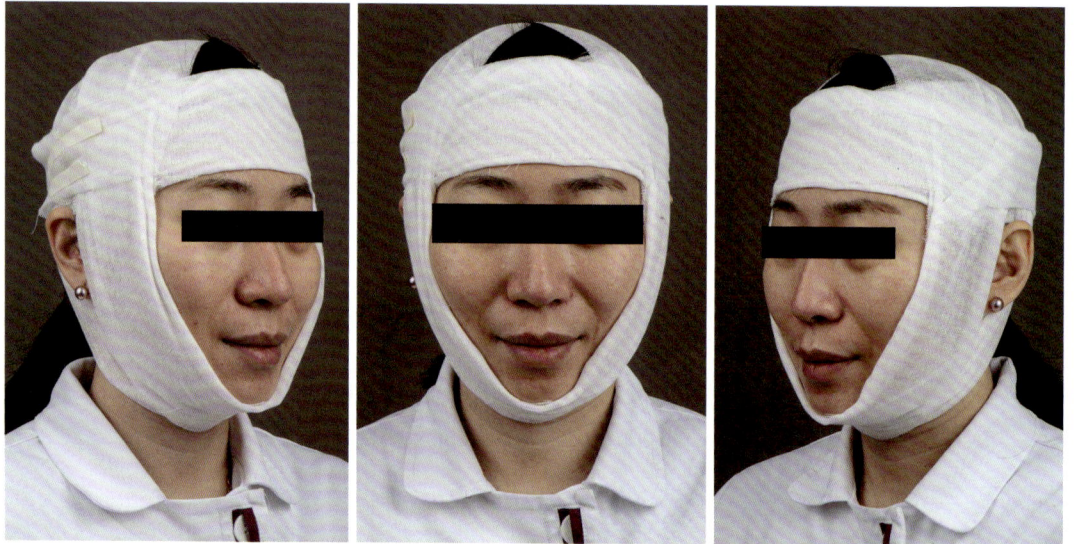

图 5-5-2 颏顶枕绷带固定

2. 门诊术后观察

术后休息半个小时，请口腔医生进行检查，若术后X影像复查无异常，伤口无活动性渗血，患者神智清晰、血压心率基本正常，方可离开门诊。对于术后感觉疼痛、不适的患者，以及老年患者，术后需由家属或护士进行密切陪同和观察，必要时需提供卧床休息，给予输氧、止痛药，监测血压、心率及脉搏。应特别重视高龄患者的术后观察和陪护，防止术后跌倒和低血压晕厥。

二、种植门诊术后宣教

（一）简单常规种植手术

1. 饮食及口腔卫生

（1）种植术后应清淡饮食，避免热食、辛辣饮食，禁用手术侧咀嚼硬食及块状食物。

（2）术后当天不洗热水澡、不洗头，拆线之前防止感冒。

（3）术后当天不刷牙，24 h 后可正常刷其他牙位。术区邻近牙位建议使用软毛牙刷清洁，清除术区食物残渣，保持术区清洁。

（4）若术中安装愈合帽，需用软毛牙刷小心清洁，避免软垢和牙结石积聚，此外还应避免用愈合帽进行咬合，若出现愈合帽松动或脱落，及时携带其复诊。

（5）若需在术后佩戴临时活动义齿，需避免压迫伤口，可在门诊请医生进行调磨。

（6）漱口液（如氯己定）可在术后当天使用，每日 3 次，饭后含漱 2 min。

2. 旅游及运动

（1）简单常规种植手术一般不影响正常生活、旅游，但需避免过度疲劳。

（2）忌参加竞技运动（如篮球、足球、拳击等）。

3. 术后用药

（1）遵医嘱必要时可预防性口服抗生素（如阿莫西林克拉维酸钾片、奥硝唑胶囊）3 ~ 5 天，剂量遵医嘱。

（2）术后疼痛，可遵医嘱口服止痛药（如布洛芬、对乙酰氨基酚）。

4. 术后并发症

（1）麻药消退后可能会出现疼痛感，一般 1 ~ 2 天后逐渐缓解。

（2）种植术后 1 天内唾液中带有少量血丝是正常现象，尽量避免用力漱口。如果渗血或出血情况超过 2 天且伴有大量血凝块，请及时复诊处理。

（3）简单种植术后一般肿胀比较轻微，术后 48 h 可行间歇性冰敷，48 h 后进行热敷。如果 2 ~ 3 天后突然出现二次肿胀，伴疼痛加重、低烧发热、疲倦等症状，请尽快联系门诊及时复诊。

5. 拆线

（1）常规简单种植术一般可于术后 7 天左右拆线。

（2）若缝线提前脱落或伤口出现开裂，请及时联系门诊复诊。

6. 临时过渡义齿

（1）为维持前牙区美观或防止缺牙间隙缩窄，需在门诊制作临时过渡义齿，如马里兰桥（图 5-5-3 a）、微笑保持器（图 5-5-3 b）、活动义齿。

（2）微笑保持器和活动义齿须每日取下进行清洁，夜间可浸泡于水杯内。

（3）每日应小心清洁马里兰桥下方的间隙，防止食物残留。

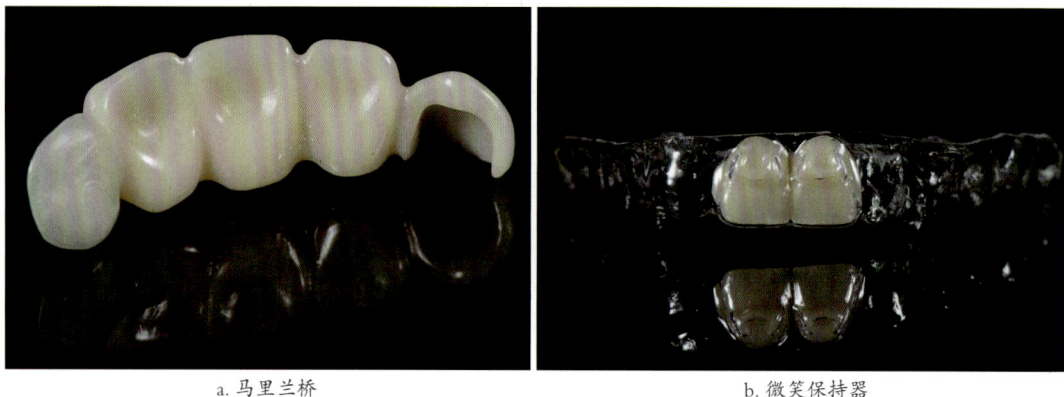

a. 马里兰桥

b. 微笑保持器

图 5-5-3　临时过渡义齿的类型

（二）特殊种植手术

1. 牙槽骨增量手术

（1）术后 2 天内注意卧床休息，术后 1～2 周不宜参加体育运动，严禁泡澡、游泳。

（2）禁止用手或其他器物按压植骨区，避免做唇部用力（如抿嘴、唱歌、吹奏乐器）的动作。

（3）取骨区域（如颏部、下颌后牙区）坚持"四头带"加压 2～3 天，配合 48 h 内间歇性冰敷和 48 h 后间歇性热敷。

（4）简单骨增量手术（如常规 GBR、牙槽嵴保存术）后，仅需预防性口服抗生素、止痛药和地塞米松片 2～3 天。

（5）复杂的骨增量手术（如钛网 GBR、Onlay 植骨和大范围骨增量手术）后，按医嘱常规输液治疗 2～3 天，药品可包括抗生素（青霉素、替硝唑注射液）、地塞米松（用法：10～20 mg，滴注，qd）和止痛药。

（6）植骨术后严禁佩戴覆盖植骨区的旧活动义齿，如有社交需要可在拆线后于门诊制作临时过渡义齿（术前制作的微笑保持器除外）。

（7）术后 3 天复诊，10～14 天后拆线，术后 1～2 个月常规复查，4～6 个月（具体遵医嘱）后进行二期复诊。

（8）若出现骨块、钛网、骨粉、固位钉暴露，或在术后 3 天出现疼痛、肿胀缓解不明显，需及时联系门诊。

（9）在植骨及取骨区域附近，可能于术后第 2 天出现局部皮下瘀斑，进行局部间歇性热敷可逐渐消退，若瘀斑面积持续扩大需门诊复查。

2. 上颌窦底提升术

（1）术后 1～3 天内注意卧床休息，避免剧烈运动以及重体力劳动，严禁游泳、乘坐飞机，避免参加唱歌、乐器吹奏活动。

（2）注意保暖，避免感冒，避免用力擤鼻涕、打喷嚏。

（3）睡眠时脸偏向非手术侧，便于鼻腔引流。

（4）内提升术后可按医嘱口服用抗生素、止痛药，外提升术后建议常规输液治疗2～3天。

（5）若3天后疼痛、肿胀缓解不明显，或伴有头晕、头痛、发热等反应，须及时联系门诊复查。

（6）术后当天手术侧鼻腔可能出现血性分泌物，勿进行堵塞，一般2天左右可自行痊愈。

（7）建议在手术侧鼻孔滴用呋麻滴鼻液3～5天，每天3次，滴注后平卧10 min。

（8）术后7天左右拆线，术后1～2个月常规复查，6～8个月（具体遵医嘱）后二期复诊。

3. 软组织移植手术

（1）游离软组织移植术后3～5天，应坚持佩戴腭护板，切勿随意摘除。

（2）术后需用漱口液含漱直至拆线，注意需浸润在软组织移植区和取瓣区2～3 min，切勿鼓漱。

（3）腭部出血一般1～2天后可逐渐消失，如发现活动性出血和大量血凝块，需及时联系门诊复查。

（4）在进食、刷牙时需保护好软组织移植区域，餐后除含漱外还可用无菌棉签蘸取漱口液小心擦拭移植区域。

（5）移植物表面可能出现黄色伪膜，切勿将其擦除。

（6）软组织移植术后，可遵医嘱口服抗生素和止痛药2～3天。

（7）术后10～12天拆线，1个月后常规复查，2～3个月进行二期治疗。

第六章

二期牙龈成形术的护理及配合

在种植体植入术后，一般需要 2 ～ 6 个月才能完成成熟的种植体—骨结合，从而达到最终修复和负荷的临床要求。对于潜入式或半潜入式植入的种植病例，需在上部修复前进行二期牙龈成形手术（gingivoplasticity surgery），以达到暴露种植体平台接口，形成种植体周围软组织袖口（peri-implant cuff）的目的。

二期牙龈成形术是种植修复的关键转折点。首先，成功的二期牙龈成形手术能缩短上部修复的疗程，为种植体周围软组织的长期健康和种植义齿的远期成功打下良好的基础；其次，一旦此时种植体—骨结合失败，则一切外科治疗程序都要从头再来；最后，如果手术无法建立健康的牙龈软组织袖口或造成了种植体周的严重感染，则会影响到最终修复效果和种植牙的成功率。因此，医护团队在此阶段应通力配合，并积极做好术后宣教。

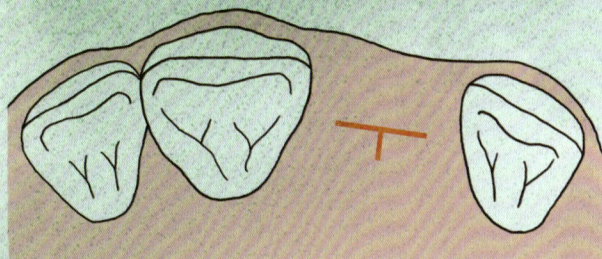

一、二期牙龈成形术的术前评估

（一）手术时机的评估

种植牙植入后进行二期牙龈成形的时机受到各方面因素的影响，医生会在综合考虑后初步确定二期牙龈成形的时间。

1. 种植体表面处理

对于无须同期骨增量，且初期稳定性较好（＞20 N·cm）的非即刻种植病例，亲水型种植体可在植入后4～8周内进行负载，非亲水型的粗糙表面种植体则需要至少2～3个月。机械抛光表面的种植体在下颌植入后需要4个月，上颌种植则需要6个月时间。

2. 种植位点的牙槽骨质量

种植位点良好的骨质条件是促进骨结合早期成功的重要条件。Zarb分类的Ⅱ类与Ⅲ类骨质可以按上述条件如期进行二期牙龈成形术，而Ⅰ类和Ⅳ类骨均需要延长1～2个月以上的愈合时间。

3. 种植外科程序

如果在种植手术中同期进行了骨增量手术，往往需要等待更长的时间。根据植骨材料及植骨量的多少，一般需要4～6个月以上。

4. 软组织移植

当需要对种植位点进行修复前的牙龈软组织移植（如角化牙龈瓣、结缔组织瓣）时，往往需要延后二期牙龈成形术的时间。一般在软组织移植术后，需要等待2个月才可进行二期牙龈成形术。

（二）二期牙龈成形术术前的放射线评估

当患者按照预定的二期手术时间前来复诊时，应首先根据医嘱进行X射线影像学检查，如X射线根尖片、曲面断层片（全景）或CBCT。根据患者植入种植体的数量、一期骨增量情况和检查评估的重点，医护人员应选择不同的影像检查方式。放射检查的评估内容包括：种植体—骨结合界面、种植体颈部骨板厚度、新生骨的质量等。需要注意的是，CBCT由于受到金属伪影和部分容积效应的影响，无法精准判断骨结合界面的成熟度。而X射线根尖片和全景片则是检查骨结合界面的最佳手段（表6-0-1）。

表 6-0-1　各种 X 射线影像学检查方式的优缺点和应用范围

	优点	缺点	应用
根尖片	费用低，放射剂量低，空间分辨率高，无伪影，对种植体—骨结合界面和颈部近远中牙槽骨吸收的识别度较高	二维影像，存在一定的影像重叠和变形失真，拍摄范围局限（1～3个位点）	不涉及骨增量的单颗或少量种植体（1～3颗）；需要重点评估骨结合界面

续表

	优点	缺点	应用
曲面断层片（全景）	费用和放射剂量相对较低，拍摄范围可包括上、下颌全部种植位点，无金属伪影，对种植体—骨结合和颈部牙槽骨吸收有一定的识别度	二维重叠影像，存在较高的变形失真，空间分辨率低于根尖片	涉及多个区位的，不涉及骨增量的多颗种植体
CBCT	可对种植体周围骨板、骨质密度、骨增量效果、上颌窦内炎症等情况进行三维立体的观测和评估，无变形失真和影像重叠；具有较高的空间分辨率和密度分辨率	费用和放射剂量相对较高；受金属伪影和部分容积效应的影响，对种植体—骨结合界面和颈部薄层骨板的显影效果较差	存在涉及骨增量的种植位点；需要重点评估种植体颈部骨板的吸收情况（如即刻种植）

（三）种植体周软组织评估

在二期牙龈成形之前，还需对种植位点附近的软组织情况和牙龈健康进行检查和评估。必要时，需要在二期牙龈成形术中进行原位旋转瓣的设计，或通过游离牙龈移植手术提高种植体颈部的软组织质量。

1. 牙龈的色泽及病变

观察种植位点附近的牙龈有无萎缩变薄、红肿或瘘口形成。当种植体颈部或根尖附近发现牙龈红肿区域或瘘口时，往往表明在软组织瓣下出现了慢性感染灶，需要在二期牙龈成形术时进行清创处理。如果发现种植体上方的牙龈变得菲薄透明或完全消失，造成覆盖螺丝暴露，则表明种植体颈部的牙槽骨发生了较大的改建吸收，此时的种植体颈部螺纹可能已暴露于骨外（图6-0-1）。

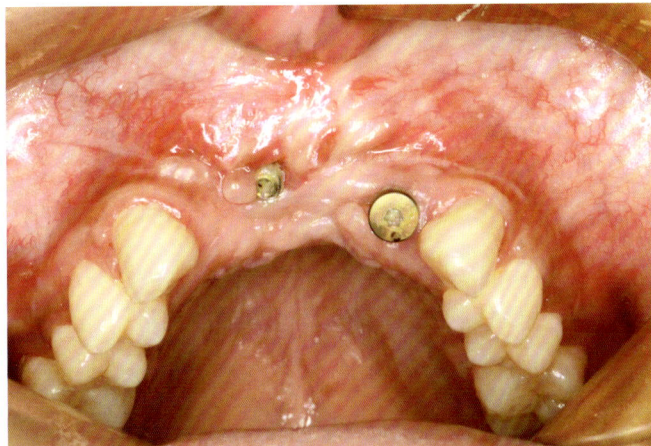

图6-0-1　种植位点牙槽嵴顶的软组织萎缩

2. 软组织的形态

对于种植手术中进行过牙槽骨增量的病例而言，软组织的愈合情况常比较复杂。早期的伤口愈合不良或感染可能造成牙龈的萎缩和移植物（如种植体、骨粉、骨块、钛网、固位螺钉）的暴露，这将彻底改变种植位点附近的软组织形态。因此，在二期牙龈成形和最终修复前，种植医生会根据客观的评估结果和患者的主观意愿，通过软组织移植手术改善软组织形态和嵴顶的牙龈厚度。

（1）角化龈宽度。二期牙龈成形术前，牙槽嵴顶的角化龈宽度应至少为 4 ~ 5 mm，以保证修复完成后有足够的种植体周角化龈宽度（即从未来种植修复体周围的游离龈边缘到膜龈联合线之间的垂直距离）。多项临床研究显示，当种植体周角化龈宽度 < 2 mm 时，将更容易引起菌斑积聚和种植体周的软组织炎症。

（2）角化龈厚度。为了在二期牙龈成形术之后，在种植位点上方形成足够深度的软组织穿龈袖口（≥ 3 mm），牙槽嵴顶的角化龈厚度应达到 2 mm 左右。否则在完成上部修复后，容易造成基台的暴露或种植体颈部的骨吸收。

（3）软组织丰满度。在牙槽嵴顶部位，角化龈的萎缩或缺如可能导致牙槽嵴顶的软组织高度丧失、牙龈乳头消失。这将导致未来修复体龈缘平面的降低、临床牙冠的延长和水平型食物嵌塞，从而影响美学修复效果和种植义齿的健康维护。

（四）邻牙和对颌牙的评估

为了保证良好的种植修复效果，在二期牙龈成形术前应再次检查邻牙和对颌牙的情况，如邻面龋、牙体缺损（邻面和边缘嵴）、牙周炎、根尖周炎、牙体倾斜或伸长等。在进行二期手术和最终修复前，应积极处理邻牙的病变，消除所有可能威胁种植义齿安全，或影响种植义齿功能和健康维护的潜在问题。

二、二期牙龈成形术的手术方法

（一）常规术式

对于种植位点牙龈软组织健康，唇/颊侧丰满度良好，影像学检查种植体周围骨量充足、种植体—骨结合界面影像正常的病例，可以按计划进行常规的二期牙龈成形术。

1. 手术过程

在种植体上方牙槽嵴顶处，采用 H 形切口、T 形切口、环形切口、一字形切口（图6-0-2）行黏骨膜全层切开，暴露牙槽嵴顶，取出覆盖螺丝并戴入高度、直径适合的愈合基台，必要时需间断缝合切口。

2. 技术要点

（1）当需要增加唇颊侧牙龈丰满度时，可同期采取偏舌腭侧切口，采用原位腭侧半厚瓣转移或游离结缔组织瓣移植技术（connective tissue graft，CTG）。

（2）为准确定位种植体覆盖螺丝，术中需参考二期拍摄的 X 线片或 CBCT。

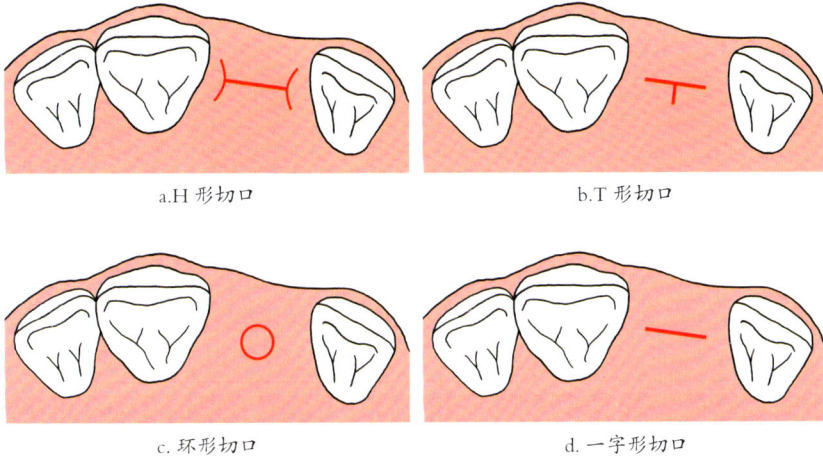

a.H 形切口　　　　　　　　　　　b.T 形切口

c.环形切口　　　　　　　　　　　d.一字形切口

图 6-0-2　二期牙龈成形术的切口类型

（3）若发现覆盖螺丝上方有新骨覆盖，需通过慢速手机钨钢球钻进行去除，术中需用注射器行生理盐水冲洗降温。

（4）当种植体植入过深时，愈合基台可能受到牙槽嵴顶的骨壁阻挡，无法顺利戴入。此时也需适量磨除种植体平台上方的周围骨壁。

（5）对于靠近邻牙的种植体位点，应尽可能保护天然牙侧的牙龈乳头完整性。

（6）若邻牙龈乳头明显退缩，可在切口唇（颊）侧或腭（舌）侧制作带蒂 L 形瓣、T 形瓣、双 L 形瓣或连续 L 形瓣，向种植体近中或远中旋转移位，包绕愈合基台，重建种植体周围龈乳头。

（二）特殊术式

1.膜钉或固位钉的拆除

当种植手术中使用了不可吸收的钛钉（如膜钉、固位钉或帐篷钉）且需要取出时，需安排在门诊手术室进行二期牙龈成形术。一般情况下，医生会翻开软组织瓣，使用特殊手术器械（如膜钉取出器、钛钉螺丝刀等）（图 6-0-3，图 6-0-4）取出钛钉；之后再取出覆盖螺丝，安装愈合基台，完成软组织瓣复位缝合。

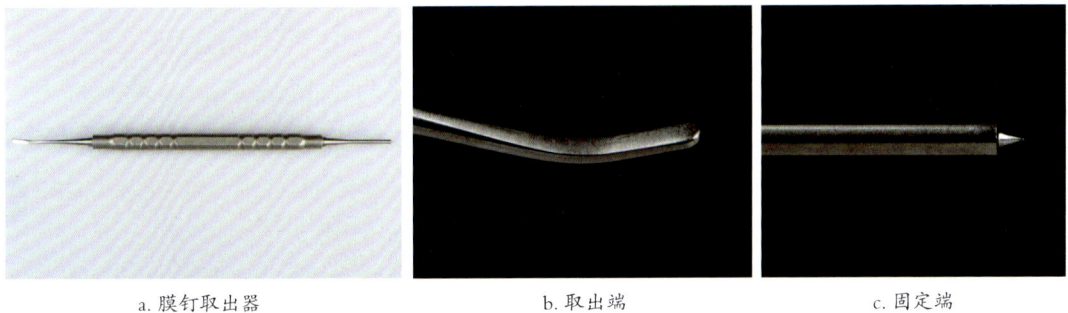

a. 膜钉取出器　　　　　　b. 取出端　　　　　　c. 固定端

图 6-0-3　膜钉取出器

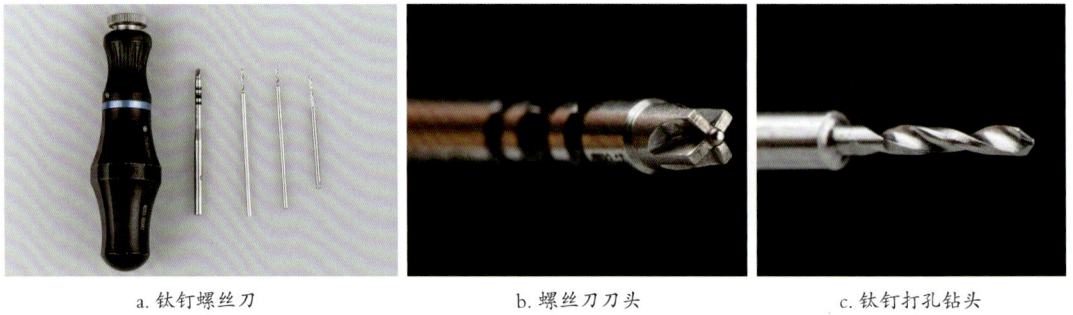

a. 钛钉螺丝刀　　　　　　　b. 螺丝刀刀头　　　　　　　c. 钛钉打孔钻头

图 6-0-4　钛钉螺丝刀

2. 钛网或不可吸收膜的拆除

若在种植手术中进行了钛网或不可吸收膜加强的引导骨再生（guided bone regeneration，GBR）手术，需要预约在门诊手术室进行二期牙龈成形术，手术技巧同上。

（三）术中的种植体稳定性评估

在二期牙龈成形术前，仅通过 X 射线影像学评估并不完全准确。因此，还需要在术中通过多种临床检查方法，确定种植体的骨结合强度和次级稳定性。

1. 基台测试法

在二期手术中，取下覆盖螺丝并安放愈合基台。若在拧紧愈合基台时，患者出现疼痛或种植体转动，则表明骨结合不良。

2. 叩诊法

在连接愈合基台后，沿种植体长轴进行叩诊，通过敲击音的清浊可基本判断种植体骨结合情况。叩诊清音表明种植体—骨结合界面形成良好，叩诊浊音表明可能有种植体—纤维结合界面的形成。AnyCheck® 种植体稳定性测量仪是基于叩诊原理测量种植体稳定性的一种仪器，其工作原理基于敲击运动，利用轻敲的方式在不断开愈合基台连接的情况下测量种植体的稳定性。测量值为 01 ~ 99 之间，65 以上为高稳定性，60 ~ 64 为中等稳定性，低于 60 为低稳定性（图 6-0-5）。

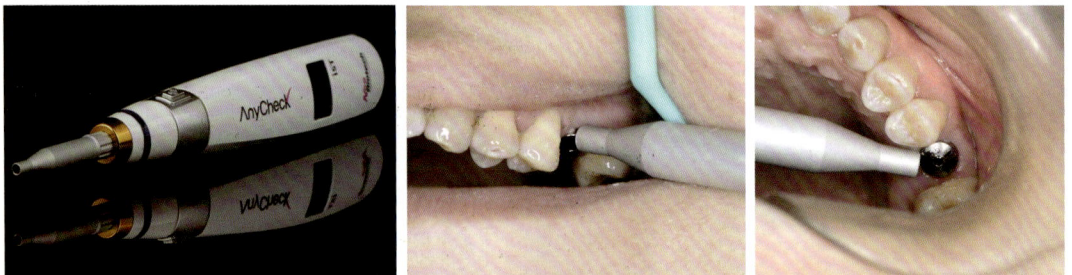

图 6-0-5　AnyCheck® 种植体稳定性测量仪（纽百特，韩国）

3. 共振频率分析法（RFA）

在种植体平台上方连接探测杆，使用 ISQ 共振频率测量仪（图 6-0-6）对准探测杆释放磁脉冲，通过对回波共振频率的检测，判断种植体—骨结合界面的强度。共振频率的检测值可转换为 1 ~ 100 的数值，数值越大种植体稳定性越好。ISQ 值在 70 以上为高稳定性，60 ~ 69 为中等稳定性，低于 60 为低稳定性，需延长骨结合时间或取出失败的种植体。

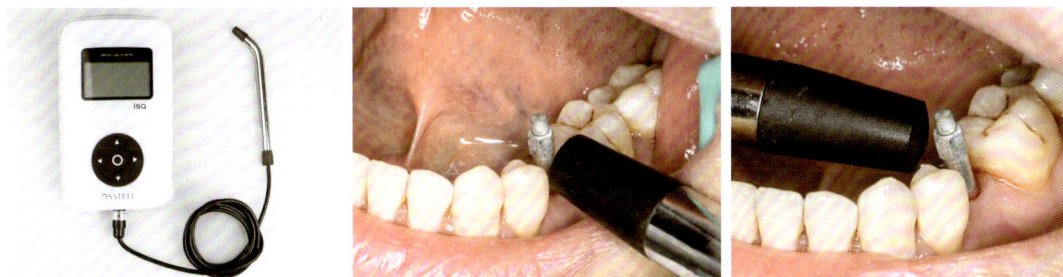

图 6-0-6　ISQ 共振频率测量仪

（四）愈合基台的选择

愈合基台具有引导牙龈袖口形成的作用，在一定程度上决定了未来的袖口轮廓和修复体穿龈形态。因此，在二期牙龈成形术中需要根据种植体品牌、型号、黏膜厚度以及特殊要求等，选择不同型号的愈合基台。愈合基台属于一次性消耗用品，临床上严禁消毒后再给其他患者重复使用。

1.愈合基台的分类

（1）圆柱形愈合基台。整体呈圆柱形，形成的袖口直径上下一致（如诺保科®，瑞典）（图 6-0-7 a）。在二期手术中，为防止愈合基台不能完全就位，常需要使用环钻或小球钻充分去除颈部的骨组织阻力。

（2）锥形愈合基台。整体呈锥形，从上至下由宽渐窄，形成的袖口直径在冠根方向不一致（如 Ankylos®，德国）（图 6-0-7 b）。在选择该类愈合基台时，其上缘不能超过龈缘过高，否则袖口直径无法达到愈合基台的最大直径。

（3）复合型愈合基台。冠方呈圆柱形，穿龈部为锥形（如士卓曼®，瑞士）（图 6-0-7 c）。愈合基台的穿龈部分高度不变，冠方用于牙龈袖口的颈部成形。

（4）个性化愈合基台。由 PEEK、CAD-CAM 全瓷等聚合物制成（图 6-0-7 d），方便在二期手术时进行调磨，以形成个性化的穿龈形态高度，适合需要较大袖口宽度的种植位点。

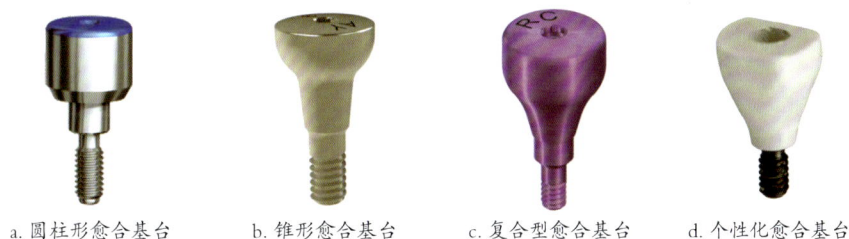

a. 圆柱形愈合基台　　b. 锥形愈合基台　　c. 复合型愈合基台　　d. 个性化愈合基台

图 6-0-7　愈合基台的分类

2. 愈合基台的选择

不同种植系统的愈合基台设计各有不同。对于相同的种植系统，不同直径的种植体也配有不同连接部直径的愈合基台，无法混用。以士卓曼种植系统为例，对应 $\phi > 3.3$ mm 常规颈种植体的为常规颈愈合基台（RP），对应 $\phi = 3.3$ mm 窄颈种植体的为窄颈愈合基台（NP）。此外，适合的愈合基台应保证穿龈直径与天然牙根接近；高度上超过牙龈边缘 1 ~ 2 mm，且距离对颌牙至少 1 ~ 1.5 mm；此外，相邻的愈合基台之间至少相距 2 ~ 3 mm。选择愈合基台时不宜过高，这是因为愈合基台过高，袖口可能无法达到最大直径，后期戴牙时牙龈阻力增加；愈合基台更不宜过低，否则软组织覆盖愈合基台，可导致食物堆积和牙龈局部炎症，从而导致取模的疗程推迟。

三、二期牙龈成形术的护理配合

（一）术前护理

（1）核对患者身份，包括姓名、性别、年龄、联系电话等。

（2）回顾患者治疗史。根据第一期手术的数字化病历或门诊数据库记录，查询种植手术医师、种植体植入日期、种植位点、种植系统及型号、骨增量及软组织移植治疗史，并与手术医生反复核定，确定是否可进行二期牙龈成形术。

（3）X 射线复查。根据种植体植入范围、数量和一期手术的术式，选择适合的影像学检查项目，为患者进行检查预约。

（4）术前评估与医患沟通。

①健康史：了解患者近期全身状况，特别是有慢性病史的患者，回顾用药史、发病史、手术史、月经周期、孕期等。

②口腔状况：了解近期有无口腔黏膜疾病、颞下颌关节紊乱、急性牙周炎、牙体牙髓疾病及口腔治疗史（如拔牙、根管治疗、牙周治疗）等。

③心理—社会状况：了解患者近期心理状况，对疼痛的接受程度，对上次手术的心理创伤情况。

④生命体征评估：术前监测患者血压（blood pressure，BP）、心率（heart rate，HR）及呼吸频率（respiratory frequency，RF）。

⑤术前沟通：与患者沟通二期手术的目的、内容与疗程，缓解患者术前紧张心理，讨论二期手术可能对近期工作和社交活动造成的影响。

（5）手术器械、耗材准备。

①椅位准备：根据二期牙龈成形术的部位，调整牙科综合治疗椅的高度和靠背的角度，协助患者就座；准备一次性口杯，为牙椅操控台和射灯手柄贴上防污膜；安装一次性吸唾管；为患者佩戴治疗巾和防强光墨镜。

视频 6：二期牙龈成形术的护理配合

②影像资料准备：打开工作电脑或治疗椅上的显示器，为医生清晰展示二期复查的X射线影像片。

③药品、耗材及器械准备：一般器械，如一次性口腔治疗盘、干棉球；手术器械及耗材，如卡局式注射器、微创针头、刮匙、骨膜剥离子、刀柄、刀片（后牙12#、前牙15#）、环形切刀、螺丝刀、持针器、无创缝线（4-0或5-0）、线剪、慢速弯机、钨钢球钻；药品及耗材，如氯己定漱口液、必兰®（阿替卡因肾上腺素注射液）或利多卡因、碘伏棉签、无菌生理盐水。

④愈合基台准备：根据患者情况，按以下步骤为医生提供备选的愈合基台（表6-0-2）。

表 6-0-2　二期牙龈成形术前愈合基台的选择程序和要点

步骤	愈合基台的选择程序	选择要点
1	根据种植体系统、型号（种植体直径）确定愈合基台的种类	愈合基台的连接部与种植体配合得当
2	根据种植修复的牙位和缺隙位点的近远中间隙宽度，以及相邻种植体之间的距离，确定愈合基台的直径（φ）范围	应保证穿龈直径与天然牙根接近，相邻的愈合基台之间至少相距 2～3 mm
3	根据牙龈厚度、种植体植入骨内深度和修复空间的高度，确定愈合基台的高度（H）范围	高度上超过牙龈边缘 1～2 mm，且距离对颌牙至少 1～1.5 mm
4	将适合以上型号范围的愈合基台全部准备，供临床医生选择	临床医生根据情况做出最优选择

（二）术中护理

按手术步骤协助医生完成二期牙龈成形术（表6-0-3）。在手术中应时刻注意调整光源，并协助医生进行口内位点暴露和吸唾；在关键步骤中，应协助医生廓清术野，清理血凝块。此外，术中需注意时刻观察患者的反应，若患者出现不适应立即提醒医生，必要时监测生命体征。

表 6-0-3　二期牙龈成形术医护配合流程表

序号	医生操作流程	护理配合流程
1	消毒	氯己定含漱消毒口内； 表面消毒剂消毒口周
2	牵拉口角	牵拉前，用凡士林棉签涂抹口角； 调整光源，保证术野清晰； 必要时用拉钩、口镜协助进行口角牵拉
3	局部浸润麻醉	遵医嘱准备麻醉药物，安装注射器针头； 协助医生牵拉口角； 安抚患者情绪，观察患者有无过敏反应； 麻醉完成后，协助患者漱口

续表

序号	医生操作流程	护理配合流程
4	切口制备	为医生安装手术刀片，并传递手术刀； 口内吸唾
5	翻瓣，暴露封闭螺丝	清理术区血液和唾液（干棉球、吸唾管）； 协助牵拉软组织瓣
6	去骨	协助安装弯机及球钻； 注射器灌洗无菌生理盐水，为去骨区降温； 口内吸唾
7	旋出封闭螺丝并安装愈合基台	为螺丝刀连接防脱牙线，并传递给医生； 清理术区血液和唾液； 协助医生选择并安装合适的愈合基台
8	冲洗术野	为医生传递无菌生理盐水冲洗针； 口内吸唾
9	复位缝合	传递缝线、针持； 协助医生牵拉口角，剪线
10	压迫止血	为医生传递无菌棉球或纱布

（三）术后护理

（1）观察患者术后反应及生命体征。

（2）为患者清理面部，协助患者起身。

（3）收拾整理手术器械及医疗废物，将刀片、注射针头收纳入锐器盒。

（4）将取下的覆盖螺丝进行登记报废。

（四）术后宣教

（1）术后忌食烫食，避辛辣食物。

（2）保持口腔清洁，注意清洁愈合基台，口服消炎药并使用淡盐水漱口。

（3）当天如出现胀痛感觉，属正常反应，不能耐受者可口服止痛药。

（4）如愈合基台松动或脱落及时复诊。

（5）预约下次的复诊时间，嘱患者不适随诊。

（五）护理评价

通过治疗和护理计划的实施，评价患者是否达到：①恐惧紧张心理减轻；②了解种植牙有关知识；③患者遵医行为良好，伤口愈合良好，未出现感染。

第七章

种植修复印模制取的护理及配合

在进行种植修复时，印模制取是一个非常关键的环节，它直接影响种植体和修复体精确度和适应性，良好的护理和配合可以确保印模的质量，从而保障治疗的成功率。本章着重阐述在种植修复印模制取过程中，护理人员和患者需要配合的一些要点。

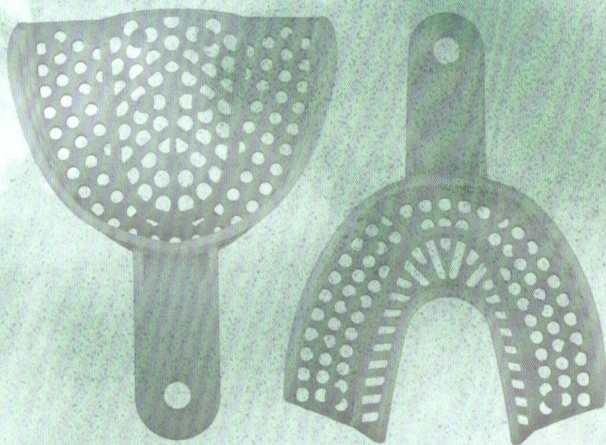

第一节　口腔种植修复印模

一、种植修复印模基础

种植修复印模，即采用转移体或扫描杆转移并记录种植体位置、方向，并通过石膏灌模或 3D 打印方式获得工作模型，从而为制作修复体提供准备。为了保证工作模型和上部修复体加工制作的精确性，种植修复印模不仅需要精确复制种植体或基台在口内的位置，还要精准反映口内软、硬组织的形态及咬合关系。

（一）种植修复印模的时机

（1）即刻修复印模：对于即刻修复（负荷）的种植病例，当种植体初期扭矩大于 35 N·cm 时可进行种植修复印模制备，以完成即刻修复体的制作。

（2）二期修复印模：在种植体骨结合成功之后，通过种植修复印模技术获得工作模型，用于临时或最终修复体的加工制作。

（二）传统印模与数字化印模的比较

传统的种植修复印模方法即通过托盘和印模材料，通过转移体与印模材料的机械固位实现种植体位置、方向的记录，再由石膏模型取得口内软硬组织的表面形态。传统印模技术操作步骤复杂，操作时间长，对医护患三方的配合要求极高，患者的体验感较差（特别是张口度小、咽反射严重者）。此外，传统印模不易保存，不能反复灌制石膏模型。

自 Duret 教授首次将数字化印模技术引入口腔医学领域以来，口腔种植数字化印模技术取得迅猛发展，并在临床中逐渐得到普及，已成为数字化种植修复不可分割的重要一环。与传统印模技术相比，数字化种植印模在临床操作效率、患者就诊体验、模型储存等方面均表现出明显优势，具有"直接、快速、精准"的特点。然而，数字化印模也存在一定的局限性。例如，对于连续缺失（超过 5 个牙位）的长桥修复，特别是无牙颌种植修复病例，仅依靠数字化印模还不能完全满足对模型的精度要求。传统印模与数字化印模的优缺点比较见表 7-1-1。

表 7-1-1　传统印模与数字化印模的优缺点比较

序号	传统印模	数字化印模
适用范围	单牙、连续多牙种植修复，无牙颌种植修复病例	单牙种植修复，不超过 5 个牙位的连续多牙种植修复病例
印模精度	影响精度的因素繁多，相对精度较低	操作时可直接与患者口内进行核对、修改，精度较高

序号	传统印模	数字化印模
操作步骤	步骤烦琐，临床操作时间较长	操作便捷，可缩短临床操作时间
患者体验	托盘在口内停留 3 ~ 5 min，患者有强烈的不适感，易引起患者恶心、呕吐等严重的咽反射； 某些印模材料（如聚醚）有异味刺激	光学探头较小，操作时间短，可明显提高患者舒适度； 全程可视化，可提高医技—医护—患者间的沟通质量，提高患者满意度
成本	需购置转移体、替代体、印模材料、人工牙龈、托盘、石膏等； 总体成本较低	须购置扫描杆、替代体、口内光学扫描仪、3D 打印机、3D 打印材料等； 总体成本较高

二、传统印模的方法及步骤

传统种植修复印模的制备方法可分为开窗式印模和非开窗式印模；此外，根据转移体的连接对象不同，又可分为种植体水平印模和基台水平印模。当需要精准复制临时修复体的穿龈轮廓形态时，还需要采用个性化印模技术。

（一）开窗式与非开窗式印模

1. 开窗式印模

开窗式印模（open tray impression）又称开口式印模。该印模技术的特点是需使用开窗的托盘和开窗式转移体（图 7-1-1）。开窗式转移体带有一根较长的固位螺栓，可穿过托盘的开窗口；此外，转移体主体的四周设计有倒凹槽和抗旋转结构，可保证其与固化的印模材料紧密结合为一个整体，并阻止其发生位移和转动。

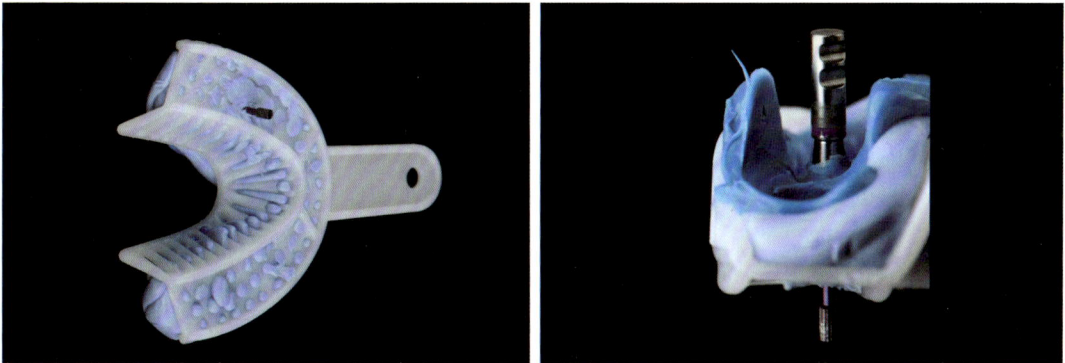

图 7-1-1　开窗式种植印模

开窗式种植印模技术的主要步骤如下：①将螺丝固位的开窗式转移体连接在口内的种植体（或基台）上，选择型号适合的托盘并根据转移体的位置制备窗口；②在托盘中放入适当的印模材料并将其放入口内，让固位螺栓的顶部从托盘开窗处的中心穿出；③待印模材料凝固后，从窗口处拧松固位螺栓，将托盘和转移体一并取出；④将种植体水平或基台水平的替代体与印模中的转移体进行连接。

与非开窗式印模相比，开窗式印模的精确度更高。然而，对于开口度受限的患者，在磨牙区进行开窗式印模操作会相对困难。

2.非开窗式印模

非开窗式印模（closed tray impression）又称闭口式印模。该印模技术的特点是托盘无须开窗，且需使用闭口式转移体（图7-1-2）。闭口式转移体与开窗式转移体存在以下差异：①无固位螺栓（采用弹性卡扣式固位）或固位螺栓的长度极短，因而无须穿过托盘；②转移体四周的倒凹较浅，故托盘在印模材料固化后可轻松脱位。

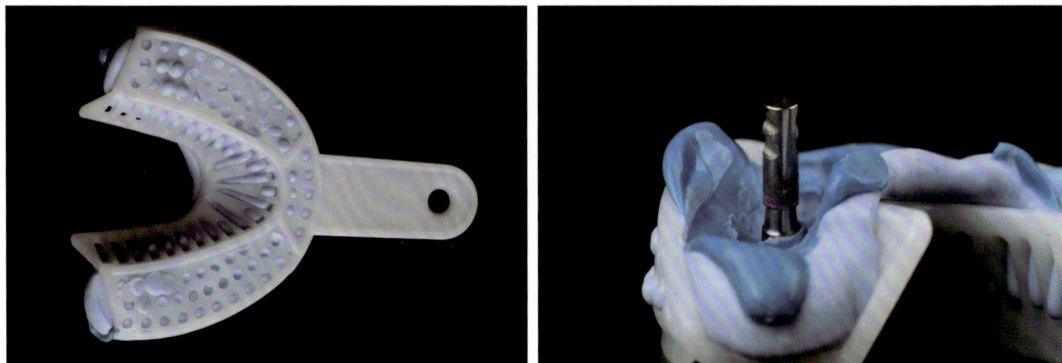

图 7-1-2　非开窗式种植印模

非开窗式种植印模技术的主要步骤如下：①在口内插入或用短固位螺栓固定非开窗式转移体，选择型号适合的非开窗托盘和印模材料；②在托盘中放入适当的印模材料并将其放入口内，待托盘中的印模固化后进行脱位；③在口内取下转移体，连接替代体并插入印模内进行复位（图7-1-3）。为增加闭口式转移体在印模中复位的精准度，有一些种植系统设计了闭口式印模帽（impression cap）结构（图7-1-4）。通过卡扣方式，医生可在口内将印模帽安装于闭口式转移体的顶端；在印模材料固化后，印模帽可随托盘与转移体分离；最后，将替代体与闭口式转移体连接，并通过与印模帽重新连接实现其在托盘中的精准复位。

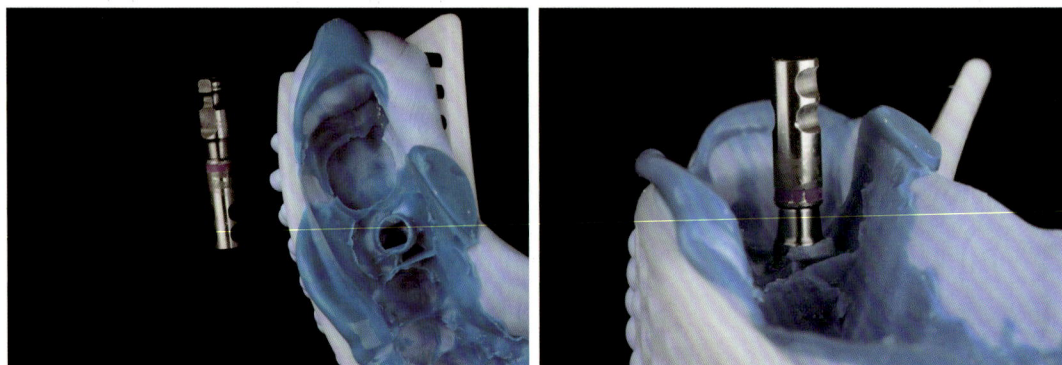

a.从口内取下闭口式转移体与替代体进行连接　　　　b.将闭口式转移体插入印模中复位

图 7-1-3　非开窗式种植印模技术的主要步骤

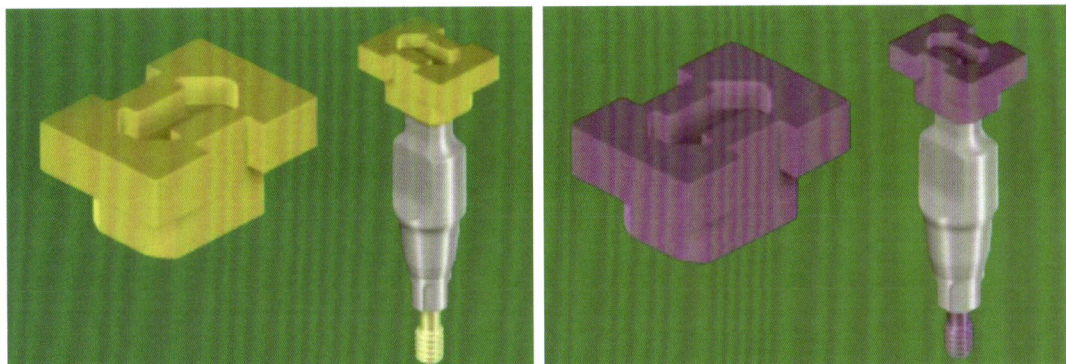

图 7-1-4 闭口式印模帽的结构

与开窗式印模相比，非开窗式印模的操作相对简单，且适合张口度不足时的后牙区种植位点取模。然而，由于非开窗式印模的精度稍显不足，大部分多牙缺失的种植修复印模仍选择开窗式印模技术。

（二）种植体与基台水平印模

1. 种植体水平印模

种植体水平印模（implant-level impression），是指通过种植体水平转移体将口腔内种植体的位置和轴向转移到工作模型上的方法。完成印模制备后，需连接种植体水平的替代体，从而获得具有种植体空间位置信息的工作模型。通过种植体水平印模制备的工作模型，口腔技师可进行基台的选择和调改，并完成上部结构的加工和制作。

2. 基台水平印模

基台水平印模（abutment-level impression），是通过基台水平转移体将口腔内基台的位置（如实心基台、复合基台）进行模型转移的方法。为此，需要先在口内安装适合的基台，然后在基台上连接基台水平转移体；完成印模制备后，需连接基台水平的替代体，并灌注石膏获得有基台结构的工作模型。与种植体水平印模不同的是，基台由临床医生在椅旁进行选择和口内安装，而口腔技师仅需在模型上完成上部结构的制作。

（三）个性化印模

对于完成了即刻或临时修复的种植修复病例，可采用个性化印模技术精准复制穿龈袖口。

1. 个性化转移体印模法

取出临时冠-基台，在口外与种植体水平替代体连接，并拧紧基台的中央固位螺丝。使用加成型硅橡胶（重体）包绕替代体、临时基台和临时冠的穿龈部分（根方 1 ~ 2 mm）。待硅橡胶凝固后，取下临时冠-基台，将开窗式转移体与硅橡胶内的替代体进行连接，并将流体光固化树脂注入转移体与硅橡胶印模之间的间隙内，从而复制出穿龈轮廓，形成个性化开窗式转移体。最后，将个性化转移体转移到口内，进行开窗式取模（图 7-1-5）。

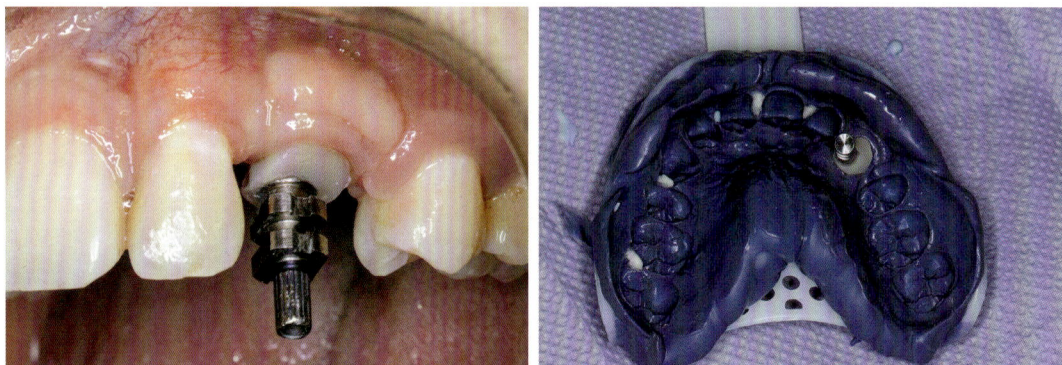

图 7-1-5　个性化转移体印模法

2. 闭口式修复体印模法

在临时冠上制备若干纵向的沟槽，然后采用加成型硅橡胶或聚醚材料制备传统印模。托盘从口内脱位后，旋松中央固位螺丝并取下临时冠 - 基台，连接种植体水平的替代体并插入印模中，务必使临时冠按沟槽方向精准复位。

3. 人工牙龈印模充填法

使用加成型硅橡胶，在口内制备覆盖临时冠、近远中邻牙（1 ～ 2 个牙位）的局部牙列口腔阴模。取下临时冠 - 基台，常规制备种植体水平印模，连接种植体水平替代体并灌制石膏工作模型。修整种植位点的石膏模型，直至暴露替代体颈缘下方 1 ～ 2 mm。将拆下的临时冠 - 基重新与工作石膏模型中的替代体连接，在硅橡胶阴模上预备注射和排溢通道，并将其复位于石膏模型上，从通道口注射人工牙龈，从而获得具有个性化穿龈轮廓的种植修复工作模型。

三、数字化印模的方法及步骤

（一）口外光学扫描

利用口外光学扫描设备，可对石膏模型进行数字化扫描，又称"间接扫描法"。首先，需要通过托盘在口内进行传统印模制备，然后对印模本身或翻制的石膏模型进行激光光学扫描，从而获取数字化模型数据（图 7-1-6）。口外光学扫描法既可以用于获取数字化工作模型，也可用于对颌牙列的数字化模型制备。然而，由于受到传统印模和石膏模型精度的间接影响，其准确性不及口内直接光学扫描。

（二）口内光学扫描

即利用口内光学扫描设备，直接在口内对在种植体位置、方向以及软硬组织的形态轮廓进行数字化印模采集。在数字化印模过程中，需在口内连接光学印模扫描杆，从而通过采集扫描杆的三维轮廓信息，确定种植体在数字化口腔模型中的相对位置。下面，以右侧上颌前牙二期印模的种植修复病例，简要介绍临床操作步骤（图 7-1-7，表 7-1-2）。

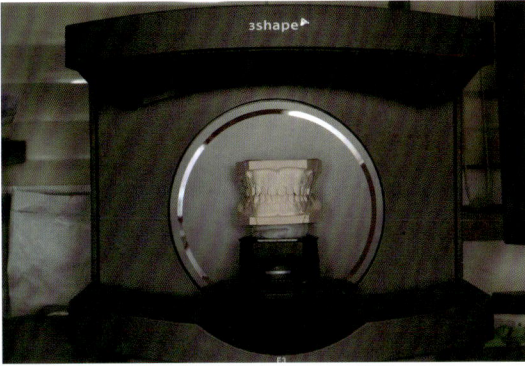

a. 石膏模型在光学扫描设备中

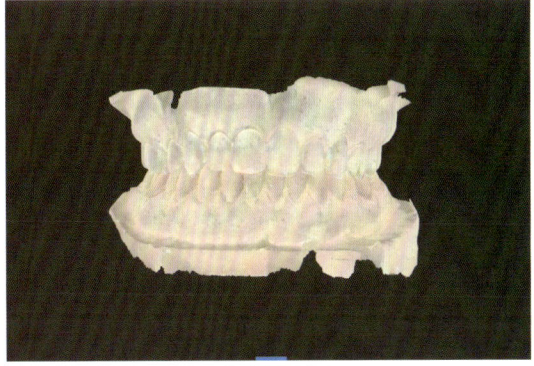

b. 石膏模型仓扫

图 7-1-6　获取数字化模型数据

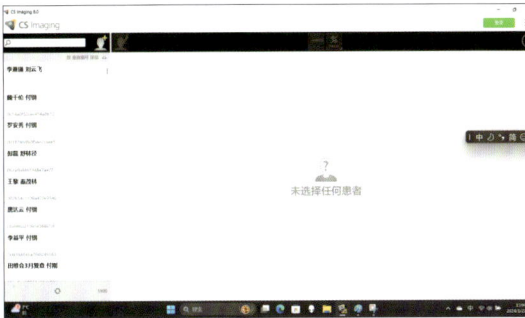

a. 打开软件

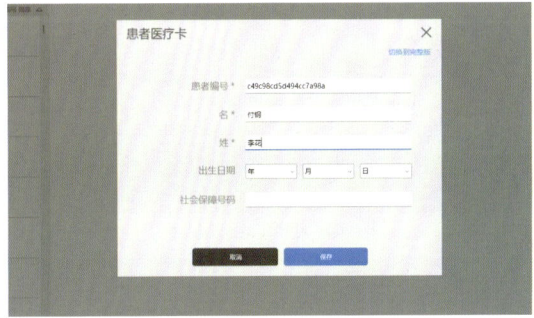

b. 建立患者基本信息档案

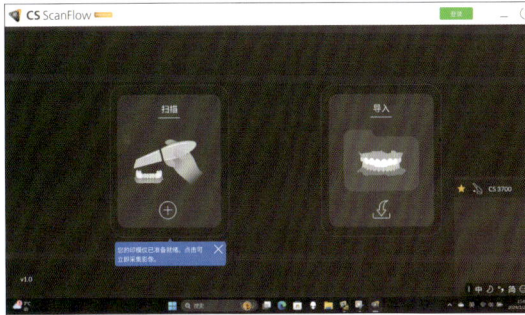

c. 选择扫描

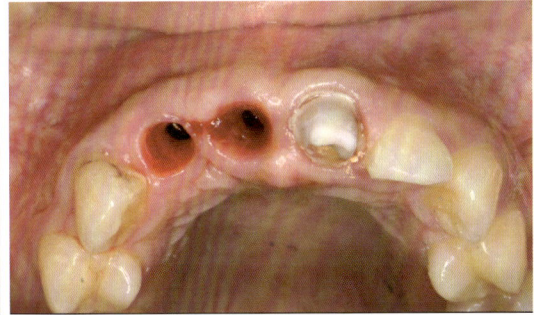

d. 卸下愈合基台

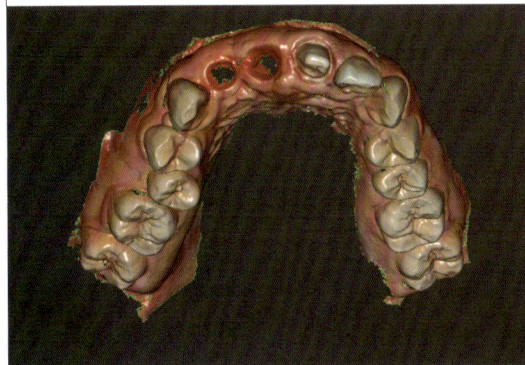

e. 扫描工作侧牙列牙龈软组织及种植体穿龈袖口

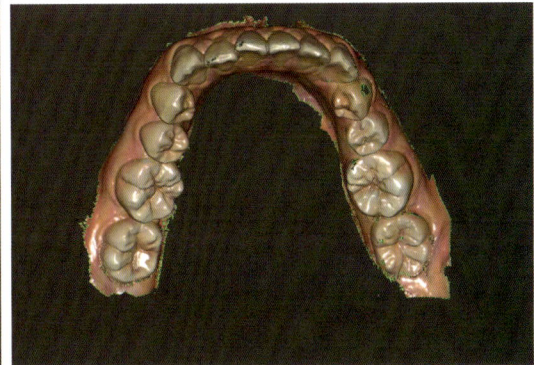

f. 扫描患者对颌牙列软硬组织信息

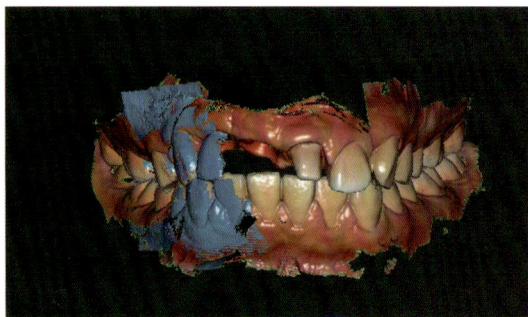

g. 扫描上下牙列咬合关系

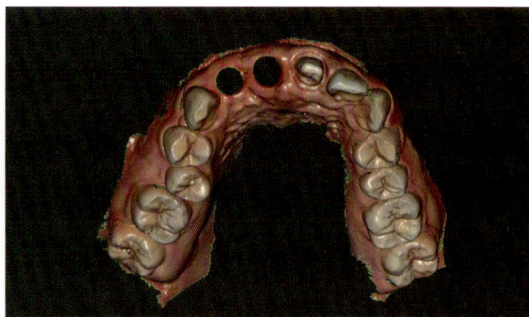

h. 复制工作侧牙列图像，裁剪植体区域

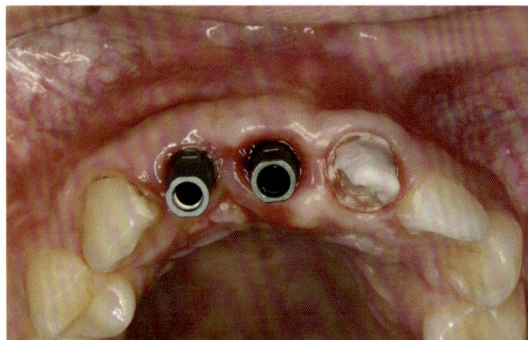

i. 安放光学印模扫描杆

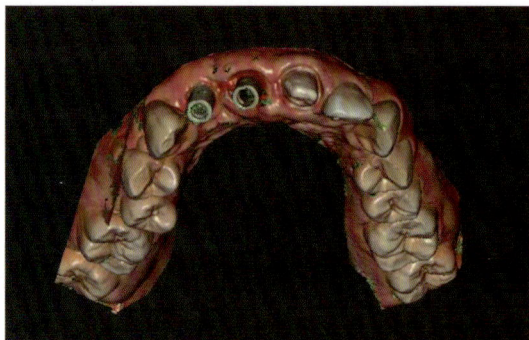

j. 扫描获取扫描杆信息的工作侧牙列光学印模

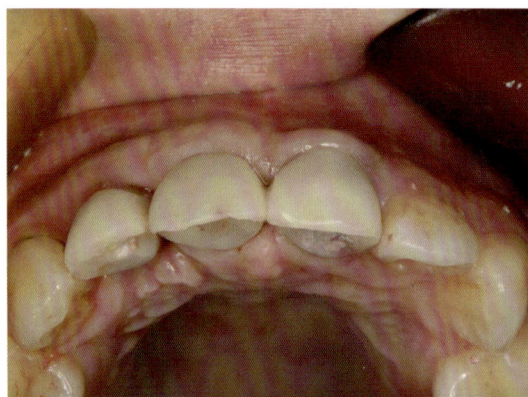

k. 获取戴入口内临时牙工作牙列

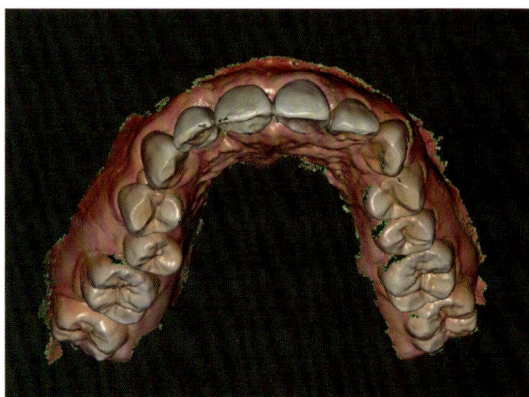

l. 获取戴入口内临时牙工作牙列

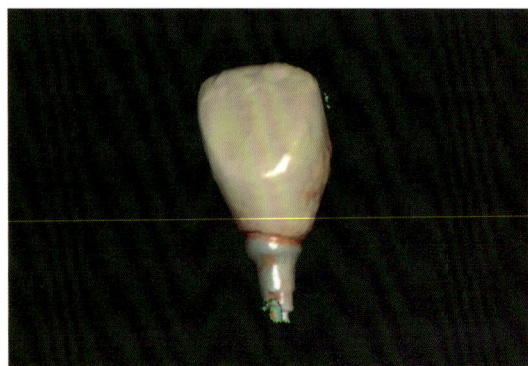

m. 牙位 A1 临时冠数据

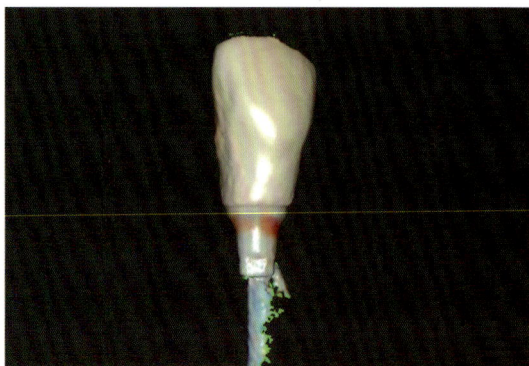

n. 牙位 A2 临时冠数据

图 7-1-7　口内光学扫描的步骤

表 7-1-2　口内光学印模的操作步骤

序号	操作步骤
1	核对患者基本信息：姓名、性别、年龄； 核对种植修复牙位、种植体系统、种植体型号
2	打开数字化印模仪软件，建立患者档案； 输入患者基本信息
3	卸下口内愈合基台（或临时冠 – 基台）； 口内探头扫描工作侧牙列； 生成工作侧牙列数字化 3D 模型（包括种植体穿龈袖口形态）
4	口内探头扫描对颌牙列； 生成对颌牙列数字化 3D 模型
5	牙尖交错殆下，口内探头扫描上下牙列咬合关系； 生成咬合关系数字化记录
6	在软件中选择种植体类型及扫描杆型号； 连接光学印模扫描杆，旋紧固位螺丝； 复制工作侧牙列模型，裁剪种植位点局部区域； 口内探头重新扫描种植位点及邻牙区域； 生成带有扫描杆信息的工作侧数字化 3D 模型
7	口内取下扫描杆，复位愈合帽
8	若口内有临时冠，先口内扫描戴有临时牙的模型，后在口外单独扫描临时冠数据，再复位临时牙
9	检查光学印模是否采集完整、准确； 发送订单

四、传统印模法的耗材与基本配件

（一）印模材料

常用的种植修复印模材料包括藻酸盐、加成型硅橡胶和聚醚（表 7-1-3）。

表 7-1-3　常见种植修复印模材料的优缺点

材料种类	优点	缺点	临床应用
藻酸盐	亲水性好，流动性好，价格低廉	弹性恢复率欠佳，尺寸稳定性欠佳，抗压缩、抗撕裂能力较弱	初印模、诊断模型与非工作模型制取
加成型硅橡胶	高低稠度硅橡胶混用，强度较高、细节再现性较好、弹性较好、易于口内脱位、尺寸较稳定	轻体稠度较低、重体稠度较高	单颗种植体或多颗不连续种植体的印模工作模型制取
聚醚	稠度适中，相比硅橡胶稳定性更好、强度更高、亲水性好、细节再现性强、精确度更高	凝固后质硬，若进入倒凹区容易出现托盘脱位困难	多颗连续种植体的印模工作模型与全口种植印模工作模型制取

1. 藻酸盐

藻酸盐是一种传统的口腔印模材料（图 7-1-8 a），本质上是一种水胶体，因此又称为不可逆水胶体材料。其价格便宜，容易操作，凝固后具有弹性，在口腔临床中应用广泛。弹性恢复及尺寸稳定性均相对欠佳，抗压缩和抗撕裂能力也相对较弱，流动性与亲水性良好，对于口腔软硬组织有良好的润湿性，细节再现性较好。藻酸盐印模多用于诊断模型、全口义齿初印模及部分非工作模型的制取。

2. 加成型硅橡胶

硅橡胶材料是临床中常用的精细印模材料（图 7-1-8 b）。材料凝固过程中有不同程度的体积收缩，根据聚合反应不同可以分为缩合型硅橡胶与加成型硅橡胶，临床上常用的为加成型硅橡胶材料，其与石膏模型材料配伍性好。临床常规用于单颗或多颗不连续种植牙的印模制备。

3. 聚醚

聚醚也是一种橡胶印模材料（图 7-1-8 c），各项性能均优于硅橡胶，精确度极高，是种植印模的最佳材料。相比硅橡胶，聚醚稠度适中，凝固过程中体积变化小，性能稳定，撕裂强度高，弹性恢复率较高，与石膏模型材料配伍性好。聚醚的亲水性好，对口腔软硬组织润湿性好，印模的细节展现能力强。临床上常用于多颗种植牙工作模型的印模制取。

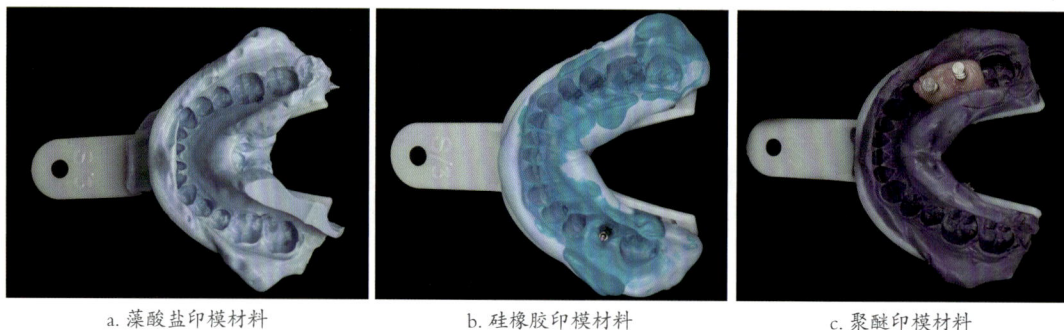

a. 藻酸盐印模材料　　　　　b. 硅橡胶印模材料　　　　　c. 聚醚印模材料

图 7-1-8　常用的种植修复印模材料

（二）印模托盘

1. 托盘的分类

印模托盘（impression tray）的种类很多，按照制作方法不同可以分为预制托盘和个别托盘；按照制作材料不同可以分为钢托盘、铝托盘、塑料托盘等（图 7-1-9）；按照形态可分为有孔托盘和无孔托盘。

（1）钢托盘：不锈钢托盘硬度较大，变形较小，可以高温消毒，反复使用，寿命长。但调改困难，表面光滑易脱模。

（2）铝托盘：形态稳定性好，价格低廉，既轻且软，可根据口内情况调改外形，可高温消毒后反复使用，寿命较长。但质软，容易导致种植印模过程中脱模困难。

（3）塑料托盘：一次性使用，可防止交叉感染，价格便宜。但材质软，在种植印模时精确性不足，托盘外形不合适时难以调改，易脱模。

（4）树脂托盘：又称个性化托盘或个别托盘，使用光固化树脂材料制作。硬度大，不易变形，可以在任意位置开孔，可以进行磨除调改，但制作过程复杂，只能一次性使用。

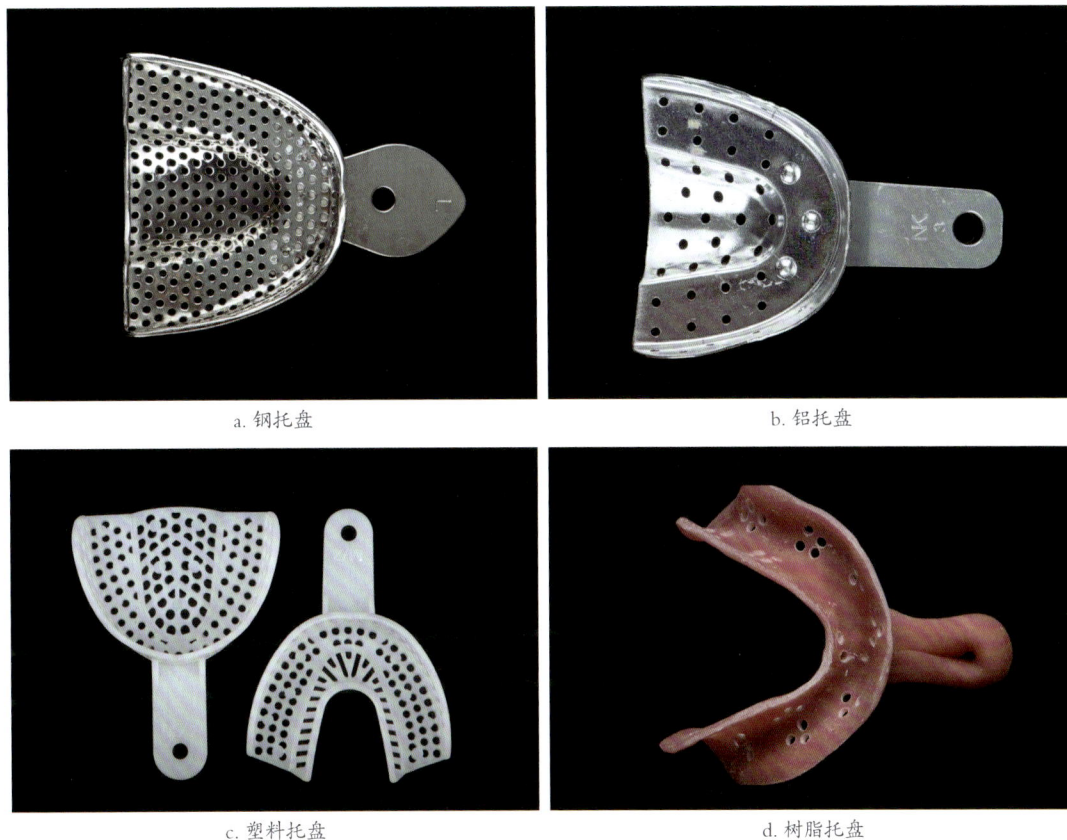

a. 钢托盘

b. 铝托盘

c. 塑料托盘

d. 树脂托盘

图 7-1-9 各类托盘工具

2. 托盘的选择

在印模过程中，选择合适的托盘是非常重要的一环。在制取种植印模工作模型时，临床中常使用硅橡胶和聚醚印模材料。这两种材料凝固后质地较硬，脱模时需要较大的拉拽力，如果托盘硬度不足，在脱位过程中可能产生轻度的不可复形变，从而造成印模误差。因此，一般建议在进行种植工作模型的制取时尽量选择钢托盘或硬质树脂托盘；而在非工作模型的藻酸盐印模制备时，则可使用以上所有托盘。

（三）转移体

转移体（transfer）是一种用于转移种植体在口内位置、轴向的印模工具（图 7-1-10）。根据其设计的不同，可以分为开窗式或闭口式、抗旋或非抗旋、种植体水平或基台水平。

不同种植系统都有其相应的转移体，且外形设计各不相同。此外，大部分种植系统中窄颈、常规（宽）颈的种植体都有对应直径的转移体。

几乎所有的转移体都可分为3个部分：①抗旋及倒凹部：为进入印模材料获得稳定性的部分，如印模帽或转移体本身的沟槽或倒凹、凸起等抗旋设计；②种植体/基台连接部：为口内与种植体或基台形成精确、稳定连接的部分；③固位螺丝杆：可将转移体与种植体或基台进行连接固位。

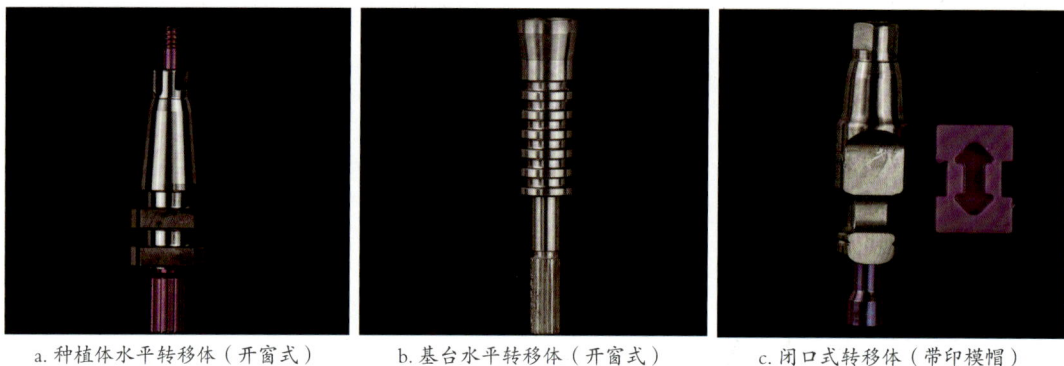

a. 种植体水平转移体（开窗式）　　b. 基台水平转移体（开窗式）　　c. 闭口式转移体（带印模帽）

图 7-1-10　转移体

（四）替代体

替代体（analogue）可在石膏工作模型中代替口内种植体或基台的空间位置和功能结构（图 7-1-11），其设计有两个特点：

（1）颈部具有与种植体或基台相同的直径和相似的平台/肩台连接结构，以保证替代体与转移体、基台或上部修复结构之间的连接就位方式完全一致。

（2）体部具有抗旋和倒凹结构，以保证其在工作模型内保持绝对稳定。

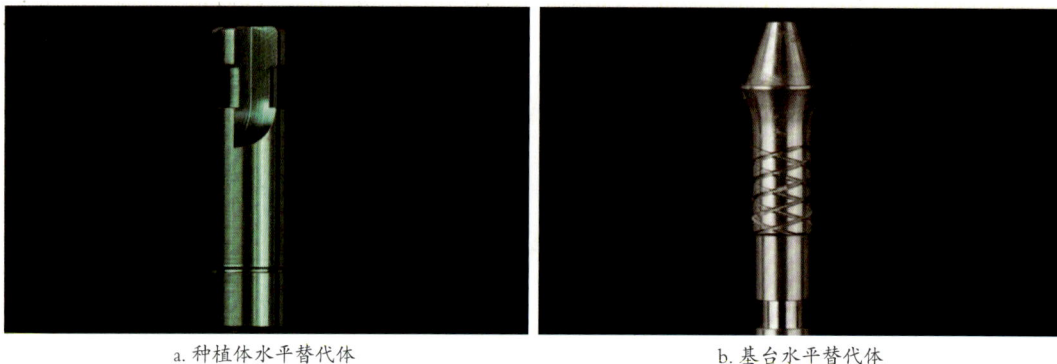

a. 种植体水平替代体　　　　　　　　　　b. 基台水平替代体

图 7-1-11　替代体

（五）人工牙龈

人工牙龈（artificial gingiva）是一种黏度较高的硅橡胶类口腔修复材料，其具有一定弹性和强度，可镶嵌于石膏模型表面模拟种植体周围的牙龈组织形态（图 7-1-12）。在制作种植修复工作模型时，除了需要用硬性石膏精确复制牙列的形态结构，绝大多数情况下都需要使用人工牙龈材料复制种植体颈部周围的牙龈软组织形态与穿龈轮廓。

人工牙龈可以从工作模型上反复取下和复位。当取下人工牙龈时，口腔技师可以检查基台与（种植体水平）替代体之间，或上部结构与（基台水平）替代体之间连接的密合程度；而当人工牙龈复位时，既便于选择合适穿龈高度的基台，又可在口外评估修复体就位后，在牙龈上方显露的临床牙冠长，以及龈缘受到基台和牙冠颈部挤压后可能发生的位置变化。一般要求人工牙龈在模型内不可侵犯邻牙空间，在深度上不得超过替代体颈部下方2 mm，否则会严重影响替代体在石膏模型中的固位与稳定性。

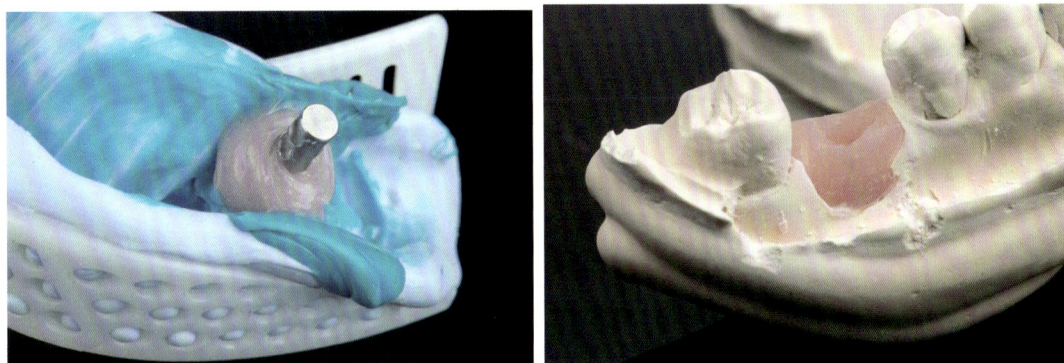

a. 印模上的人工牙龈　　　　　　　　　　　　b. 工作模型上的人工牙龈

图 7-1-12　人工牙龈

五、口内数字化扫描法的设备与配件

（一）口内光学扫描仪

口内光学扫描仪又称电子印模扫描仪，是指应用小型探入式光学扫描头，直接在患者口腔内获取牙齿、牙龈、黏膜等软硬组织表面三维形态及彩色纹理信息，并最终生成数字化三维模型。口内光学扫描仪是实现数字化印模的基础（详见第四章）。

（二）种植扫描杆

在数字化印模技术中，种植扫描杆（implant scanning body, ISB）是必不可少的基本配件。它的功能大致等同于传统印模法中的转移体，在口内连接种植体后通过 3D 光学扫描将种植体的位置转移、记录至数字化口腔模型中（图 7-1-13）。各个种植系统品牌都有原厂设计的扫描杆，一般不可通用。种植扫描杆的制作材料主要为聚醚醚酮和钛合金（表 7-1-4），通常由 3 部分组成：

（1）基部：为扫描杆连接种植体的部分。根据形态不同分为抗旋、非抗旋两种，内由中央螺丝固位以防止口内掉落和误吞。不同种植系统品牌的扫描杆，其基部接口各不相同。根据种植体直径大小不同，一般可将其分为常规颈和窄颈。

（2）体部：为扫描杆的穿龈部分。通常为圆台状，表面光滑，可减轻对牙龈组织的压力和对黏膜组织的不良刺激。

（3）顶部：为扫描杆穿出牙龈组织的部分。通常为圆柱状，表面粗糙，是被光学扫描仪探头识别的重要结构。为了使捕获的数据更精准，对顶部的设计尤为重要。例如，为了减少反光对数据捕获的影响，通常会在表面行涂层处理，从而减少反光率，使成像更为清晰；此外，采用顶部的双平面设计可使数据库对接更准确，头部的凹槽设计可令其在穿龈过深掩盖双平面时也能准确标记其位置。

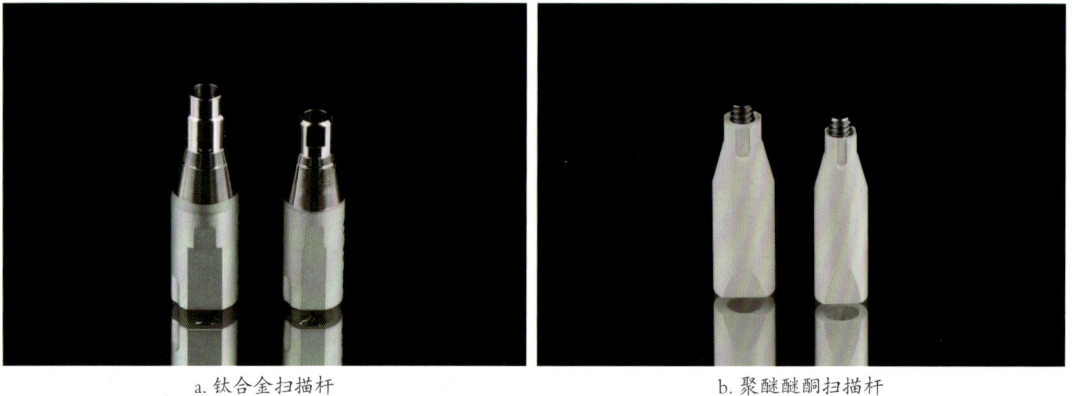

a. 钛合金扫描杆　　　　　　　　　　　　　　　b. 聚醚醚酮扫描杆

图 7-1-13　种植扫描杆（左右分别为窄颈和常规颈）

表 7-1-4　常见种植扫描杆的材料特点

材料	优点	缺点	用途
钛合金	密度小、精度高、强度大、可高温消毒反复利用、生物相容性较好	表面反光难被识别、误差大	常用作基部材料
聚醚醚酮	表面不易反光、抗菌、耐高温可反复高温消毒使用、稳定性高、生物惰性对软组织刺激小、无毒、质轻	强度低、易氧化、价格高	常用作顶部材料；强度不高，若作为基部材料容易变形，影响精度

第二节　传统种植印模制取的护理及配合

一、术前护理

（1）核对患者身份：包括姓名、性别、年龄、联系电话等。

（2）回顾患者治疗史：根据一期手术的数字化病历或门诊数据库记录，查询种植位点、二期牙龈成形时间、种植系统及型号。特别是当患者口内还存在近期植入的非潜入式愈合种植体时，不可误将带有愈合帽但未到二期时间的种植位点当作印模位点。

（3）术前评估：

①种植位点：二期牙龈成形位点的牙龈袖口愈合情况，愈合帽有无松动或脱落、有无瘘管或溢脓等。

②缺损空间：修复缺隙宽度、殆龈距离、对殆牙伸长情况、邻牙倾斜度。

③剩余牙列及牙周黏膜：张口度、牙弓宽度、余留牙松动度、邻牙牙体缺损、牙龈乳头萎缩及牙间隙的倒凹分布、口腔黏膜溃疡等。

④其他：种植体的角度和分布跨度，有无邻牙、邻近软硬组织的遮挡等。

（4）印模器械、耗材准备：

①耗材：一般耗材，如一次性口腔盘、口杯、防污膜、吸唾管、三用喷枪头、棉球（干、湿棉球）、冲洗针、凡士林；印模耗材，如蜂蜡、咬合蜡、牙科红蜡片（夏用）、咬合记录硅橡胶、印模材料（硅橡胶、聚醚、藻酸盐）、光固化流动树脂、丙烯酸树脂类材料（光固化暂基托）、硬塑料管（内径2 mm）。

②修复印模配件及器械：种植系统配套的螺丝刀、转移体、替代体、印模帽；托盘、低速直机、钨钢磨头、小弯钳；硅橡胶轻体输送枪及其配套枪头。

③其他：酒精灯、计时器、比色板、记号笔、光固化机、手持式光固化灯。

二、术中护理

（一）印模制备的医护配合

开窗式种植印模（硅橡胶）制取医护配合流程见表7-2-1。

视频7：传统种植印模的护理配合

表 7-2-1 开窗式种植印模（硅橡胶）制取医护配合流程

步骤	医生操作流程	护士配合流程
1	检查口内情况，沟通修复方案	核对患者身份，回顾患者治疗史； 对患者进行治疗前指导； 引导患者，做好椅位、器物准备； 为患者口周及口角涂抹凡士林
2	卸下愈合基台	螺丝刀栓牙线； 清理或更换愈合基台
3	冲洗牙龈袖口	准备无菌生理盐水冲洗针； 配合医生吸唾
4	安放转移体，旋紧固位螺杆	协助牵拉口角； 准备适当长度的硬塑料管（延长短的固位螺杆）
5	试托盘，托盘开窗，在开窗处铺设红蜡片	传递记号笔； 安装低速直机和钨钢磨头； 准备酒精灯及红蜡片

续表

步骤	医生操作流程	护士配合流程
6	填充牙间隙倒凹	准备蜂蜡或小棉球
7	制取工作印模	准备硅橡胶轻体输送枪，连接枪头，递予医生； 混合硅橡胶材料，放入托盘内； 计时 3 ~ 5 min； 及时吸唾，安抚患者紧张情绪
8	卸下固位螺杆，取出托盘	传递螺丝刀和小弯钳（取出固位螺杆）； 收取并整理转移体； 安抚患者紧张情绪
9	清理口腔，复位愈合基台	准备无菌生理盐水冲洗针； 传递清洁后的愈合基台
10	进行咬合记录，比色	准备咬合记录硅橡胶输送枪，连接枪头； 准备咬合蜡； 准备比色板，进行色号记录
11	结束	协助清理患者面部； 牙椅复位，协助患者起身； 整理用物； 交代注意事项，预约复诊时间； 清理印模，连接替代体，注射并修整人工牙龈，灌注石膏模型； 协助填写口腔模型技工单

（二）各类印模材料的临床注意事项

1. 藻酸盐类印模

（1）严格按照说明书推荐的水粉比例进行调和。

（2）藻酸盐类印模的工作时间短，快凝型凝固时间 1 ~ 2 min，常规型凝固时间 2 ~ 4 min，充分冲洗去除唾液等晾干后（印模表面光亮消失）尽快灌模。

（3）尺寸稳定性较差，缺水时收缩，吸水时膨胀，放置时间不可过长，应尽快灌制石膏模型。

（4）如不能马上灌制模型，印模应保存在塑料袋中（加2 ~ 4滴水）或用湿毛巾包裹。

（5）与石膏模型有良好的相容性和润湿性，在灌模前应用冷水冲洗印模表面的唾液和血液，然后消毒，防止唾液、血液对印模表面润湿性造成影响。

2. 硅橡胶类印模

（1）乳胶手套及潮湿环境会延长硅橡胶的内聚时间，而含滑石粉的乳胶手套会影响硅橡胶的完全聚合。因此，应使用一次性聚乙烯塑料薄膜手套或取下手套洗干净手，在干燥环境下操作。

（2）必须严格按硅橡胶印模材料厂家给出的调和比例，以免造成强度下降，影响取模精确性。

（3）在硅橡胶印模完全固化前，应固定好托盘，防止印模材料的弹性抬起托盘导致印模变形。

（4）硅橡胶的口内凝固时间为 3 ～ 5 min。

（5）加成型硅橡胶在凝固反应中具有疏水性，对口腔软硬组织润湿性较差，因此取模前应尽可能干燥牙面。

（6）硅橡胶印模可以用水进行表面的清洗。

（7）为了避免模型表面形成气孔，防止印模误差，应在至少 30 min 后灌注石膏模型。

（8）硅橡胶在凝固过程中的体积收缩率较低，尺寸稳定性好，延时或再次灌模对印模尺寸影响很小。

3. 聚醚类印模

（1）聚醚在凝固后质地较硬，柔韧性低，倒凹较大时印模取出困难。因此对于倒凹过大病例应注意消除倒凹，在取模前用蜂蜡或小棉球完全充填牙间隙。

（2）聚醚的口内凝固时间为 6 min。

（3）聚醚材料有良好的亲水性，且容易黏附于面部皮肤，因此在取模前应在口周皮肤涂抹凡士林。

（4）聚醚材料的尺寸稳定性好，可以取模 24 h 后灌模，干燥条件下可以在两周后再进行延期灌模。

（5）不能长期放置在潮湿、多水环境中，以免吸水后体积过度膨胀，因此印模在用水进行表面清洗后应尽快干燥。

（三）印模检查

在连接替代体并进行石膏灌模前，应对印模进行仔细检查。

（1）种植印模的目的在于精确转移种植体或基台在口腔内的三维空间位置，因此必须确保转移体被牢固包裹于印模材料内，不会发生明显的转动或摇摆。

（2）检查印模上的天然牙列是否完整，天然牙表面的细微结构是否清晰完整，有无较大的气泡，天然牙印模的颈缘部分是否连续。

（3）检查印模表面有无拉扯的痕迹，有无印模材料的破损或缺失。

（4）注意检查印模材料与托盘之间是否存在不易察觉的脱模。

（5）检查印模腔内是否存在血污或食物残渣等。

（四）安装替代体

将种植体替代体或基台替代体与转移体连接紧密，确保连接过程中以及连接后转移体位置不发生转动或位移。连接后检查替代体与转移体之间无缝隙，连接紧密可靠。

（五）灌注人工牙龈

（1）在替代体与转移体周围喷涂分离剂，稍等片刻后用气枪吹去多余分离剂。

（2）将人工牙龈材料用混合枪注入印模内相应部位，操作时枪尖应紧贴印模腔侧壁、围绕替代体与转移体周围行环形注射，范围以近远中向不影响邻牙形态、垂直向不影响替代体在石膏材料内的固位为标准。

（3）待人工牙龈材料完全固化后，修整其边缘及底面，以利于摘戴。

（六）灌注石膏模型

灌注石膏类模型一般使用超硬石膏，可以通过机器或手工调拌。不论哪种方法，均应严格控制水粉比，按照先水后粉的顺序精确称量取材后一次完成调拌，不应在调拌过程中再加水或粉。在模型材料要求的调拌时间内沿同一方向将材料调拌均匀，而后将调好的石膏浆从印模的高处向低处流注。注意控制流速，防止模型材料灌流过快造成空气无法排出而形成气泡。灌注过程中要用手工或振荡器进行振荡。模型材料的高度需高于替代体底部 1 ~ 2 mm，以免在模型修整过程中暴露替代体而影响精度。在模型远中部分，石膏应具有一定厚度，以避免形成薄弱边缘。灌模后应及时去除下颌模型舌侧多余的石膏材料。

（七）模型修整

超硬石膏模型的固化时间一般为 8 ~ 16 min，多数材料厂商推荐灌模半小时后脱模。脱模前应先在模型上用记号笔标记编号，以免在技工室流水制作过程中与其他模型混淆。修去托盘边缘的石膏，使印模边缘不被石膏包埋，然后松解转移体与替代体之间的固位螺杆，以柔和力量脱出模型。若印模材料为硬度较高的聚醚材料，为避免模型损伤可先将印模带模型整体从金属托盘中剥离，而后以锋利器具切分印模获得模型。脱模后，首先用石膏剪和雕刀工具修去咬合障碍点和黏膜反折外侧多余的石膏，修平模型底部；其后，调拌石膏材料注入成品橡胶托内形成模型底座，在其固化之前将模型置于底座之上，使两者形成整体。

（八）模型消毒

印模及模型消毒是技工室感染控制的重要环节。现有模型消毒方法包括化学试剂浸泡法、喷雾法、熏蒸法、紫外线照射法以及微波法等。由于模型须保持精确的形状和足够的强度，因而对于模型消毒方法的选择，不仅要考虑消毒方法对病原微生物的杀灭效果，还要考虑其对模型精度和表面性能的影响。药物熏蒸法消毒效果可靠，但操作需要特殊设备；微波法操作简单，但处理条件难于把握；化学试剂浸泡法、喷雾法及紫外线照射法是目前最常用的种植义齿模型消毒方法。

三、术后护理

取模完成以后，帮助患者进行口周清洁，完成技工沟通（设计）单填写，并向患者讲解注意事项及预约下次复诊时间。

四、护理评价

通过治疗和护理计划的实施，评价患者是否达到：①恐惧紧张心理减轻；②了解种植印模制取有关知识；③患者遵医行为良好，正确配合医师操作，未发生误吞误吸并减少恶心的发生。

第三节　数字化种植印模制取的护理及配合

一、术前护理

（1）核对患者身份：同传统印模法。

（2）回顾患者治疗史：同传统印模法。

（3）术前评估：同传统印模法。

（4）印模器械、耗材准备：

①常规准备：一次性口腔器械盘、棉球（干、湿棉球）、三用枪、牙线、防污膜、一次性铺巾、一次性纸杯、冲洗针、吸唾管。

②特殊用物准备：口内扫描仪、专用口扫头、种植螺丝刀、种植扫描杆、扭矩扳手（备用）、比色板。

二、术中护理

数字化种植印模制取医护配合流程见表 7-3-1。

视频 8：数字化光学印模的护理配合

表 7-3-1　数字化种植印模制取医护配合流程

步骤	医生操作流程	护士配合流程
1	检查口内情况，沟通修复方案	核对患者身份，回顾患者治疗史； 对患者进行治疗前指导； 引导患者，做好椅位、器物准备； 为患者口周及口角涂抹凡士林

续表

步骤	医生操作流程	护士配合流程
2	卸下愈合基台，进行对颌牙列及咬合关系的扫描	螺丝刀栓线，传递螺丝刀； 建档，输入患者基本信息； 保持袖口干燥清洁； 协助牵拉口角，保持照明； 安抚患者紧张情绪，保持患者头部静止
3	安放扫描杆，旋紧固位螺丝，进行扫描杆区域的记录	选择合适的扫描体备用； 复制工作侧牙列图像； 裁剪种植体区域； 安抚患者紧张情绪，保持患者头部静止； 协助检查光学印模完整性、准确性
4	卸下扫描杆	传递螺丝刀； 清理或更换愈合基台
5	冲洗牙龈袖口	准备无菌生理盐水冲洗针； 配合医生吸唾
6	复位愈合基台	传递螺丝刀及愈合基台
7	比色	准备比色板，记录色号
8	结束	协助清理患者面部； 牙椅复位，协助患者起身； 整理用物； 交代注意事项，预约复诊时间； 协助填写口腔模型技工单； 发送订单到技工室

三、术后护理

（一）数字化印模数据检查及发送

（1）完成数字化印模采集后，优化检查，检查牙龈袖口、邻牙邻接面是否采集完全，检查数字化印模上的天然牙列是否完整，表面细微结构是否清晰完整，模型是否存在分层。

（2）检查患者颌平面结构是否清楚、咬合是否跟患者口内咬合一致。

（3）检查扫描杆上标记点是否明显，是否穿出牙龈，以便于精准设计种植修复体。

（4）协助患者选择牙冠材料，完成技工沟通（设计）单填写并发送订单。

（5）嘱患者漱口，协助患者安全起身，向患者讲解注意事项，预约下次复诊时间。

（6）治疗结束后，分类处理使用过的器械及一次性用物、消毒椅位。

（二）数字化种植印模的影响因素

1.环境因素

基于光学原理的数字化印模系统进行口内扫描时容易受到外界光源环境的影响。Arakida 等在对不同光源强度及不同色温条件下数字化印模精度差异的研究中发现，外界光源越暗数字化印模精度越高，光源色温在3900 K时取得最高精度。综合临床实践需要，关闭牙椅灯光，在3900 K（黄色）、500 lux亮度时扫描可达到最佳精度。

2. 设备因素

（1）定期校准，扫描50 h（约13天）后，使用颜色校准装置重新校准印模仪。

（2）在开始采集前将扫描头装在印模仪上并将印模仪放回支架，让其预热约3 min。

（3）扫描模式、扩展扫描、切断、重新扫描和重叠程序。

（4）穿龈较深，普通扫描杆无法转移种植体三维位点。

（5）扫描杆外形，外形简单平坦较深纹路、倒凹、陡峭、尖锐、倾斜的表面能捕获更全的数据，这是由于光线无法到达相应的区域，使数据缺失，从而影响扫描结果。

（6）扫描杆材料对扫描数据也有影响，Nedelcu等的研究表明，钛对扫描精度影响最大，其次为树脂，氧化锆最小。

（7）扫描时粗糙表面比光滑表面更容易捕获到数据。

3. 操作员因素

（1）操作员经验，操作前评估患者口内经验不足、扫描技术欠佳。

（2）不同缺牙位置选择尺寸合适的扫描头进行扫描。

（3）重复扫描同一位置，图像叠加分层，数据模型误差增大。

（4）间断扫描，衔接处易分层，使数据模型误差增大。

（5）裁剪袖口挖孔时，角度需顺着扫描杆方向挖孔，否则偏离区域无法成像，数据扫描不完整；孔洞不宜过大，否则容易受到软组织干扰；孔洞不宜过小，否则扫描杆扫描不完全。

4. 患者因素

（1）头部移动、张口度小、舌体活动、唾液咽、反射较重等均会影响图像采集质量。

（2）口腔内牙齿菌斑、烟斑多。

（3）邻牙松动不稳定。

（4）连续缺失牙位，使扫描范围过大，新的一帧像素拼接时精度误差就会被逐渐放大，数据模型精度误差增大。

（三）数字化印模数据的管理

临床数据管理是口腔患者信息管理的一个重要组成部分。从患者第一次就诊的数据采集到后期修复种植印模的数据采集，每个环节都包含着大量的护理工作，因而数据管理内容复杂并涉及广泛。信息数据管理是为了有效开发和利用信息资源，以现代信息技术为手段，对口腔医疗采集数据进行合理规划、设计、控制和管理的实践活动。针对数字化印模数据的管理，目前主要采取两种管理方式：

（1）人工管理：设置专人管理，包括数据的收集、传递、储存等。

（2）计算机管理：利用计算机的大容量记忆和逻辑判断能力，可显著地降低护理工作负荷，如模型的人为储存，需耗费大量的时间与精力。计算机有效搜索可改变以往定期整理模型，使工作效率和护理工作质量显著提高。

第八章

种植修复戴牙的
护理及配合

经过种植修复印模、模型制备及口腔技工所的修复体制作，口腔种植的修复流程将进入最后一个阶段——种植修复体的口内置入，即"戴牙"。修复体的正确安装与种植义齿的长期健康稳定性也有着密切的关系，熟练、规范的医护四手配合将大大提升治疗的成功率，缩短椅旁治疗时间，减轻患者的心理和生理负担。

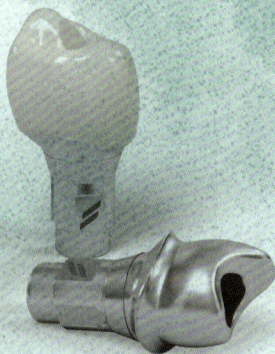

一、种植修复概论

（一）种植修复的治疗时机

完成种植体上部结构修复，恢复咬合、发音、美观和社交功能，是种植修复的主要目的。在临床上，以种植体的植入时间为基线，可将完成种植体上部结构修复的治疗时机分为4类：即刻修复、早期修复、常规修复和延期修复（表8-0-1）。

表 8-0-1　种植修复的四个时机

	即刻修复	早期修复	常规修复	延期修复
巴塞罗那共识研讨会（2002）	< 24 h	> 24 h < 3 ~ 6 个月	3 ~ 6 个月	> 3 ~ 6 个月
国际口腔种植学会（ITI）共识研讨会（2003）	< 48 h	> 48 h < 3 个月	3 ~ 6 个月	> 3 ~ 6 个月
欧洲骨结合学会（EAO）（2006）	< 72 h		> 3 个月（下颌）> 6 个月（上颌）	> 3 ~ 6 个月
Cochran 系统性评述（2007）	< 1 周	> 1 周 < 2 个月	> 2 个月	

（二）基台的分类及特点

1. 按基台材料分类

基台材料包括钛合金、金合金、氧化锆和氧化铝陶瓷等（图8-0-1）。与金合金基台相比，钛合金基台和氧化锆基台具有对种植体周围软组织更好的组织相容性，更利于维护基台周围软组织的稳定性。

当种植义齿颈缘部的牙龈黏膜厚度小于3.0 mm时，使用常规的钛合金基台可导致肉眼可见的颜色变化，即牙龈因透出基台的金属色而发灰（图8-0-2）；而氧化锆基台、具有氮化钛涂层的钛合金基台则不会造成牙龈颜色的改变，故常被选用于美学区种植修复病例。在目前的文献报道中，瓷基台与金属基台的存留率和并发症发生率是类似的。由于临床观察不足10年，因此仍需要长期的临床研究和随机临床试验研究予以证实。

2. 按加工方式分类

（1）预成基台：多适合于植入位点、轴向及深度均理想的美学及非美学种植修复病例。与个性化基台相比，预成基台的优势是制作周期短、效率高、成本低。预成基台可分为直基台和角度基台（图8-0-3）。

（2）个性化基台：适用于特殊情况下的个别病例需求。口腔技师能依据袖口形态、牙龈厚度、种植体植入角度和骀龈距高度，设计出个性化的基台穿龈轮廓、穿龈高度、角度和粘接部形态（图8-0-4）。在临床中，种植体植入不理想、穿龈轮廓过厚、骀龈距过高以及美学区种植修复中，常依靠个性化基台达成满意的上部修复目标。个性化基台的制作方法一般包括：传统失蜡铸造法、研磨基台法和 CAD-CAM 切削技术。

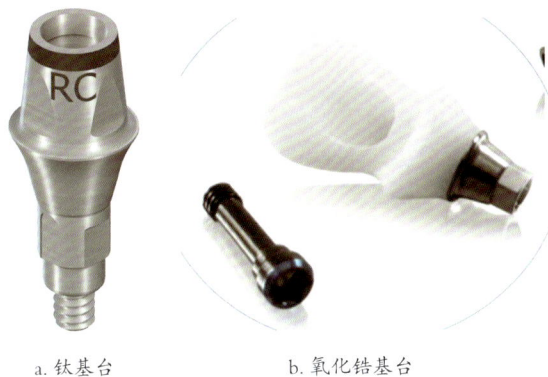

a. 钛基台　　　　　b. 氧化锆基台

图 8-0-1　基台材料

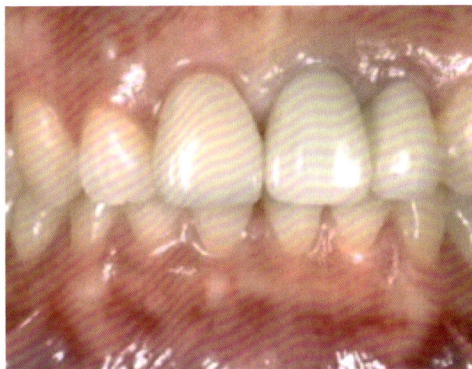

图 8-0-2　钛合金基台造成颈缘牙龈发灰

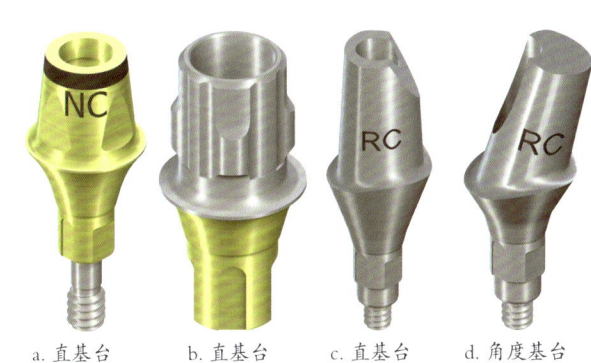

a. 直基台　　b. 直基台　　c. 直基台　　d. 角度基台

图 8-0-3　各类预成基台

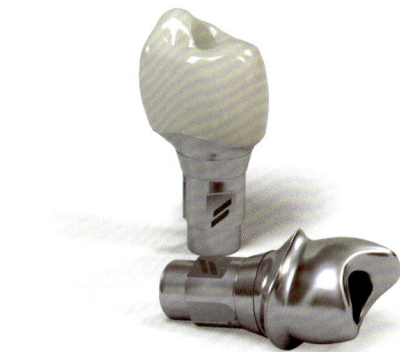

图 8-0-4　个性化种植修复基台

3. 按固位方式分类

（1）粘接固位基台：依靠牙科用粘接剂实现上部修复体固位的一类基台（图 8-0-5 a）。在种植修复病例中，粘接固位基台的临床应用比例一直较高。预制粘接固位基台有多种型号，如穿龈高度、直径、粘接部的高度、角度、抗旋或不抗旋等。粘接固位基台的内部有一根中央固位螺丝，通过种植体的内部栓道固定基台；不同种植系统的螺丝固位扭矩略有不同，一般为 25 ～ 35 N·cm。

一般情况下，粘接固位基台要求殆龈距大于 5 mm，否则可能因粘接力不足导致修复体脱位。粘接固位的缺点主要为粘接剂在龈沟内的残留，其可能导致种植体周围炎的出现，而正确的粘接流程可以最大限度地避免这种情况发生。

（2）螺丝固位基台：一类依靠连接螺丝实现与上部修复体固位的基台（图 8-0-5 b）。螺丝固位基台多为预制，其按照穿龈高度和角度可分为多种型号，其种植体连接部多为抗旋结构。一般来说，直角的螺丝固位基台与中央固位螺丝是一体的，而对于带角度的螺丝固位基台而言，中央固位螺丝则是独立可取出的。通过一定扭矩的加力，螺丝固位基台可先与种植体进行连接，然后通过外连接方式与上部结构进行连接，最后用另一根短而细的螺丝穿过修复体与基台顶部的栓道进行固位。上部结构的固位螺丝最大扭矩一般不超过 15 N·cm。

对于𬌗龈距小于 5 mm 的位点，可选择螺丝固位基台；此外，一般情况下适合粘接固位基台的病例，也同样可以适用于螺丝固位基台。然而，由于螺丝固位需要在连接螺丝的顶端进行开孔，可能影响修复体的外形和功能，故在前牙美学区应谨慎选择（注：若开孔位于前牙舌侧窝则不受影响）。

（3）附着体基台：多用于种植体固位／支持的覆盖义齿或赝复体，依靠摩擦、卡抱的作用实现修复体与基台的连接或固位。一般常见的附着体基台包括球帽基台、Locator（卡扣式）基台。

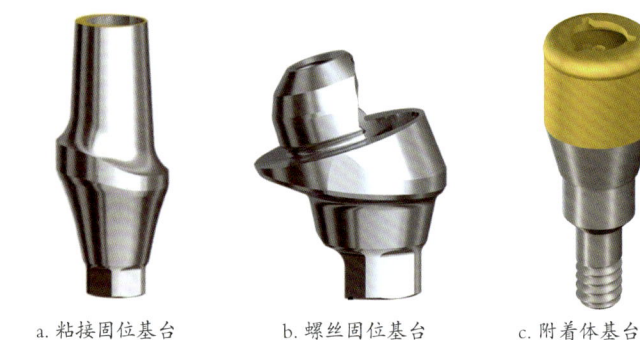

a. 粘接固位基台　　　b. 螺丝固位基台　　　c. 附着体基台

图 8-0-5　不同固位方式的基台

（三）修复体的分类

1. 按材料分类

（1）树脂修复体：临床常用的树脂材料为丙烯酸树脂材料，可通过 CAD-CAM 切削、3D 打印等数字化方式加工制作修复体，也可通过自凝的丙烯酸树脂材料充胶制作（图 8-0-6 a）。树脂材料具有轻质、耐腐蚀性良好、加工和成型的工艺性良好等优点，但其强度较差、易老化变形、抛光性不佳导致易有菌斑堆积，故仅常用于种植临时修复，如美学区种植后即刻修复的临时冠、桥，无牙颌或多颗连续跨牙弓缺失牙种植后即刻负重的临时桥架等，不建议用于永久修复体的制作。

（2）金属修复体：常用于种植修复空间不足时的永久修复体制作（图 8-0-6 b）。由于金属具有较好的机械强度及延展性，用于冠修复时，𬌗面厚度最薄可做到 0.5 mm，对种植修复空间要求相对较小。

临床常用的金属材料有贵金属合金（金合金、银合金、钯合金等）、钛合金、钴铬合金、镍铬合金等。常用的加工方法有 CAD-CAM 切削、3D 打印、铸造、锻造。其中钛合金还可用于修复空间重度不足时的一体冠螺丝固位修复体的制作。

（3）金属烤瓷修复体：金属烤瓷修复体由金属烤瓷粉和金属底冠两部分组成，兼顾陶瓷的美观性及金属的强度（图 8-0-6 c）。金属烤瓷材料与金属底冠材料之间，通过机械结合、物理结合、压力结合、化学结合 4 种形式进行结合，根据金属底冠材料的不同，可分为贵金属和非贵金属两大类。

（4）全瓷修复体：广义的陶瓷材料是以氧化物、氮化物、碳化物等制成的无机固体材料的总称（图 8-0-6 d）。其化学性能是口腔所有材料中最稳定的，长期在口腔环境中，能耐受唾液、微生物及各种食物的影响，不出现变质、变性。还具有良好的生物相容性，在口腔中使用安全、无毒，还可作为植入材料。美观性良好，压缩强度、硬度较高，耐磨性好，但拉伸强度、弯曲强度及冲击强度较低，脆性较高。如何解决全瓷材料质脆易折的问题仍是目前研究的重要课题。

临床常用的全瓷修复体材料有玻璃陶瓷、氧化锆陶瓷、氧化铝陶瓷等，常用的加工工艺有 CAD-CAM 切削、烧结、铸造，可用于种植永久修复冠、桥、桥架的制作。

（5）PEEK 修复体：聚醚醚酮（PEEK）是一种热塑性高分子材料，具有良好的稳定性、机械特性、耐腐蚀性，且易加工，可用于种植永久修复冠、桥及桥架的制作（图 8-0-6 e）。但其抛光性较差，易堆积菌斑及色素，用于永久修复体制作时需注意口内菌斑的控制。

（6）混合式修复体：常用于一段式螺丝固位修复体，由支架及上部修复部分组成（图 8-0-6 f）。常用支架的材料有钛合金、氧化锆全瓷、PEEK 等，上部修复部分常用的材料有树脂、烤瓷、全瓷等。可根据临床需求进行组合应用。

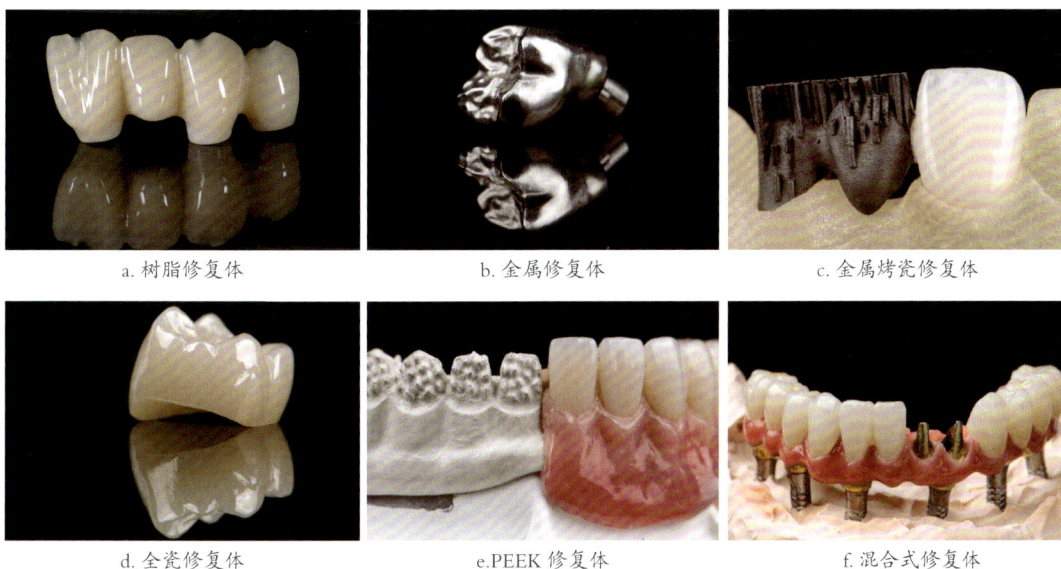

a. 树脂修复体　　　　　　　　b. 金属修复体　　　　　　　　c. 金属烤瓷修复体

d. 全瓷修复体　　　　　　　　e.PEEK 修复体　　　　　　　　f. 混合式修复体

图 8-0-6　不同材料的修复体

2. 按结构分类

（1）单冠 / 一体冠：可用于单颗牙缺失或连续缺失的单冠修复（图 8-0-7 a）。一枚种植体支持一颗牙冠，制作工艺相对简单，且方便长期维护。

（2）桥体/联冠：多颗牙连续缺失时，通常采用种植体支持式桥修复或者联冠修复（图8-0-7 b）。

（3）修复支架：常用于多颗牙连续缺失或无牙颌的螺丝固位修复（图8-0-7 c），美观、拆卸方便、易于维护，但临床操作及制作工艺复杂，对临床医生及技师均有一定的技术要求。

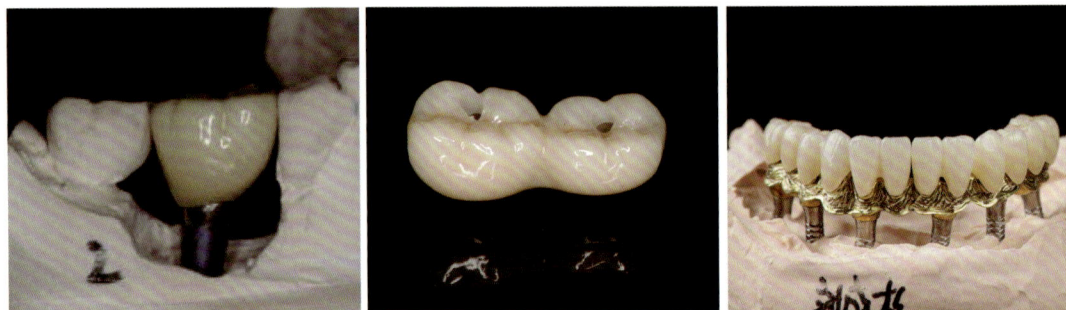

a. 单冠 / 一体冠　　　　　　　　b. 桥体 / 联冠　　　　　　　　c. 修复支架

图 8-0-7　不同结构的修复体

二、种植戴牙的椅旁流程

（一）模型检查

取出口腔技工室发来的模型及义齿，检查基台、中央螺丝、固位螺丝、口内基台转移导板是否完整，义齿的消毒包装是否破损。此外，还需着重检查冠桥形态、色泽、颈部边缘与肩台的密合性、修复体与对颌牙的正中咬合接触、触点是否紧密等情况。若有半可调或全可调颌架，还需检查修复体与对颌牙在前伸、侧方运动时有无早接触或殆干扰。若患者对义齿的颜色或形态不满意，需直接返工进行调整。

（二）基台口内就位

取出口内愈合基台，检查袖口健康情况。利用基台的唇侧标记（图 8-0-8 a）在口内逐一就位基台，按照种植系统的厂家要求，将基台中央固位螺丝紧固到预紧扭矩，吹干后用生胶带、光固化树脂等材料，封闭基台顶端的螺丝孔直至平齐；若技工所制备有口内基台转移导板（图 8-0-8 b），可利用其在口内快速安装基台，并检查基台是否完全正确就位（图 8-0-8 c）。若基台就位不良，则中央固位螺丝往往不能达到预定扭矩而导致基台的转动，需考虑袖口软组织或种植体颈部的骨阻挡。若患者在基台就位时诉压迫疼痛，可进行表面或局部浸润麻醉。

（三）修复体试戴

按压戴入冠桥，用棉球垫在殆面嘱患者咬合 3 min 左右，以排开牙龈袖口的阻力。随后，用牙线检查口内修复体的邻接触点（图 8-0-9）。若牙线能好通过触点但有一定阻力，说明与邻牙的接触关系良好；若牙线不能通过或阻力过大，则需用低速手机调磨义齿的接触点直至合适，然后对调磨区进行抛光；若牙线完全无阻力通过，则需用记号笔标记触点并将其返送回技工所进行加瓷，直至恢复正常邻接。

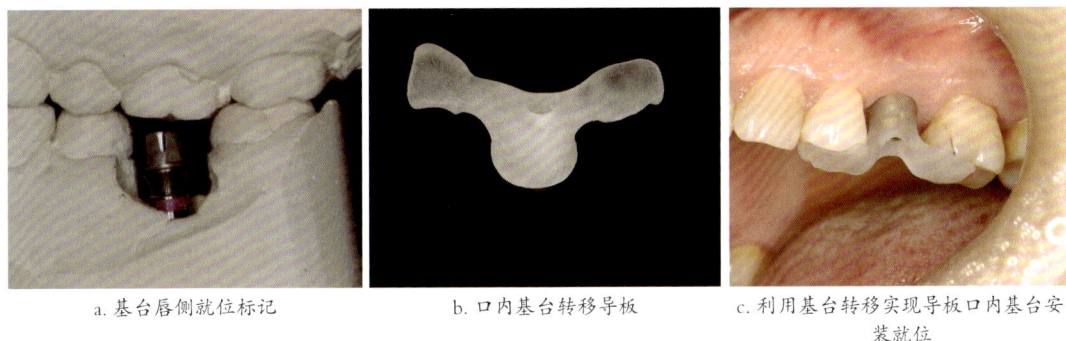

a. 基台唇侧就位标记　　　　　b. 口内基台转移导板　　　　c. 利用基台转移实现导板口内基台安装就位

图 8-0-8　基台口内就位

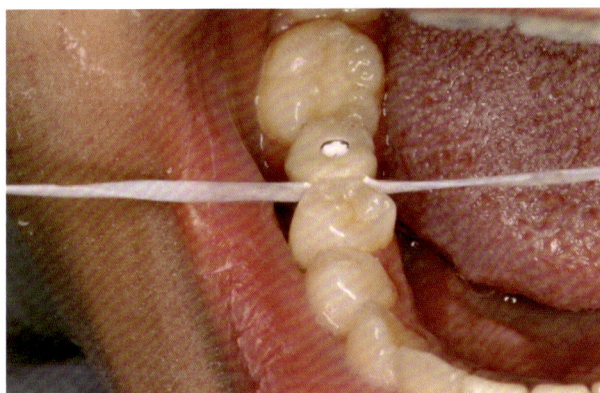

图 8-0-9　口内用牙线检查邻接触点

（四）基台—冠桥口内预粘接 / 就位

若为粘接固位基台，则可在基台孔洞内填塞生胶带，直接于口内行修复体预粘接，即临时粘接（注：如果就位道允许，且修复体殆面或舌侧窝备有开孔，可用永久粘接剂完成基台—冠桥的口外预粘接，再于口内进行中央固位螺丝的紧固连接）；若为螺丝固位基台，则直接于口内旋紧基台上方的固位螺丝，完成牙冠预就位。随后，可通过拍摄 X 射线牙片或口内探针检查，确认基台—冠桥是否精准就位。

（五）调整咬合面

使用咬合印迹法，在正中咬合位、前伸位、侧方位分别进行修复体及天然牙的咬合面检查和调改。

（1）调整正中咬合：100 μm 厚度的咬合纸，在正中咬合时应仅在功能尖和中央窝有咬合印记，牙尖斜对面的印记需进行调磨去除，以形成更合适的尖窝关系（图 8-0-10）。

（2）调整非正中咬合：在侧方咬合时，无咬合干扰印迹；在前伸咬合时需仅有前牙接触，且无咬合干扰；当尖牙为种植体时，需建立组牙功能殆。

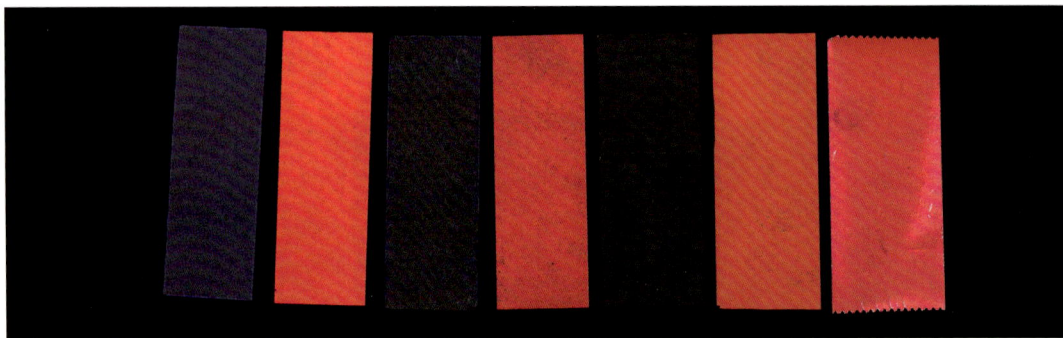

注：从左往右依次为 100 μm 蓝色、100 μm 红色、200 μm 蓝色、12 μm 金属、200 μm 红色、40 μm 红色

图 8-0-10 不同厚度及材质的咬合印迹纸

（六）修复体最终固位

完成殆面的检查、调磨后，需取出修复体在口外进行精细的打磨抛光，经酒精棉球消毒后，进入到修复体的最终固位阶段。对于粘接固位的牙冠，需要用拔牙钳隔着棉球或纱布将临时粘接的牙冠取下。

1. 粘接固位基台

酒精棉球消毒口内基台，在取出的牙冠颈部外侧边缘涂抹少许凡士林，口内袖口处干燥、隔湿，采用永久粘接剂（如玻璃离子水门汀、光固化树脂粘接剂等）完成口内粘接；用探针、牙线清理溢出的粘接剂碎屑。若牙冠殆面留有修理孔，清理修理孔内残留的粘接剂，光固化树脂封闭洞口，打磨抛光。

2. 螺丝固位基台

按照种植系统的厂家要求，将螺丝固位基台的中央固位螺丝紧固到预紧。在基台上方安装冠桥，拧紧上部固位螺丝至预紧扭矩。将生胶带置于螺丝孔内保护螺丝，用光固化树脂封闭螺丝孔。

（七）X 射线片就位检查

戴牙结束后，拍摄 X 射线牙片观察基台、修复体就位情况。若为粘接固位基台，需通过不透射影像确认基台边缘是否残留粘接剂碎屑。

三、戴牙的四手护理及配合

（一）戴牙前护理

1. 核对及病史回顾

（1）患者身份：依照预约记录核对患者的姓名、性别、年龄、电话。

（2）修复体：依照技工所加工单核对修复牙位、修复体材料、基台种类、种植系统、基台转移导板。

（3）健康史：了解患者近期全身状况和慢性病史，回顾用药史、发病史、手术史、

视频 9：种植义齿
戴牙的护理配合

月经周期、孕期等。

（4）口腔状况：了解患者近期有无口腔黏膜疾病、颞下颌关节紊乱、急性牙周炎、牙体牙髓疾病及口腔治疗史（如拔牙、根管治疗、牙周治疗）等。

（5）心理—社会状况：了解患者近期心理状况，对疼痛的接受程度，对上次手术的心理创伤情况。

2. 戴牙前的指导沟通

（1）告知患者治疗时长，须大张口配合。

（2）告知患者修复器械较小，容易滑脱掉入口内，治疗过程中请勿躁动。

（3）告知患者口内若有异物，不能盲目吞咽，需听从医生指令进行冷静处理。

（4）告知患者若有关节不适，须举手示意。

3. 戴牙前的准备

（1）椅位准备：根据患者的修复牙位，调整综合治疗椅的高度和靠背角度，协助患者舒适就座。为牙椅操控台和 LED 灯手柄贴上防污膜，安装一次性吸唾管、三用喷枪头，为患者佩戴治疗巾和防强光墨镜。

（2）器械及材料准备：准备好一次性口腔盘、一次性口杯、棉球（酒精棉球、干棉球）、修复螺丝刀、扭矩扳手、树脂充填器、咬合印迹纸（如 200 μm、100 μm、12 μm）、消毒生胶带、0.9% 生理盐水、5 mL 冲洗空针、光固化树脂、光固化灯、高速手机、慢速手机、金刚砂针、打磨器械、牙线、牙科粘接剂等（图 8-0-11）。修复用螺丝刀需用 20 ~ 30 cm 以上的牙线进行栓绑，以防口内滑落后发生误吞、误吸。

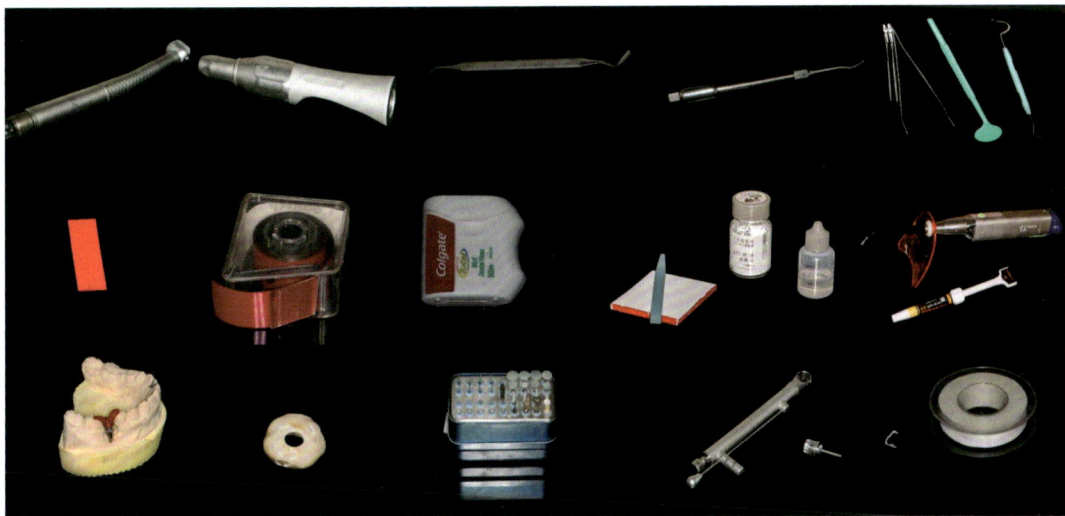

图 8-0-11　戴牙前的器械及材料准备

（二）戴牙中护理

按前述戴牙的临床步骤，在椅旁全流程协助医生完成种植义齿的安装。在四手配合中，应时刻注意调整 LED 灯照明，协助医生进行口角牵拉暴露、口内吸唾、干燥和器械传递等工作，同时做好患者的情绪安抚。下面以口内粘接戴牙（粘接固位基台）为例，介绍种植修复戴牙的四手护理配合流程（表 8-0-2）。

表 8-0-2 戴牙就诊过程中的四手护理配合流程（粘接固位基台）

医生操作流程	护士配合流程
1. 模型及修复体检查，患者口内检查	核对患者身份、修复体，回顾健康史、心理—社会状况、口腔状况； 对患者进行治疗前指导； 引导患者，做好椅位、器物准备； 螺丝刀栓牙线
2. 卸下愈合基台，冲洗袖口，安装修复基台	传递扭矩扳手、螺丝刀； 传递生理盐水冲洗针； 传递基台、口内基台转移导板
3. 试戴牙冠	传递牙冠、干棉球
4. 检查、调磨邻接触点	传递牙线； 协助医生紧压牙冠； 传递金刚砂针、砂轮
5. 封闭基台螺丝孔	传递生胶带； 传递水门汀充填器
6. 基台—冠桥预粘接，就位检查	传递凡士林； 调拌临时粘接剂； 传递干棉球（隔湿、咬合用）； 协助医生 3 min 倒计时； 传递牙线和生理盐水冲洗针； 传递探针 / 开具 X 射线牙片检查
7. 检查、调磨咬合面	传递各种咬合纸； 更换金刚砂车针、砂轮
8. 取下牙冠，口外抛光	传递拔牙钳、棉球 / 纱布； 传递安装好抛光轮的慢机
9. 消毒基台、牙冠，口内永久粘接	传递酒精棉球； 调拌永久粘接剂（如玻璃离子水门汀）； 干棉球隔湿； 协助医生 5 min 倒计时
10. 清理残留的粘接剂	传递探针、牙线； 更换金刚砂车针； 传递生理盐水冲洗针
11. 封闭螺丝孔	传递水门汀充填器、光固化树脂； 干棉球隔湿； 光固化灯固化树脂材料
12. 咬合面再次检查	传递咬合纸； 更换金刚砂车针； 传递安装好抛光轮的慢机
13. X 射线牙片复查	开具 X 射线牙片检查

（三）戴牙后护理

（1）用酒精棉球清洁患者面部，清理牙面上的咬合纸印迹。

（2）对患者进行戴牙后的健康宣教。

（3）整理牙科治疗台，清理医疗垃圾和污染的医疗器械。

（4）处理取出的愈合基台，在销毁愈合基台的台账上登记。

（5）对患者的戴牙情况进行修复登记。

（四）戴牙后的健康宣教

（1）戴牙后一周内，进食应由软到硬，由慢到快，逐渐适应。

（2）种植牙可以咀嚼正常硬度的食物，但由于缺乏牙周膜压力感受器，建议避免啃食硬骨、蟹腿、较韧的牛肉干等食物。

（3）牙菌斑堆积和牙结石的产生，均是造成种植体周围炎的主要原因，一定要坚持刷牙，清洁种植牙及相邻牙齿，定期洁牙。

（4）由于骨量和牙龈丧失，种植牙和天然牙接触部位解剖差异明显，可能出现食物嵌塞；在邻牙松动或伸长时该情况会加重。建议进食后，用软毛牙刷、牙线、冲牙器等清洁工具进行清洁（图 8-0-12、图 8-0-13）。

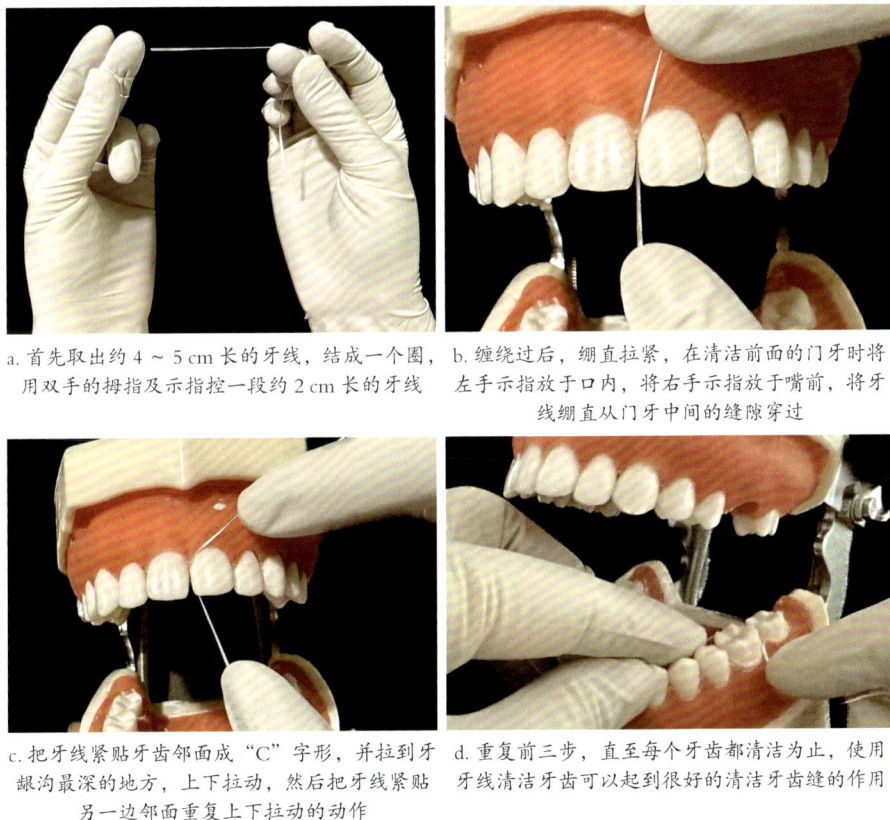

a. 首先取出约 4～5 cm 长的牙线，结成一个圈，用双手的拇指及示指控一段约 2 cm 长的牙线

b. 缠绕过后，绷直拉紧，在清洁前面的门牙时将左手示指放于口内，将右手示指放于嘴前，将牙线绷直从门牙中间的缝隙穿过

c. 把牙线紧贴牙齿邻面成"C"字形，并拉到牙龈沟最深的地方，上下拉动，然后把牙线紧贴另一边邻面重复上下拉动的动作

d. 重复前三步，直至每个牙齿都清洁为止，使用牙线清洁牙齿可以起到很好的清洁牙齿缝的作用

图 8-0-12　牙线的使用方法

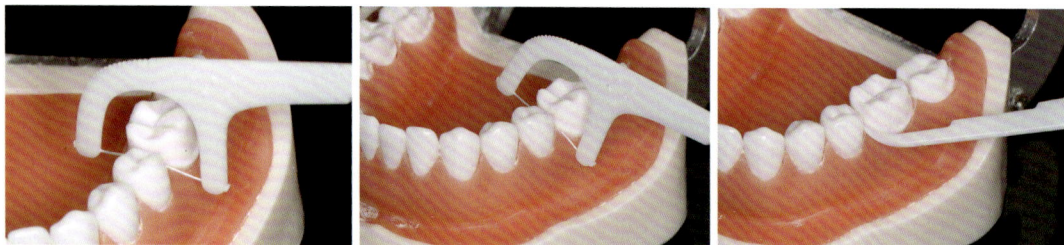

a.将牙线棒对准牙间隙，然后左右移动，慢慢滑进牙缝，不要强行压入，可能损伤牙龈

b.牙线紧贴其中一边牙齿邻面，轻轻上下拉动牙线清洁邻面，再紧贴另一面重复相同步骤

c.将牙线棒轻轻滑出牙间隙，遇到比较大的残渣可以用牙线棒的尾端进行清洁

图 8-0-13　牙线棒的使用方法

（5）如果种植体周围发生咀嚼疼痛，或牙龈红肿、出血、溢脓等情况，应尽快复诊处理。

（6）若牙冠出现松动、崩瓷等情况，应尽快复诊处理。

（7）建议患者戒烟，以防止吸烟影响种植体的成功率。对于无法戒烟的患者，尽量将烟量控制在 5 支 / 天。

（8）一般建议患者戴牙 3 个月和 1 年后进行复诊，以后每年复诊 1 次。

（五）护理评价

通过治疗和护理计划的实施，评价患者是否达到以下目标：①恐惧紧张心理减轻；②了解种植牙有关知识；③患者遵医行为良好，保持口腔清洁卫生，咀嚼效率提高，生活质量改善。

参考文献

[1] Hamid R.Shafie. 口腔种植体基台临床设计与制作指南 [M]. 崔广 , 译 . 北京 : 人民军医出版社 , 2016.

第九章

全颌种植修复的护理及配合

全颌种植修复作为现代口腔医学的一项重要技术，对于改善患者的生活质量具有重要意义。本章将围绕全颌种植修复的全过程，从基础知识讲解到护理配合，旨在帮助医护人员更好地服务于患者，更好地配合医生，确保治疗效果的最大化。

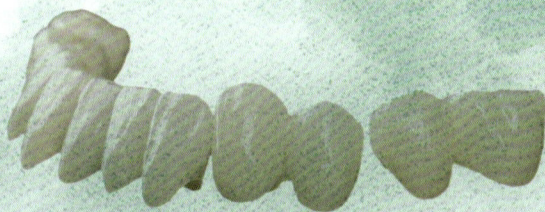

第一节　全颌种植义齿概论

牙列缺失患者在利用传统活动义齿恢复咀嚼、发音等功能时，常常会面临咀嚼功能不足、义齿稳定性差、自我形象自信下降等问题。全颌种植义齿可很好地解决上述问题，从而大大提高患者的生活质量。

一、全颌种植义齿的分类及特点

根据患者是否能够自行取戴，全颌种植义齿可分为种植覆盖义齿和全颌种植固定义齿两大类。

（一）种植覆盖义齿

种植覆盖义齿可由患者自行取戴。其上部结构与吸附性活动义齿大体相似，但会通过组织面的阴极附着结构与种植体上方安装的阳极附着结构（如球帽式附着体、卡扣式附着体、杆卡式附着体、切削杆式附着体、套筒冠附着体）进行连接。种植体可以将覆盖义齿受到的咀嚼力部分或全部传递至颌骨，并通过阴/阳极附着体之间的摩擦、卡抱力确保上部结构的稳定固位。按照附着体的不同，种植覆盖义齿可进行如下分类：

1. 杆卡/切削杆式覆盖义齿

杆卡/切削杆式覆盖义齿（bar attachment overdenture）是一种以种植体固位和支持为主的覆盖义齿类型，由种植体、基台、杆卡/切削杆式附着体、全颌义齿组成。制作铸造或切削的金属连接杆，通过粘接或螺丝固位方式就位于种植体上部的基台，并将相邻种植体进行坚固连接。在杆卡式覆盖义齿中，金属连接杆作为附着体装置的阳极（图9-1-1），固定于义齿组织面的塑料固位夹作为附着体装置的阴极（图9-1-2），覆盖义齿通过二者之间的摩擦和卡抱力获得稳定固位。

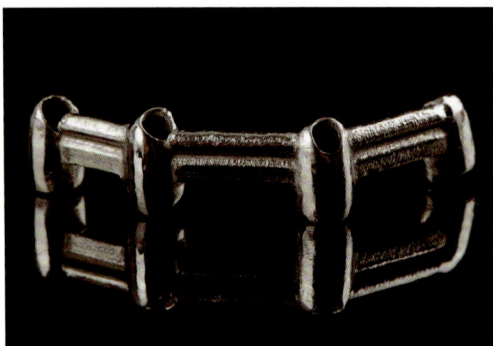

a. 杆卡式覆盖义齿的金属铸造杆　　　　　　b. 连接于口内基台上的杆卡

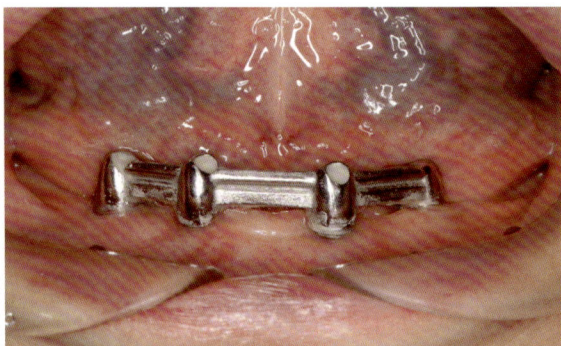

图9-1-1　附着体的阳极

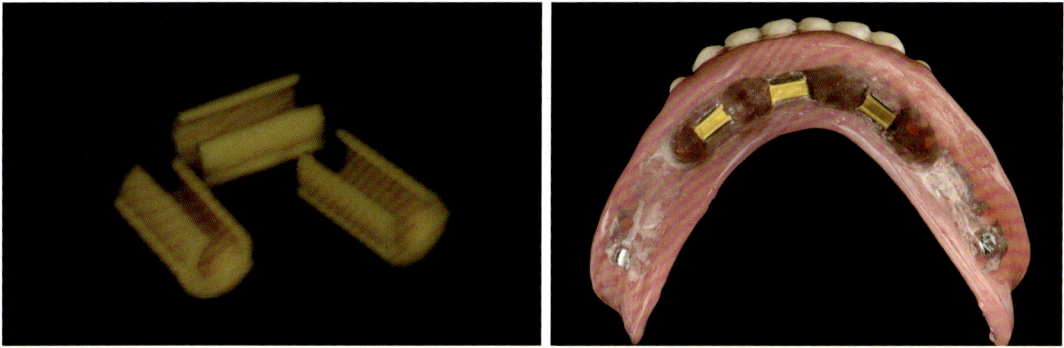

a. 成品的塑料固位夹

b. 杆卡式覆盖义齿的组织面

图 9-1-2 附着体的阴极

2. 球帽式覆盖义齿

球帽式覆盖义齿（ball attachment overdenture）是一种以种植体固位为主，种植体与牙槽嵴混合支持的覆盖义齿类型，由种植体、球帽式附着体、全颌义齿组成。种植体上方连接的球基台（ball abutment）作为附着体的阳极（图 9-1-3），固位于义齿组织面的固位环装置作为附着体的阴极（图 9-1-4），覆盖义齿通过二者之间的套叠获得稳定固位。其中，球帽附着体的固位环包括金属帽和环形塑料固位夹，后者嵌套于金属帽中，且一般配备有多种规格和颜色。需要注意的是，不同规格颜色的固位夹具有不同的卡抱力。

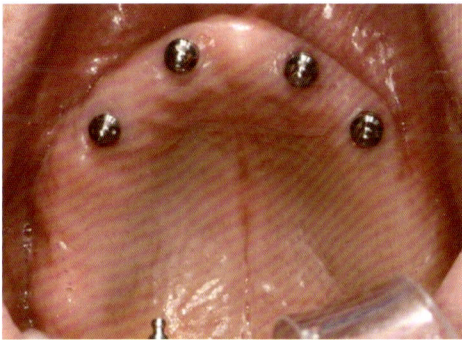

图 9-1-3 连接于上颌种植体的球基台

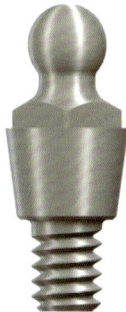

a. 球帽附着体

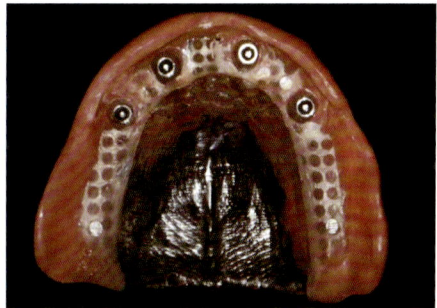

b. 球帽式种植覆盖义齿的组织面

图 9-1-4 附着体的阴极

3. 卡扣式覆盖义齿

卡扣式覆盖义齿（Locator attachment overdenture）是一种以种植体固位为主，种植体与牙槽嵴混合支持的覆盖义齿类型，由种植体、卡扣式附着体、全颌义齿组成。种植体上方连接的 Locator 基台作为附着体的阳极（图 9-1-5），固位于基托组织面的固位装置作为阴极（图 9-1-6），二者通过卡扣的形式获得覆盖义齿的稳定固位。与球帽附着体相似，卡

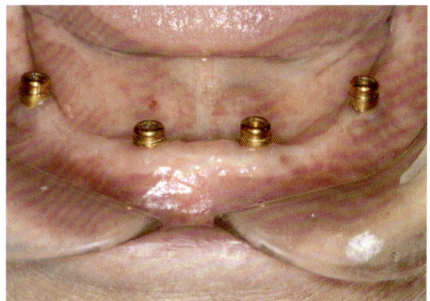

图 9-1-5 连接于口内种植体的 Locator 基台

扣式附着体的固位装置也包括一个金属帽和一个环形塑料固位夹。

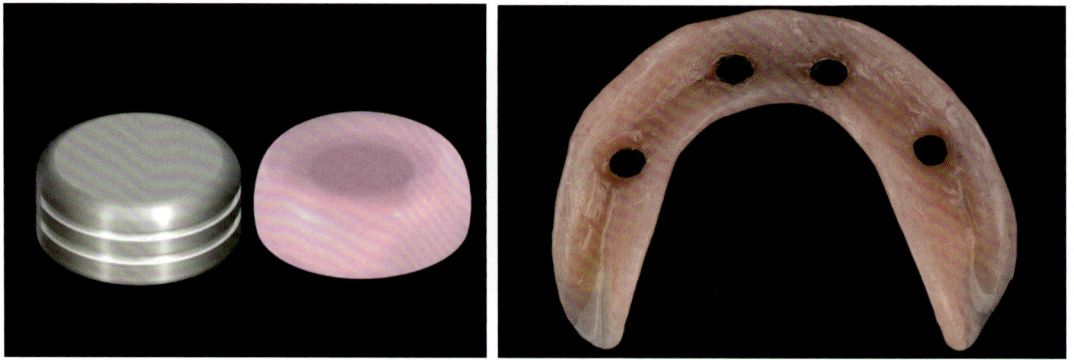

a. 卡扣式附着体的金属帽、环形固位夹　　　　　　b. 卡扣式种植覆盖义齿的组织面

图 9-1-6　附着体的阴极

4. 套筒冠覆盖义齿

套筒冠覆盖义齿（telescope overdenture）是一种以种植体支持为主的覆盖义齿类型，由种植体、基台、套筒冠附着体、全颌义齿组成。由固定于种植体基台上方的套筒内冠作为附着体的阳极（图 9-1-7），义齿组织面固位的套筒外冠作为附着体的阴极（图 9-1-8），依靠二者之间的摩擦力提供覆盖义齿的稳定固位。

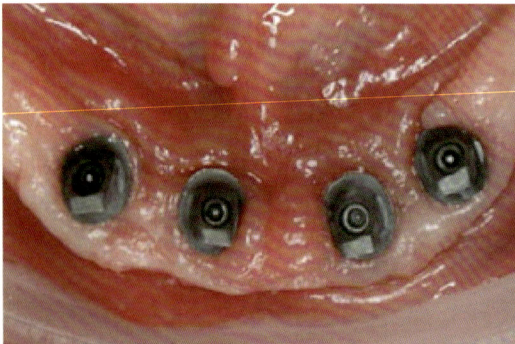

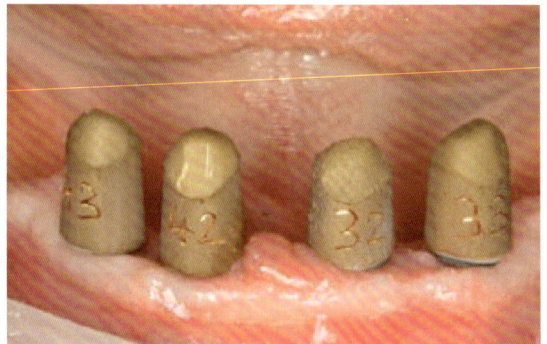

a. 口内基台　　　　　　　　　　　　　　　b. 连接于基台上方的套筒内冠

图 9-1-7　附着体的阳极

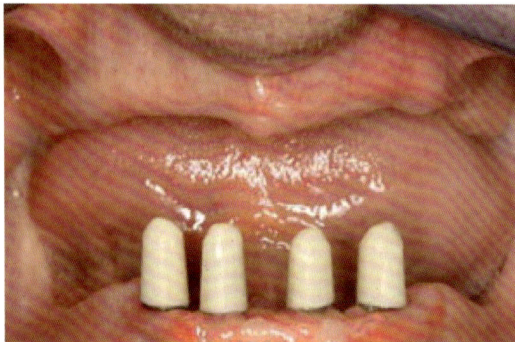

a. 套筒冠附着体的外冠　　　　　　　　　　b. 戴入口内的套筒冠覆盖义齿

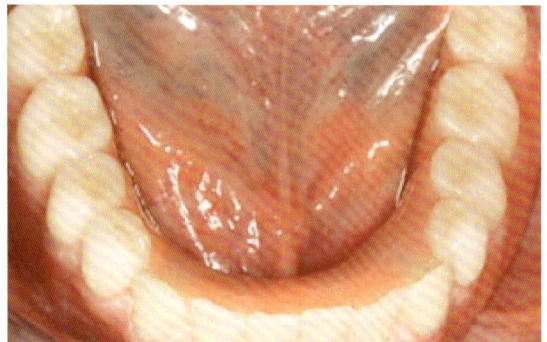

图 9-1-8　附着体的阴极

（二）全颌种植固定义齿

根据上部结构的固位类型，可将全颌种植固定义齿分为粘接固位和螺丝固位两类。两种类型的固定义齿均不能由患者自行取下，只能由口腔医生用脱冠器和螺丝刀进行拆卸。全颌种植固定义齿的咬合力均由种植体承担。

1. 粘接固位全颌种植义齿

粘接固位全颌种植义齿由上部结构配合粘接固位基台组成（图 9-1-9），前者一般包括若干个 3 ~ 6 牙位的短桥体/联冠（图 9-1-10）。粘接固位全颌义齿的优点包括：①单颌种植体数量为 6 ~ 10 枚；②上部结构（冠、桥修复体）的加工制作相对简单；③基台与冠、桥之间的粘接剂可缓冲咬合应力，从而可降低后期机械并发症的发生率。其缺点包括：①修复体不易拆卸，清洁维护较为困难；②粘接剂可能残留于龈沟，导致种植体周围炎的发生率增加；③不适用于牙槽骨发生严重垂直吸收的无牙颌病例。

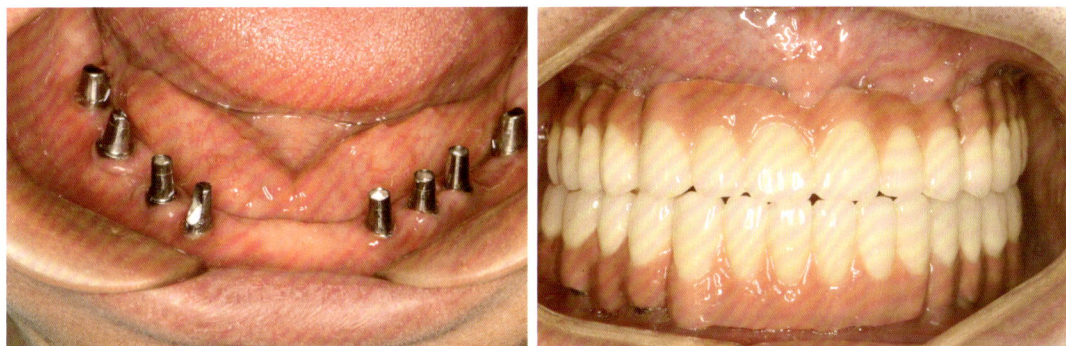

a. 口内的粘接基台（下颌）　　　　　b. 粘接固位的上下全颌种植义齿

图 9-1-9　粘接固位全颌种植义齿

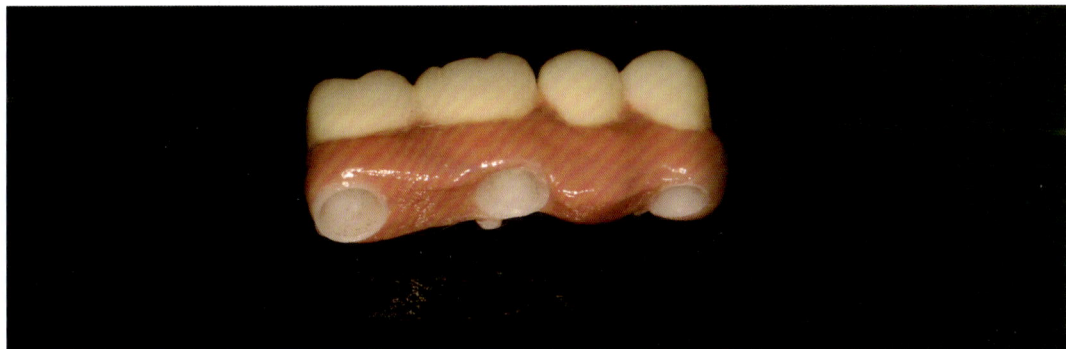

图 9-1-10　带有义龈的粘接固位桥体

2. 螺丝固位全颌种植义齿

螺丝固位全颌种植义齿由上部结构配合螺丝固位基台（复合基台）组成，修复体往往为一个整体桥架并通过螺丝固位方式与基台进行连接。螺丝固位全颌种植义齿上部结构的组成和材料种类较为复杂，临床常见的几种类别如下：

（1）热凝树脂义齿或 CAD-CAM 切削树脂义齿，主要应用于即刻负荷或临时修复，需要同时使用临时基底（图 9-1-11）。

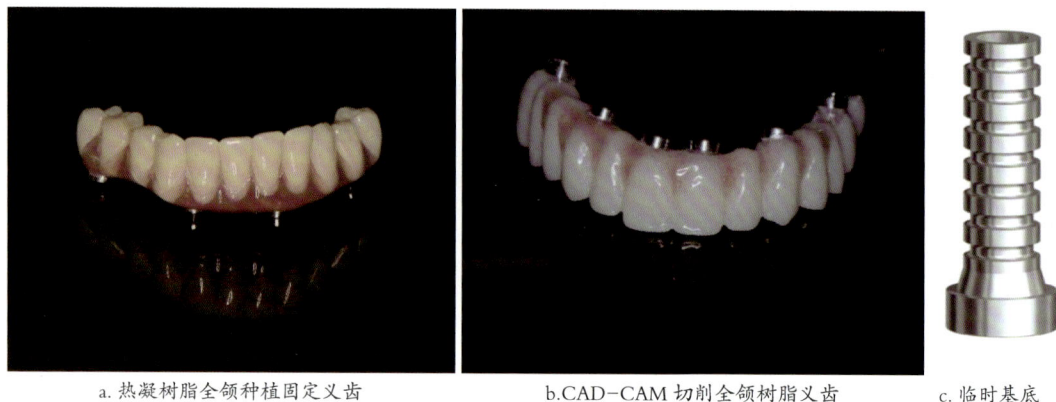

a. 热凝树脂全颌种植固定义齿　　　　b.CAD-CAM 切削全颌树脂义齿　　　　c. 临时基底

图 9-1-11　热凝树脂义齿或 CAD-CAM 切削树脂义齿

（2）全瓷固定义齿，以 CAD-CAM 全瓷切削桥架为基础，在其表面加以粉红色的义龈饰瓷和牙面饰瓷（图 9-1-12），偶用于最终修复体的制作。

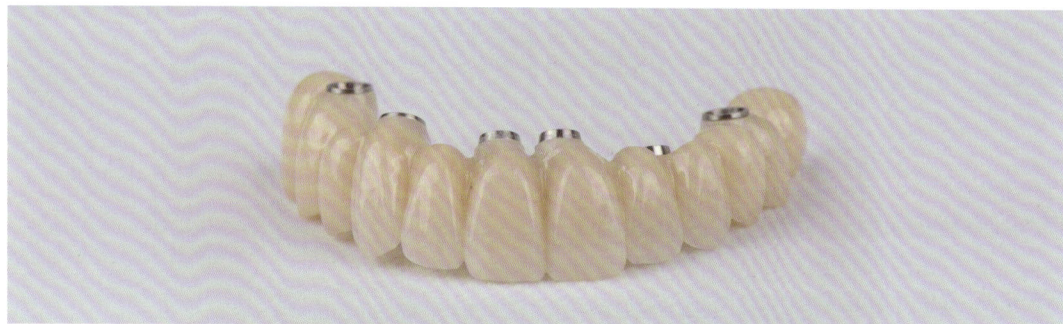

图 9-1-12　CAD-CAM 全瓷切削全颌种植固定义齿

（3）混合式全颌义齿，常用于临床最终修复体的制作：

① CAD-CAM 纯钛切削支架＋烤塑＋树脂冠，此类修复体的成本相对较低，目前临床最为常用（图 9-1-13）。

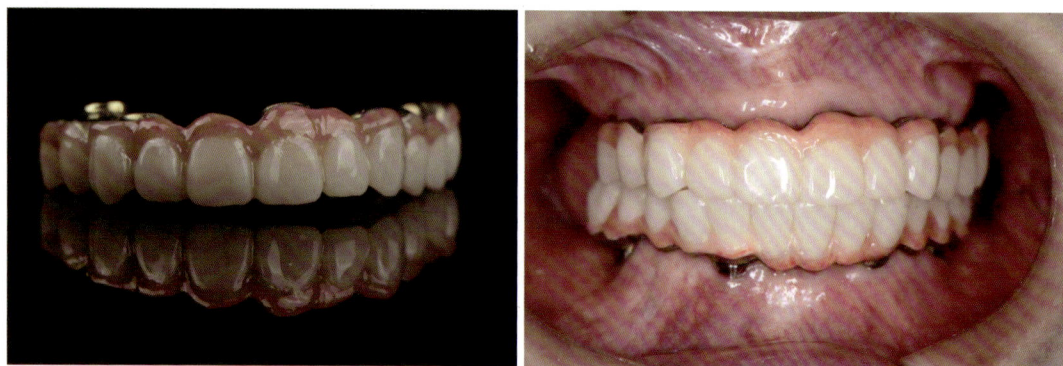

图 9-1-13　CAD-CAM 纯钛切削支架＋烤塑＋树脂冠

② CAD-CAM 纯钛切削支架 +CAD-CAM 全瓷 / 树脂切削固定桥，二者依靠粘接或摩擦力进行固定连接（图 9-1-14）。

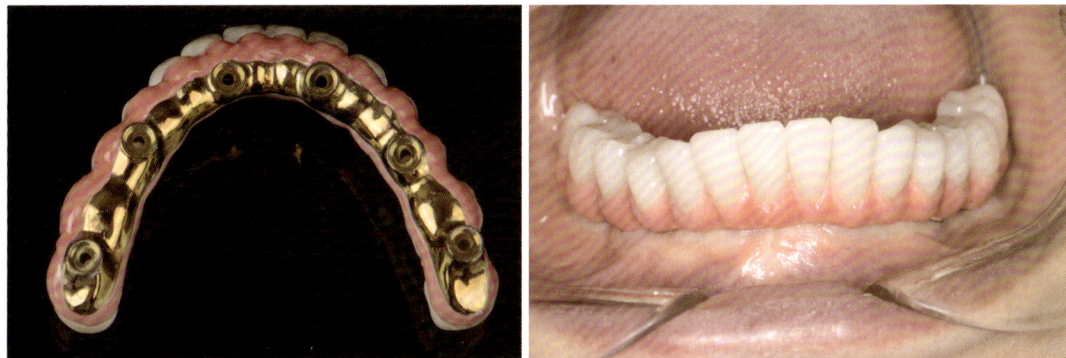

图 9-1-14　CAD-CAM 纯钛切削支架 +CAD-CAM 全瓷 / 树脂切削固定桥

③ CAD-CAM 纯钛切削支架 + 烤塑 + 全瓷单冠，此类修复体的成本最高，但义齿的强度和可承担的咀嚼应力也最大（图 9-1-15）。

螺丝固位全颌种植义齿的优点包括：①安装方便，不必担心粘接剂残留引发的种植体周围炎；②便于拆卸维护，可通过拧松复合基台上部的固位短螺丝取下修复体 / 支架；③适合于牙槽骨高度严重不足的无牙颌病例。其缺点也比较明显：①修复体支架的制作工艺复杂，加工成本较高，制作周期较长；②对医生取模的精准性、口腔技师制作的工艺均有很高的要求；③对修复空间的垂直高度有一定的要求；④由于修复体与基台之间无缓冲层，后期出现机械并发症的风险较高。

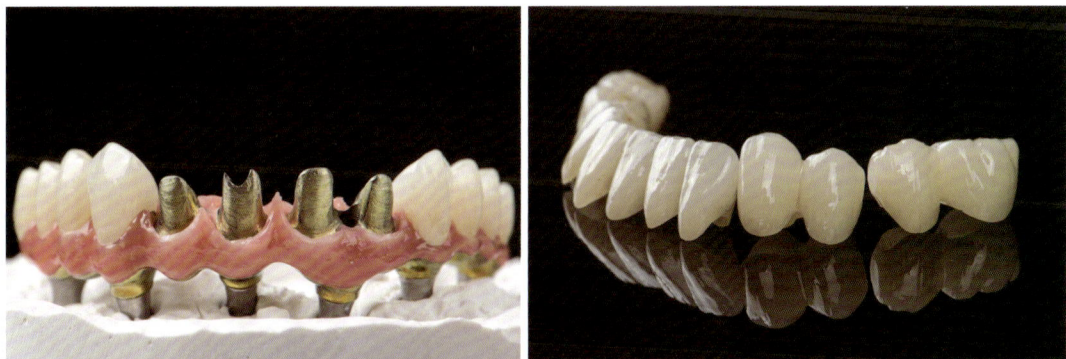

图 9-1-15　CAD-CAM 纯钛切削支架 + 烤塑 + 全瓷单冠

二、全颌种植义齿的常用基台

（一）粘接基台

在全颌种植义齿病例中使用的粘接固位基台与常规种植修复病例完全相同，也可分为冠用（抗旋）或桥用（不抗旋）基台、直角或角度基台、预制或个性化基台等。粘接固位基台不但可直接与粘接固位全颌种植义齿的冠、桥进行连接固位，还可与覆盖义齿中的杆卡、切削杆、套筒内冠等阳极构件进行连接固位。

（二）复合基台

在进行螺丝固位全颌种植义齿修复时，一般需要使用具有螺丝固位结构的复合基台。复合基台有多种直径、穿龈高度和偏转角度的规格，根据偏转角度，可将其分为直角复合基台和角度复合基台（图 9-1-16），而角度复合基台也有不同规格的偏转角度，如 0°、17°、30°、40° 等。种植体之间存在较大的轴向偏差时，使上部结构在各种植位点间获得良好的共同就位道。

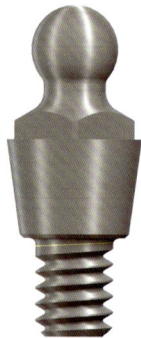

（三）附着体基台

当采用种植覆盖义齿进行全颌修复时，需根据附着体的类别选择不同的基台来提供固位。其中球基台（图 9-1-17）、Locator 基台（图 9-1-18）均属于种植覆盖义齿修复时所使用的附着体基台，这两类基台作为附着体的阳极构件，通过旋入种植体进行连接，同时依靠位于覆盖义齿组织面的阴性构件相互卡抱、摩擦实现义齿的固位。

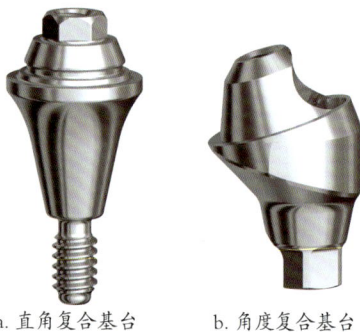

a. 直角复合基台   b. 角度复合基台

图 9-1-16　复合基台　　　　　图 9-1-17　球基台　　　图 9-1-18　Locator 基台

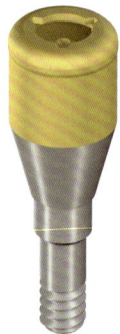

三、全颌种植义齿的修复特点

（一）修复周期更长

全颌种植义齿的修复诊疗程序一般较为复杂，诊疗周期较长（2 ~ 4 周），因此需要医—护—患—技师之间的密切配合。四手护士应对整个修复诊疗的程序了然于胸，配合医生对患者的模型和修复配件做好管理，并加强对患者的复诊管理，尽可能压缩修复诊疗周期。

（二）取模要求更精准

无论是全颌种植固定义齿还是覆盖义齿，其对取模精度的要求都比常规种植修复更高。在全口种植印模的各个环节，都应按照临床诊疗规范进行细心操作，以最大限度减少全颌修复模型的误差。

1. 获取更精准的种植体位置

对于全颌种植固定义齿而言，冠桥或桥架一般都会涉及 10 ~ 14 个牙位。由于双端的种植体间跨度较大，在脱模时各个转移体的脱位角度也不完全一致，这可能导致转移体在印模中发生不同程度移位，从而造成印模精度的下降。为解决此问题，目前临床主要依靠两种办法：①在取模前将所有转移体用废弃的金刚砂车针（或硬质钢丝）和 GC 自凝树脂进行刚性连接（图 9-1-19）；②采用口外摄影＋口内扫描技术，进行数字化的全颌种植修复印模（图 9-1-20）。

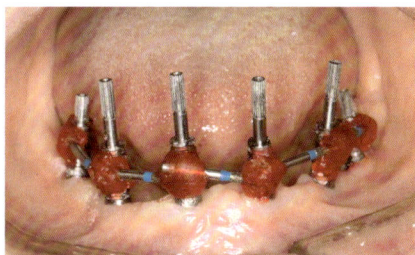

图 9-1-19　利用 GC 树脂和车针刚性连接转移体

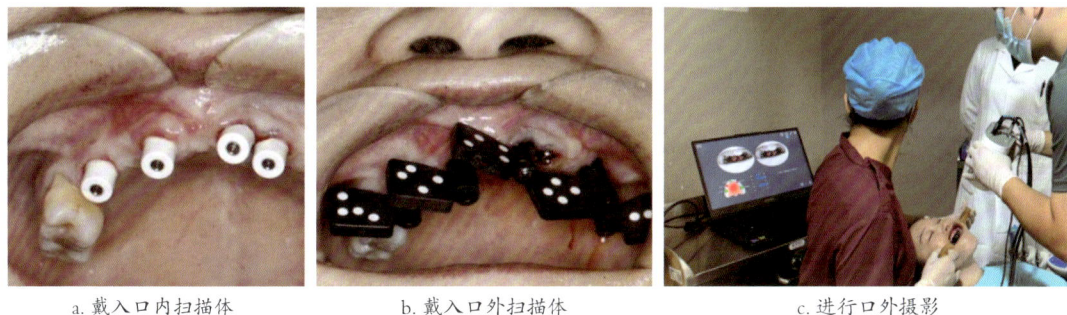

a. 戴入口内扫描体　　　b. 戴入口外扫描体　　　c. 进行口外摄影

图 9-1-20　全颌种植修复的数字化印模

2. 组织面形态复制更精准

无论是全颌种植固定义齿修复还是覆盖义齿修复，对牙龈组织面的印模准确性都有比较高的要求。对于全颌种植覆盖义齿而言，还需精准复制和确定义齿基托的边缘伸展范围。为了精准获取全颌种植修复患者的软组织面形态，建议采用二次印模法：

（1）初印模制备，采用预制托盘进行粗略取模，确定种植体位置及牙槽嵴软组织的大致形态。

（2）终印模制备，在初印模灌制的石膏模型上制作个别托盘（图 9-1-21），再运用个别托盘和轻体印模材料，进行终印模的精细制取（图 9-1-22）。

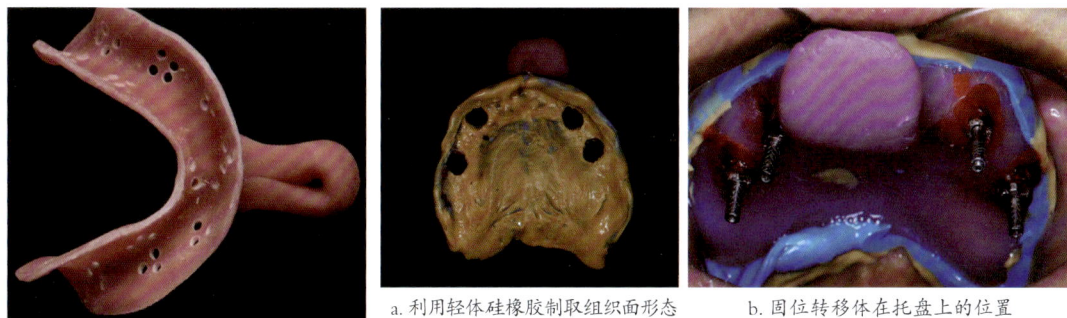

a. 利用轻体硅橡胶制取组织面形态　　　b. 固位转移体在托盘上的位置

图 9-1-21　全颌种植修复的个别托盘　　图 9-1-22　终印模制备

（三）颌位关系重建更复杂

由于长期缺牙及咬合关系丧失，可能导致患者颞下颌关节和颌位关系的不稳定。这就增加了全颌种植义齿进行修复和咬合重建的难度。为此，口腔医生需通过制作暂基托、蜡堤（图 9-1-23）、面弓转移、下颌轨迹记录（如哥特式弓）（图 9-1-24）、CBCT 扫描等方式，为患者重新获得稳定、适宜的颌位关系，确定髁突在关节窝内的正确位置。此外，通过诊断排牙、试戴诊断义齿等方法，不断评估调整患者的咀嚼、美观、发音及颞下颌关节状态。

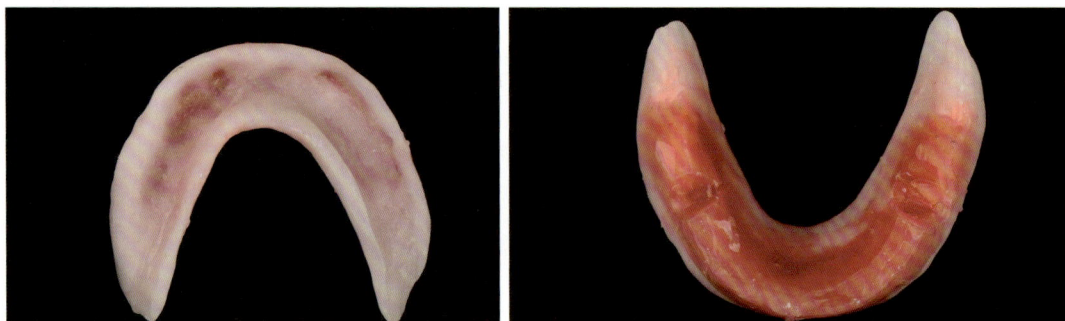

图 9-1-23 利用恒基托和蜡堤确定患者颌位关系

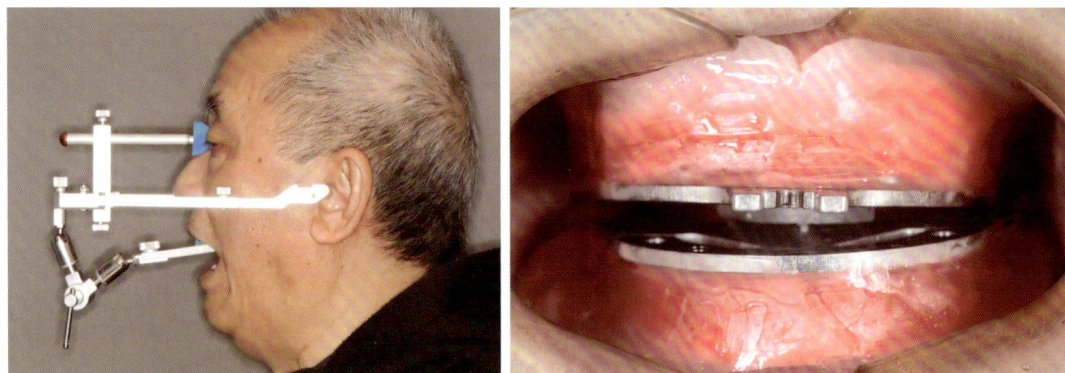

a. 口内面弓转移

b. 哥特式弓口内诊断

图 9-1-24 重新获得稳定、适宜的颌位关系

（四）咬合调整更精细

无牙颌种植修复患者缺乏天然牙周膜压力感受器，在行使咀嚼功能时需要重建组牙功能殆，以保护种植体周的骨组织健康；此外，重建后的殆平面与咬合状态是否能让患者的颞下颌关节适应，这些都是口腔医生在进行无牙颌种植修复时面临的巨大挑战。通过数字化面扫系统、半 / 全可调解剖颌架（或虚拟电子颌架）（图 9-1-25）、T-scan（图 9-1-26）、电子下颌轨迹记录仪（图 9-1-27）等数字化设备的临床运用（详见第九章第三节），口腔医生能够为患者重建出个性化、精细、健康的咬合关系。

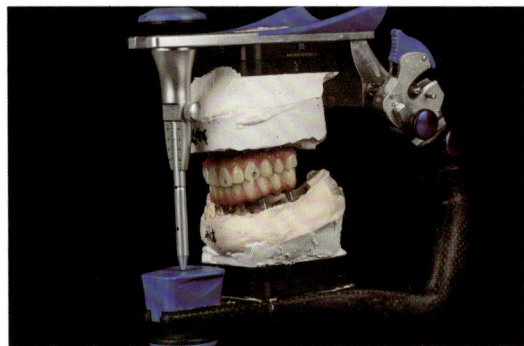

图 9-1-25 吉尔巴赫半可调颌架

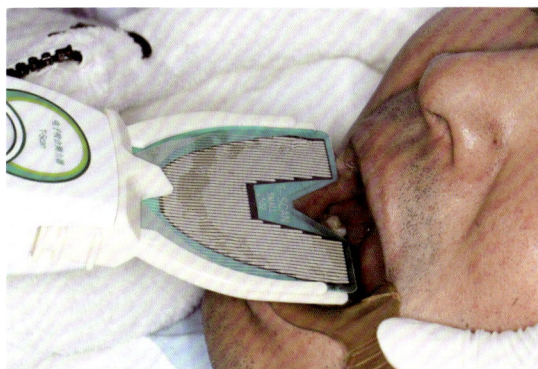

图 9-1-26　T-scan 咬合记录

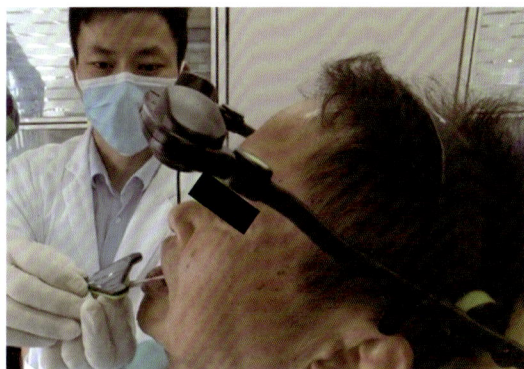

图 9-1-27　电子下颌轨迹记录仪的使用

（五）修复后随访更严格

佩戴最终修复体后，建议患者前三个月每月复诊，检查咬合及颞下颌关节情况；咬合及颞下颌关节稳定后，可每半年复诊。口腔卫生的检查及宣教在每一次复诊中都相当重要。

第二节　全颌种植修复的四手配合及护理要点

一、取模和石膏模型制备阶段

（一）临床操作要点

1. 核查与治疗前准备

治疗开始前核查患者身份，查询各牙位的种植体型号，做好修复器械（如转移杆、替代体、慢速手机等）和一次性耗材（如托盘、印模材料、GC 自凝树脂）的准备。

2. 转移杆和替代体的选择

在种植覆盖义齿和全颌种植粘接固定义齿的修复中，一般采用种植体水平的取模方式，所用到的修复配件与种植常规冠桥修复相同。对于全颌种植螺丝固位义齿的修复病例，则需采用基台水平的转移体和替代体（表 9-2-1，图 9-2-1，图 9-2-2）。四手护理人员需要熟悉临床常用种植体系统的基台水平转移体和替代体，掌握其特点、规格和型号，准确无误地做好修复治疗前的器械准备。

表 9-2-1　不同修复方式所对应的材料表

分类 / 项目	覆盖义齿	粘接固位	螺丝固位
转移体	种植体水平	种植体水平	基台水平
替代体	种植体水平	种植体水平	基台水平
刚性连接	需要	需要	需要
印模材料	硅橡胶 + 超轻体	聚醚	聚醚
托盘	个别托盘	常规 / 个别托盘	常规 / 个别托盘
人工牙龈	围绕替代体周	伸展到全部修复牙位	伸展到全部修复牙位

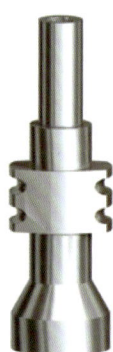

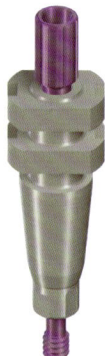

a. 基台水平转移体　　b. 种植体水平转移体

图 9-2-1　转移体

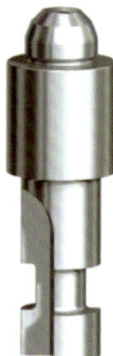

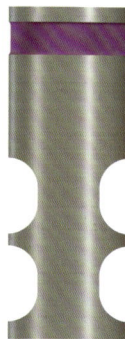

a. 基台水平替代体　　b. 种植体水平替代体

图 9-2-2　替代体

3. 转移体的刚性连接

在进行转移体的刚性连接前，四手护士需要准备好若干废弃的金刚砂车针或 1.5 mm 直径的硬质钢丝以及截断钳，此外还需准备 GC 自凝树脂、粘接剂小毛刷（图 9-2-3）。首先，协助口腔医生取下患者口内的愈合帽（或保护帽），并在口内连接转移杆；然后，协助医生在转移杆之间固定金刚砂车针或金属丝，用小刷将 GC 自凝树脂涂抹在转移杆与金刚砂车针（金属丝）的连接部位。

视频 10：传统印模转移杆刚性连接的护理配合

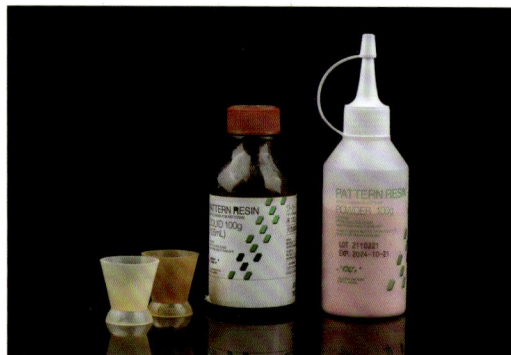

a. GC 自凝树脂

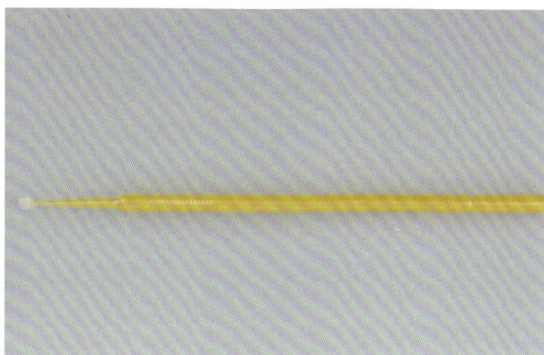

b. 粘接剂小毛刷

图 9-2-3　物品准备

4.印模材料的准备

为了保证全颌种植修复的印模精度，制备终印模时一般应选用聚醚等高强度的印模材料。在进行初印模或二次印模技术时，则需要采用加成型硅橡胶材料。在进行二次印模时，需使用高流动性的超轻体硅橡胶印模材料，以获得牙槽嵴软组织的精细复制。

5.人工牙龈的灌注

在全颌种植修复模型的制作中，人工牙龈的制备不仅要求体现各个种植体—基台周围的牙龈组织及袖口的形态，还应该体现整个牙弓嵴顶的软组织情况。全颌种植固定义齿要求人工牙龈伸展到所有后牙区修复体（包括远中悬臂端）涉及的牙位，种植覆盖义齿只需围绕种植体周围（图9-2-4，图9-2-5）。

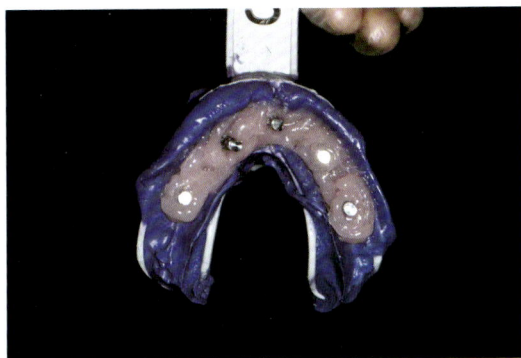

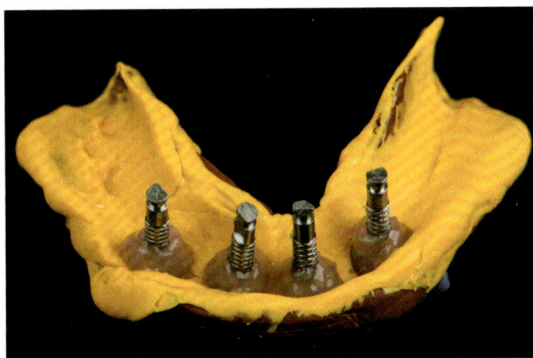

图 9-2-4　人工牙龈在全颌种植固定义齿印模中的伸展范围　图 9-2-5　人工牙龈在全颌种植覆盖义齿印模中的伸展范围

（二）器械、耗材准备

一次性口腔盘、干棉球、酒精棉球、高速手机、低速直机、车针盒、拴线螺丝刀、生理盐水冲洗针、托盘（成品托盘/个别托盘）、转移杆（基台水平/种植体水平）、废弃车针、GC树脂、小毛刷、记号笔、钨钢磨头、蜡片、酒精灯、聚醚（聚醚注射器）、计时器、含氯消毒液、人工牙龈。

（三）四手配合及操作要点

取模和石膏模型制备四手配合流程如表9-2-2所示。

表 9-2-2　取模和石膏模型制备四手配合流程

医生操作流程	护士配合流程
1.口内检查	为患者系好铺巾； 牙科治疗椅准备、器械耗材准备； 用凡士林棉签涂抹患者口角
2.螺丝刀拧下愈合帽（或保护帽）	传递拴线螺丝刀； 回收愈合帽（或保护帽），酒精或碘伏浸泡消毒
3.生理盐水冲洗袖口	传递生理盐水冲洗针
4.口内安装转移体	按牙位准确传递转移体； 传递拴线螺丝刀

续表

医生操作流程	护士配合流程
5. 利用废弃的金刚砂针或硬质钢丝，用 GC 自凝树脂进行刚性连接	拉钩牵拉口角，暴露转移体； 口内棉球隔湿； 传递并固定金刚砂针或硬质钢丝； 调拌 GC 树脂； 传递沾有 GC 树脂的小毛刷
6. 口内试戴（个性化）托盘	传递托盘； 记号笔标记转移体穿出位置
7. 托盘开窗★	连接低速手机及钨钢钻
8. 利用聚醚材料取模	调拌聚醚印模材料； 传递聚醚注射针管； 传递聚醚托盘，5 min 倒计时； 安抚患者情绪，吸唾
9. 取下托盘	传递拴线螺丝刀，备止血钳（可辅助用于拧松中央螺杆）； 安抚患者情绪，缓解咽反射
10. 冲洗、上愈合帽（或保护帽）	传递生理盐水冲洗针； 传递拴线螺丝刀、愈合帽（或保护帽）
11. 比色	传递比色卡，填写技工单
12. 诊疗结束	清理患者口内及面部； 清水冲洗托盘，含氯制剂喷洒消毒； 利用人工牙龈材料在整个牙弓以及转移体周围制备人工牙龈； 待人工牙龈干燥后，利用超硬石膏材料灌注模型，加底座； 收拾整理用物，消毒牙椅管路、牙椅表面，医疗垃圾分类处理； 将石膏模型送往加工所

★ 若为个性化托盘，省略步骤 7。

（四）术后护理要点

（1）强调应注意愈合帽（或保护帽）的清洁，建议患者用软毛牙刷轻轻刷表面，切勿用力过猛引起软组织损伤。

（2）告知患者愈合帽（或保护帽）存在松动可能，若出现松动或脱落应及时就诊。

（3）嘱患者进食稀软的食物（如面条、粥糊等）。

二、颌位关系记录和转移阶段

（一）颌位关系的重建方法

全颌种植修复患者的颌位关系记录、转移的常用方式有临时义齿转移法、标准蜡堤法两种。

1. 临时义齿颌位关系转移法

对于术后进行即刻负重的全颌种植固定修复的患者，最终修复时患者已获得较为稳定的颌位关系，可以利用即刻负重的临时义齿作为颌位关系转移工具，临时义齿转移颌位关系四手配合流程如表 9-2-3 所示。

表 9-2-3　临时义齿转移颌位关系四手配合流程

医生操作流程	护士配合流程
1. 清理口内临时义齿	三用喷枪干燥口内牙齿
2. 咬合硅橡胶记录咬合关系	传递咬合硅橡胶； 协助牵拉口角、吸唾； 0.5 min 倒计时（咬合硅橡胶凝固）
3. 利用面弓、𬌗叉转移上颌颌位关系	传递𬌗叉、咬合记录硅橡胶或烫软的红膏； 0.5 min 倒计时（硅橡胶或红膏凝固）； 传递面弓，协助医生安装面弓； 传递印有咬合记录的𬌗叉及万向关节，协助医生固定面弓、𬌗叉、万向关节
4. 拆卸面弓及万向关节、𬌗叉	协助医生松解面弓与万向关节之间的螺栓； 接过固定的万向关节与𬌗叉并妥善放置； 用消毒湿巾给面弓消毒
5. 拆卸种植临时义齿	传递高速手机以及金刚砂车针； 传递拴线螺丝刀、扭矩扳手； 准备干净容器装入种植临时义齿（注：螺丝固位义齿需妥善保管固位螺丝）
6. 冲洗袖口，安装愈合帽（或保护帽）	传递生理盐水冲洗针； 传递拴线螺丝刀、愈合帽（或保护帽）
7. 诊疗结束	告知患者，临时义齿需待上颌架确认颌位关系后再返还，届时再预约重新戴牙； 清理患者面部及口内； 填写加工设计单； 妥善收纳保管临时义齿、硅橡胶咬合记录、𬌗叉及万向关节，避免在运输过程中发生丢失、变形； 将临时义齿、咬合记录、面弓送往加工所； 收拾整理用物，消毒牙椅管路、牙椅表面，医疗垃圾分类处理

2. 标准蜡堤颌位关系记录法

对于术后未进行即刻负重的全颌种植固定修复或未进行活动过渡义齿修复的全颌覆盖义齿修复的患者，在进行最终修复时，未能提供稳定颌位关系，则一般会采用标准蜡堤法进行颌位关系的记录和转移，标准蜡堤重新记录颌位关系四手配合流程如表 9-2-3 所示。

（二）器械、耗材准备

1. 临时义齿颌位关系转移法

咬合记录硅橡胶（或红膏以及热水）、计时器、面弓、𬌗叉、万向关节、高速手机、金刚砂车针、螺丝刀、扭矩扳手、生理盐水冲洗针、保护帽（或愈合帽）

2. 标准蜡堤颌位关系记录法

模型钳、11# 刀片、刀柄、酒精灯、蜡刀、雕刀、蜡片、直尺、𬌗平面规、垂直测量尺、咬合记录硅橡胶、面弓、万向关节、殆叉、义齿基托材料、调拌杯及调拌刀（或光固化树脂片及光固化灯）、凡士林、直机、钨钢磨头。

（三）四手配合及操作要点

临时义齿转移颌位关系四手配合流程如表 9-2-3 所示，标准蜡堤重新记录颌位关系四手配合流程如表 9-2-4 所示。

表 9-2-4　标准蜡堤重新记录颌位关系四手配合流程

医生操作流程	护士配合流程
1. 修整模型	传递模型钳及 11# 刀片； 传递铅笔（画出暂基托边缘线）
2. 制作暂基托	点燃酒精灯，并传递蜡刀、蜡片（填倒凹）； 传递凡士林分离剂、调拌义齿基托材料（模型上制作暂基托）； 传递慢速手机、钨钢磨头（打磨暂基托的锐边）
3. 蜡堤的制作： 参考石膏模型，整塑蜡堤； 用热蜡刀粘固蜡堤底部与暂基托，切除蜡堤过长部分； 测量并调整蜡堤宽度	将蜡片在酒精灯上烤软，反复折叠卷成 8～10 mm 厚度的蜡条，传递给医生； 提前加热蜡刀，传递给医生； 传递直尺； 准备蜡片及酒精喷灯 调整患者体位； 传递殆平面规； 传递加热蜡刀
4. 确定口内殆平面★： 将上颌暂基托—蜡堤戴入口内； 在上颌蜡堤的面中线处标记刻痕	调整患者体位； 传递殆平面规； 传递加热蜡刀
5. 面弓记录与转移： 在上颌暂基托—蜡堤上制作固位槽★； 将咬合记录硅橡胶打在殆叉上； 将殆叉按于口内上颌牙列（或上颌蜡堤）； 口内安装面弓； 拆卸面弓关节	传递加热蜡刀； 传递大小适合的殆叉，递咬合记录硅橡胶； 0.5 min 倒计时； 传递面弓、殆叉及万向关节，协助医生拧紧各个关节螺栓； 协助医生松解面弓关节，完整保留万向关节与殆叉； 上颌架； 消毒湿巾消毒面弓
6. 口内试戴上 / 下颌暂基托—蜡堤，确认垂直高度； 测量并调整患者的息止颌位的垂直距离； 检查调整唇侧丰满度	传递垂直测量尺； 准备加热蜡刀、蜡片及酒精灯
7. 直接咬合法记录水平关系； 在下颌蜡堤刻 V 型槽； 硅橡胶咬合记录	传递加热蜡刀； 传递咬合记录硅橡胶
8. 检查咬合记录	交代注意事项； 嘱患者下次就诊时间

医生操作流程	护士配合流程
9.诊疗结束	清理患者面部及口内； 填写加工设计单； 妥善收纳保管暂基托—蜡堤、硅橡胶咬合记录、拾叉及万向关节，避免在运输过程中发生丢失、变形； 将修复模型、修复材料、面弓和咬合记录送往加工所； 收拾整理用物，消毒牙椅管路、牙椅表面，医疗垃圾分类处理

★注：若上颌为天然牙列，此步骤省略。

（四）术后护理要点

同前所述。

三、修复义齿的试戴阶段

（一）临床评估及操作要点

1.印模精度检查

在完成最终修复体制作前，通过口内试戴树脂切削临时义齿（仅限于全颌种植固定义齿）或永久/临时修复支架（如铸造杆卡、切削杆或全颌固定义齿支架），可以检查出修复印模的制备精度。如果印模转移稍有偏差，则在戴入临时冠桥或修复支架时会面临就位不良或主动就位的问题（图9-2-6 a）。此外，如果戴入的修复支架是X射线不透射的金属或氧化锆材料，通过拍摄X射线全景片可以检查其是否存在就位不良的情况（图9-2-6 b）。若存在精度不足的情况，则需要重新进行全颌种植印模制备。

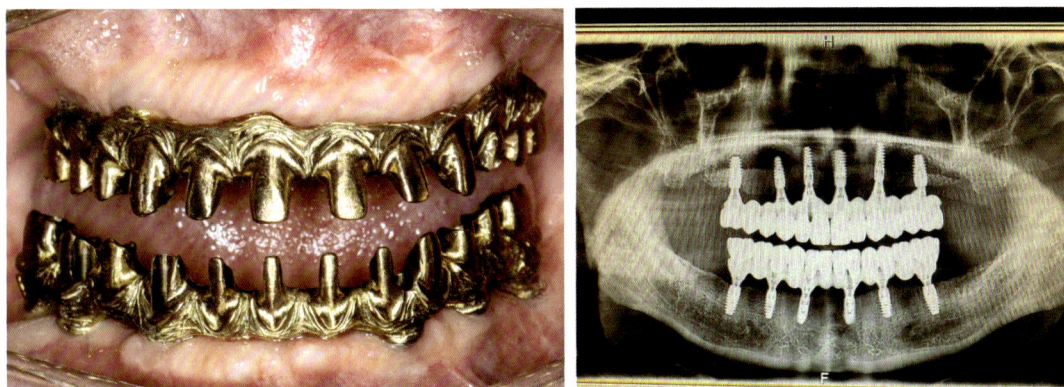

a.口内试戴入螺丝固位修复钛切削支架

b.X射线全景片检查修复支架是否存在就位不良的情况

图9-2-6　印模精度检查

2.修复支架或临时义齿组织面调整

无论是粘接固位还是螺丝固位，无论是修复支架还是临时义齿桥架，全颌种植固定义齿的桥体组织面形态都需要精心设计，以防出现自洁困难引发种植体周围炎。一般建议将临时义齿/修复支架的桥体组织面设计为卵圆形或改良鞍形（图9-2-7），桥体与牙槽嵴软组织发生轻接触；此外，应在种植位点颈部周围的组织面保留通畅的清洁通道（图9-2-8），以便患者在进食后利用牙线、牙间隙刷、冲牙器等自洁工具进行处理。在试戴时可以对临时义齿或修复支架的关键部位进行评估和调整，并通过光学扫描将修改后的形态转移到最终修复体/修复支架上。

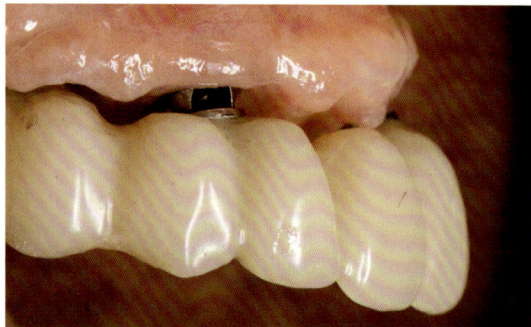

图9-2-7　卵圆形的桥体组织面形态

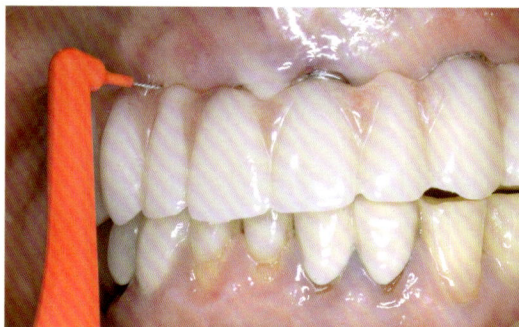

图9-2-8　种植位点颈部周围的清洁通道

3.颌位关系转移准确性的评估

在口内试戴树脂切削临时义齿，是检验颌位关系是否精准转移的重要时机。观察临时义齿在模型颌架上的水平/垂直关系及其与对颌牙列之间的咬合关系；再将临时义齿转移到患者口内连接固位。两相对比：若两者前后关系一致，则表示颌位关系转移没有问题；若二者存在少许误差，可在口内对临时义齿秴面进行微调，然后用咬合硅橡胶记录重新确定颌位关系。

4.美学及发音评估

在口内试戴树脂切削临时义齿时，可以观察患者牙列的中线，以及在微笑/大笑时的过渡区位置和齿龈暴露高度、唇部的丰满度、患者的侧貌型及发音情况。建议让患者发"m""i""s""f"四个音节，以评估义齿对患者发音的影响。

（二）器械、耗材准备

支架（或树脂切削义齿）、模型、拴线螺丝刀、生理盐水冲洗针、低速直机、金刚砂磨头、抛光轮、咬合纸、咬合纸夹、咬合记录硅橡胶。

（三）四手配合及操作要点

修复支架/临时义齿试戴的四手配合流程见表9-2-5。

表9-2-5　修复支架/临时义齿试戴的四手配合流程

医生操作流程	护士配合流程
1.检查修复支架或树脂切削临时义齿	核对患者信息； 传递模型、修复支架或临时义齿； 嘱患者含漱清洁口腔

医生操作流程	护士配合流程
2. 取下愈合帽（或保护帽）	传递拴线螺丝刀； 用干净容器接过取下来的愈合帽（或保护帽）
3. 冲洗袖口	传递生理盐水冲洗针
4. 口内戴入支架／临时义齿	传递拴线螺丝刀； 传递粘接／螺丝固位基台★； 传递固位螺丝、修复支架或临时义齿
5. 评估调整修复支架或临时义齿的组织面	备低速直机以及金刚砂磨头； 备树脂抛光轮（抛光组织面）
6. 修复支架／树脂切削临时义齿就位	传递固位螺丝★； 传递拴线螺丝刀
7. X射线全景片评估就位	为患者开具X射线检查申请； 调取患者X射线检查影像
8. 评估咬合关系及颌位关系	传递咬合纸、咬合纸夹； 协助牵拉口角
9. 咬合硅橡胶记录	传递咬合记录硅橡胶； 30 s倒计时
10. 拆除修复支架、临时义齿	传递拴线螺丝刀； 妥善收纳固位螺丝（或粘接／螺丝固位基台）、修复支架或临时义齿
11. 诊疗结束	清理患者面部及口内； 填写加工设计单； 将修复材料和咬合记录送往加工所； 收拾整理用物，消毒牙椅管路、牙椅表面，医疗垃圾分类处理

★：若口内已安装复合基台，此步骤省略。

（四）术后护理要点

同前所述。

四、最终戴牙阶段

（一）临床操作要点

与永久／临时修复桥架、临时义齿的试戴阶段类似，需再次确认被动就位，检查组织面，评估美学、功能以及发音。此时的咬合调整需更为细致，可借助T-scan进行精细咬合的调整。

（二）器械、耗材准备

按照全颌种植义齿的分类，可列为以下两种：

1. 全颌种植覆盖义齿

一次性口腔盘、模型、附着体、修复义齿、拴线螺丝刀、扭矩扳手、生理盐水冲洗针、生胶带、小头充填器、玻璃离子水门汀粉和液、自凝树脂（或软衬材料）、咬合纸、低速直机、金刚砂磨头、抛光轮。

2. 全颌种植固定义齿

一次性口腔盘、模型、修复冠（或桥架）基台、全口牙线、生理盐水冲洗针、拴线螺丝刀、扭矩扳手、生胶带、小头充填器、低速直机、金刚砂磨头、树脂抛光轮、粘接剂、高速手机、车针盒、光固化树脂、光固化灯。

（三）四手配合及操作要点

按照全颌种植义齿的分类，可分为全颌种植覆盖义齿戴牙及殆四手配合流程（表9-2-6）、全颌固定义齿戴牙及殆四手配合流程（表9-2-7）。

表9-2-6　全颌种植覆盖义齿戴牙及殆四手配合流程

医生操作流程	护士配合流程
1. 检查模型、基台、附着体及修复义齿	核对患者信息； 传递模型、附着体及修复义齿；
2. 取下愈合帽	传递拴线螺丝刀
3. 冲洗	传递生理盐水冲洗针
4. 安装基台	传递附着体基台或粘接/螺丝固位基台； 传递拴线螺丝刀、扭矩扳手和口内基台转移导板； 传递无菌生胶带及水门汀充填器（粘接基台封洞）
5. 连接阳极附着体（杆卡、切削杆、套筒冠内冠）★	传递阳极附着体； 调拌粘接剂、生理盐水冲洗针和探针★★； 传递拴线螺丝刀和扭矩扳手★★★；
6. 戴入修复义齿	传递修复义齿
7. 检查覆盖义齿固位力、稳定性和组织面贴合性	传递干棉球或纱布； 调拌自凝树脂或义齿软衬材料★★★★；
8. 检查并调整咬殆，抛光	传递咬合纸； 传递低速直机以及金刚砂磨头； 传递树脂抛光轮
9. X射线全景片确认就位	为患者开具X射线片检查
10. 诊疗结束	清理患者面部及口内； 收拾整理用物，消毒牙椅管路、牙椅表面，医疗垃圾分类处理

★：若为球帽、卡扣式覆盖义齿，此步骤省略；★★：若为切削杆式覆盖义齿，此步骤省略；★★★：此步骤适用于螺丝固位式切削杆；★★★★：若组织面贴合性不足，用自凝树脂或义齿软衬材料进行组织面的修补。

表 9-2-7 全颌固定义齿戴牙及𬌗四手配合流程

医生操作流程	护士配合流程
1. 检查模型及修复冠 / 桥架、基台 ★	核对患者信息； 传递模型、修复冠 / 桥架、基台 ★； 嘱患者含漱清洁口腔
2. 取下愈合帽或保护帽	传递拴线螺丝刀
3. 冲洗袖口	传递生理盐水冲洗针
4. 戴入粘接 / 螺丝固位基台 ★	传递拴线螺丝刀、扭矩扳手 ★
5. 粘接固位基台封洞 ★★	传递无菌生胶带和水门汀充填器 ★★
6. 检查组织面	传递低速直机、金刚砂磨头； 传递树脂抛光轮
7. 最终修复冠 / 桥架的试戴入	传递最终修复冠 / 桥架； 传递固位螺丝； 传递拴线螺丝刀； 传递凡士林，调拌临时粘接剂 ★★★； 传递探针、牙线 ★★★
8. X 射线全景片确认就位	开具 X 射线片检查； 调取患者 X 射线全景片
9. 检查并调整咬𬌗、抛光	传递咬合纸； 传递慢 / 高速手机及车针； 传递慢速手机及抛光轮
10. 螺丝孔封洞	传递无菌生胶带及水门汀充填器； 传递光固化树脂、光固化灯
11. 诊疗结束	清理患者面部及口内； 将未使用的阴极附着体配件（环形塑料固位夹）交予患者保存 ★★★★； 收拾整理用物，消毒牙椅管路、牙椅表面，医疗垃圾分类处理

★：若口内已有复合基台，此步骤省略；★★：若为螺丝固位基台，此步骤省略；★★★：此步骤适用于粘接固位基台；★★★★：适合于球帽、Locator 附着体覆盖义齿。

（四）术后护理要点

（1）交给患者修复义齿质保卡。3 个月内每月复诊，检查咬合及颞下颌关节情况；咬合及颞下颌关节稳定后，可每半年复诊一次。

（2）为患者进行全颌修复义齿戴牙后的使用及健康维护教育（详见本章第三节）。

第三节 全颌种植修复义齿的健康维护及长期管理

一、家庭自我维护

（一）口腔卫生维护

1. 种植覆盖义齿

由于种植覆盖义齿可由患者自行取戴，因此义齿的清洁维护较为简单。每日在饭后取下覆盖义齿，用软毛牙刷蘸上牙膏进行义齿、基托内外侧及组织面的清洗。此外，口内的阳极附着体（如球基台、Locator 基台、杆卡、切削杆和套筒内冠）也需要用牙刷、牙线、冲牙器进行清洁，以防止软垢和牙结石的产生。注意，覆盖义齿勿用开水烫洗，以免义齿变形。夜间休息时可取下义齿，清洗后并泡于清水中，半个月至一个月定期用泡腾片浸泡消毒义齿。

2. 全颌种植固定义齿

患者应注意口腔清洁卫生，坚持早晚刷牙，三餐后漱口。此外，还需利用牙线（包括普通牙线、超级牙线）、牙间隙刷、冲牙器等工具进行义齿的清洁，特别是义齿的舌侧及组织面，以免食物残渣滞留引起种植体周围牙龈炎或种植体周围炎。

（二）咬合力控制

（1）无论是种植覆盖义齿还是全颌种植固定义齿，都要避免长期进食甘蔗、干胡豆、生冷肉制品等坚硬的食物。

（2）对于有夜磨牙习惯的全颌种植固定修复患者，夜间应常规佩戴夜磨牙咬合垫，减少磨牙对修复体或天然牙的磨损。

（3）种植覆盖义齿多为低强度树脂材料制成，且固位的种植体数量多有不足，因此患者应降低对咬合力的预期。

（4）长期偏侧咀嚼会影响种植体的健康，应尽快修复非咀嚼侧的对颌牙列，恢复双侧咀嚼习惯。

（三）定期随访

（1）若种植覆盖义齿出现松动、翘动的情况，长期不处理可能导致基台折断和种植体松动。患者需带上阴极附着体的配件（环形塑料固位夹）复诊，在门诊及时更换配件，不得自行用化学粘接剂进行处理。

（2）若种植覆盖义齿出现基托裂痕、折断，牙冠脱落，附着体基台松动等情况，应及时门诊复查，交由技工所进行修理。

（3）若全颌种植固定义齿出现崩瓷、冠桥松动、咬合不适等情况，应及时在门诊进行复查，由口腔医生拆卸后进行专业的检查处理。

二、门诊椅旁维护

（一）全颌种植覆盖义齿

1. 附着体构件的检查与更换

患者长期频繁取戴种植覆盖义齿，会逐渐减弱附着体的固位力。一般来说，有塑料固位夹的附着体（如球帽、卡扣、杆卡式附着体），在使用 2～3 年后都会出现固位力的明显下降。因此，当患者发现覆盖义齿固位不良时，应注意基台配件的检查与更换（表9-3-1）。

表 9-3-1　附着体构件的检查与更换四手配合流程

医生操作流程	护士配合流程
1. 患者口内检查	核对患者信息； 回顾患者历次就诊病历
2. 取下覆盖义齿，检查附着体基台是否松动，清洁基台、附着体	清洁覆盖义齿； 传递牙科镊； 传递拴线螺丝刀和扭矩扳手（加固松动的附着体基台）； 传递酒精棉球、碳纤维刮匙
3. 检查组织面塑料固位夹	传递清洁后的覆盖义齿
4. 更换新的塑料固位夹	传递探针、刮匙； 传递新的阴极配件
5. 再次戴入义齿，检查固位力	传递干棉球，协助患者咬合就位
6. 诊疗结束	清理患者面部及口内； 将未使用的阴极附着体配件（环形塑料固位夹）交予患者保存； 收拾整理用物，消毒牙椅表面，医疗垃圾分类处理

2. 义齿组织面重衬

随着牙槽骨持续发生改建，覆盖义齿组织面与牙槽黏膜的贴合程度将逐渐发生变化，造成基托下食物嵌塞严重，牙龈发生局部压痛，或覆盖义齿发生明显的前后向翘动。门诊随访时发现此类主诉，应考虑重衬义齿组织面，主要方法包括：①技工室重衬，椅旁重新取模，口腔技师在带有人工牙龈的新石膏模型上进行组织面重衬；②椅旁重衬，利用牙科自凝树脂、软衬硅橡胶等材料，涂抹在贴合不紧密的组织面局部，放入患者口内牙槽嵴软组织进行重衬（表9-3-2）。

表 9-3-2　覆盖义齿组织面椅旁重衬的四手护理配合流程

医生操作流程	护士配合流程
1. 患者口内检查	核对患者信息； 回顾患者历次就诊病历

续表

医生操作流程	护士配合流程
2. 检查覆盖义齿压痛点及翘动部位，调磨基托组织面	传递染色剂（如紫药水）棉签； 传递慢速直机、钨钢磨头； 调拌压力指示剂
3. 重衬组织面	调拌义齿重衬材料； 三用喷枪吹干覆盖义齿组织面
4. 修整重衬材料	传递慢速直机、钨钢磨头（牙科自凝树脂修整）； 传递手术刀（11# 刀片）（软衬材料修整）
5. 组织面抛光，重新检查压痛及翘动	传递慢速直机、树脂打磨头
6. 诊疗结束	清理患者面部及口内； 收拾整理用物，消毒牙椅表面，医疗垃圾分类处理； 告知患者，重衬组织面完全固化需要一周时间，一周后复诊

3. 其他维护及修理

（1）牙冠磨损：覆盖义齿的树脂牙冠经过长时间的使用会出现一定程度的磨损，如𬌗面平滑、功能尖消退等，为恢复覆盖义齿的咀嚼效力，可在必要时重新取模，在加工所进行修复体树脂牙冠的更换。

（2）基托折裂：若基托发现裂痕或已经折裂，应根据现有旧义齿确定颌位关系，重新取模制作新的覆盖义齿。

（3）铸造杆卡折断：由于铸造缺陷、咬合力过大、被动就位等原因，可能发生铸造杆卡在口内的折断。遇此情况，需重新取模制作新的铸造杆卡，重新戴牙时应通过调𬌗，减轻义齿的咬合负载。

（4）附着体基台松动 / 脱落：发生附着体基台松动或脱落的患者，首先应复查 X 射线全景片或根尖片，确认种植体周骨结合界面。取下基台，在放大镜下检查是否有裂痕或重度磨损，确认无误后再进行基台加力；否则需更换相同型号的附着体基台。

（5）软垢、色素及牙结石附着：患者清洁不足时，在覆盖义齿表面、附着体基台以及杆卡的周围都会有软垢、色素及牙结石的附着，严重者可能造成牙槽黏膜充血、红肿，甚至造成种植体周围炎的发生。一方面，应取下覆盖义齿、附着体进行深度清洁和无菌消毒，另一方面需通过 X 射线片、CBCT 或牙周探诊，检查种植体周围有无出血、骨袋形成。若发现种植体周围炎，需进行相应的治疗。

（二）全颌种植固定义齿

（1）每次随访复查时，均需检查患者口内固定义齿的清洁程度（图 9-3-1，图 9-3-2），如牙面及基台颈部是否附着软垢、牙结石、色素沉着；检查牙龈是否存在红肿，龈沟探诊是否出血。

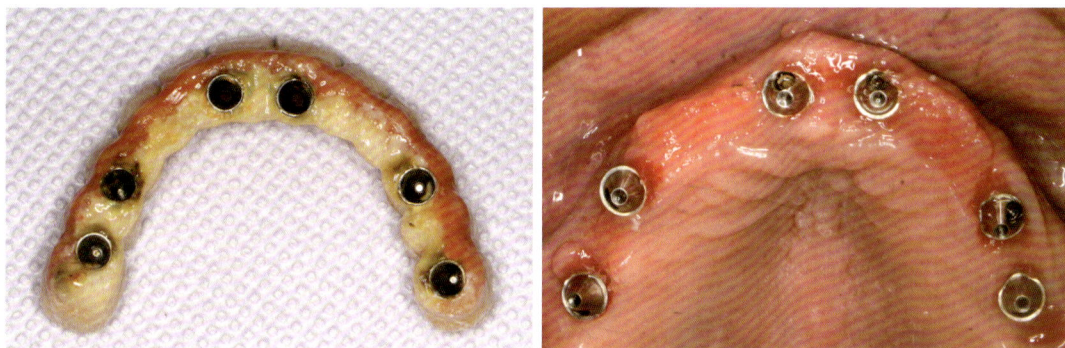

图 9-3-1　桥体下方清洁不佳，牙龈红肿

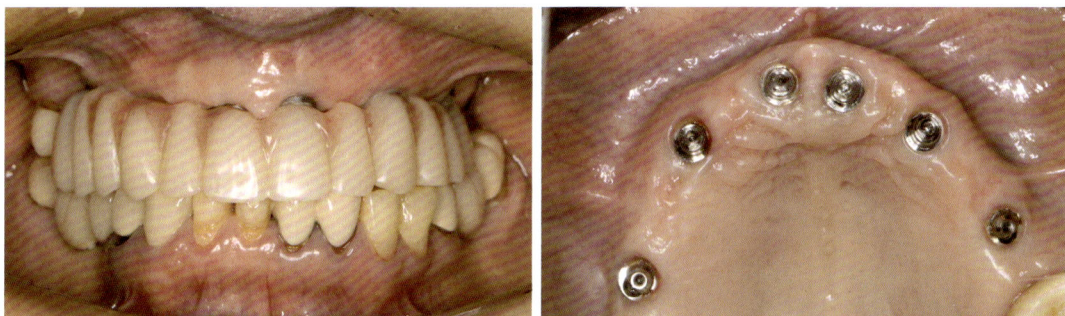

图 9-3-2　戴牙后复查清洁卫生好，牙龈状况良好

（2）对于分段式全颌固定桥，需检查邻牙触点是否紧密；利用咬合纸检查患者咬𬌗力，检查是否存在咬合高点；检查牙冠磨损程度，是否存在崩瓷或牙冠折裂。

（3）检查冠桥是否存在松动，是否有咬合疼痛；对于螺丝固位桥架，需定期加固螺丝预紧力。

（4）在临时或最终修复后，随访复查时均须拍摄全景片或 CBCT，评估种植体颈部的牙槽骨吸收改建情况、种植体或基台是否存在裂痕（图 9-3-3，图 9-3-4）、骨结合界面是否存在吸收改建。

（5）为进行固定义齿的修理或清洁，口腔医生需借助器械拆卸冠桥或桥架，在口外进行彻底的清洁与消毒。

（6）在修复体修理或消毒期间，患者口内应重新佩戴愈合帽或保护帽。

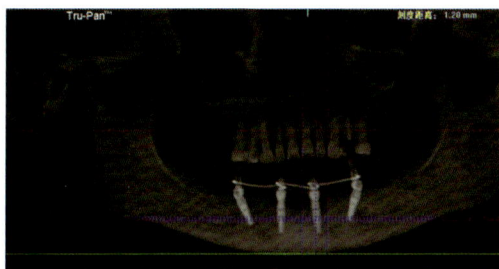

图 9-3-3　#32 牙位发现种植体周围骨吸收（CBCT检查）

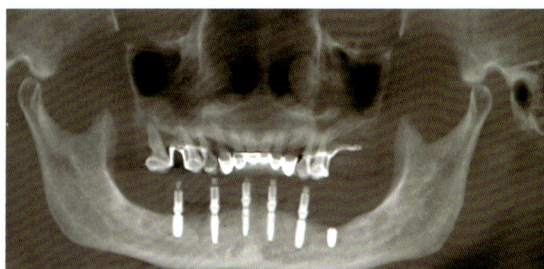

图 9-3-4　种植体周围骨未见异常吸收（CBCT 检查）

第四节　全颌种植数字化修复流程中的护理配合

随着数字化时代的来临，数字化诊断评估、数字化印模以及 CAD-CAM 修复技术在全颌种植义齿的修复流程中已越来越普及。为了更好地配合医生完成全颌种植义齿的数字化修复流程，护理人员需要了解其中的关键步骤。本节以一个全颌种植修复的临床实例进行阐述。

【病例简介】

患者：女，65 岁。

现病史：患者数年来罹患牙周病，导致上颌多数牙逐渐缺失，自觉影响功能美观，现咨询种植修复。

临床检查：上颌多牙缺失，上颌剩余天然牙Ⅱ°～Ⅲ°松动。缺牙区软硬组织大量缺损，咬合稳定性尚可，开口度、开口型基本正常，双侧颞下颌关节无阳性体征。

影像学检查：术前 CBCT 示上颌缺牙区牙槽嵴不同程度吸收。

治疗计划：拔除上颌余留牙，行上颌 All-on-6 种植固定修复，种植术后行即刻临时固定修复（图 9-4-1）。

一、数字化虚拟口腔患者模型的建立

通过面部光学扫描、口内信息采集、CBCT 扫描、立式面弓和下颌运动轨迹记录等一系列数字化诊断评估技术，获取患者口内外软硬组织的面数据（口内及面部光学扫描）和体数据（CBCT），将其配准融合为口腔 3D 数字化模型，并结合立式面弓、电子面弓获得的颞下颌关节铰链轴位置及下颌运动轨迹信息，获得可初步模拟患者口颌系统运动及口腔—面部形态轮廓的数字化虚拟口腔患者模型。在信息采集过程中，需要护理人员配合医生对患者进行行为指导和心理护理支持。

（一）面部信息采集

采用泽康赞®（Zirkonzahn，意大利）面型信息采集仪和配套的立式面弓，对患者的面部三维轮廓信息进行拍照采集（图 9-4-2）。若患者余留天然牙无咬合关系，可提前制作蜡堤并大致确定垂直、水平咬合关系；在进行最终修复时，患者可佩戴临时全颌固定义齿进行拍摄（护理配合参见第四章第三节）。

全颌种植数字化修复流程

数字化虚拟患者模型的建立数据准备

面部信息采集　　口内信息采集　　CBCT 扫描　　电子面弓　　立式面弓

有垂直距离的进行传统取模　　需确定垂直距离的先进行传统取模，制作蜡堤

仓扫获得模型数据及蜡堤数据

虚拟患者的建立

放射导板的设计与打印

试戴放射导板并拍摄 CBCT

仓扫

设计种植位点

生成种植导板　　制作机器人 Marker

手术

即刻修复（临时牙）　　3～6 个月后修复（临时牙）

传统取模　　取模　　口内扫描 + 口外扫描

制作终修复体

电子面弓检验　　T-scan 检验

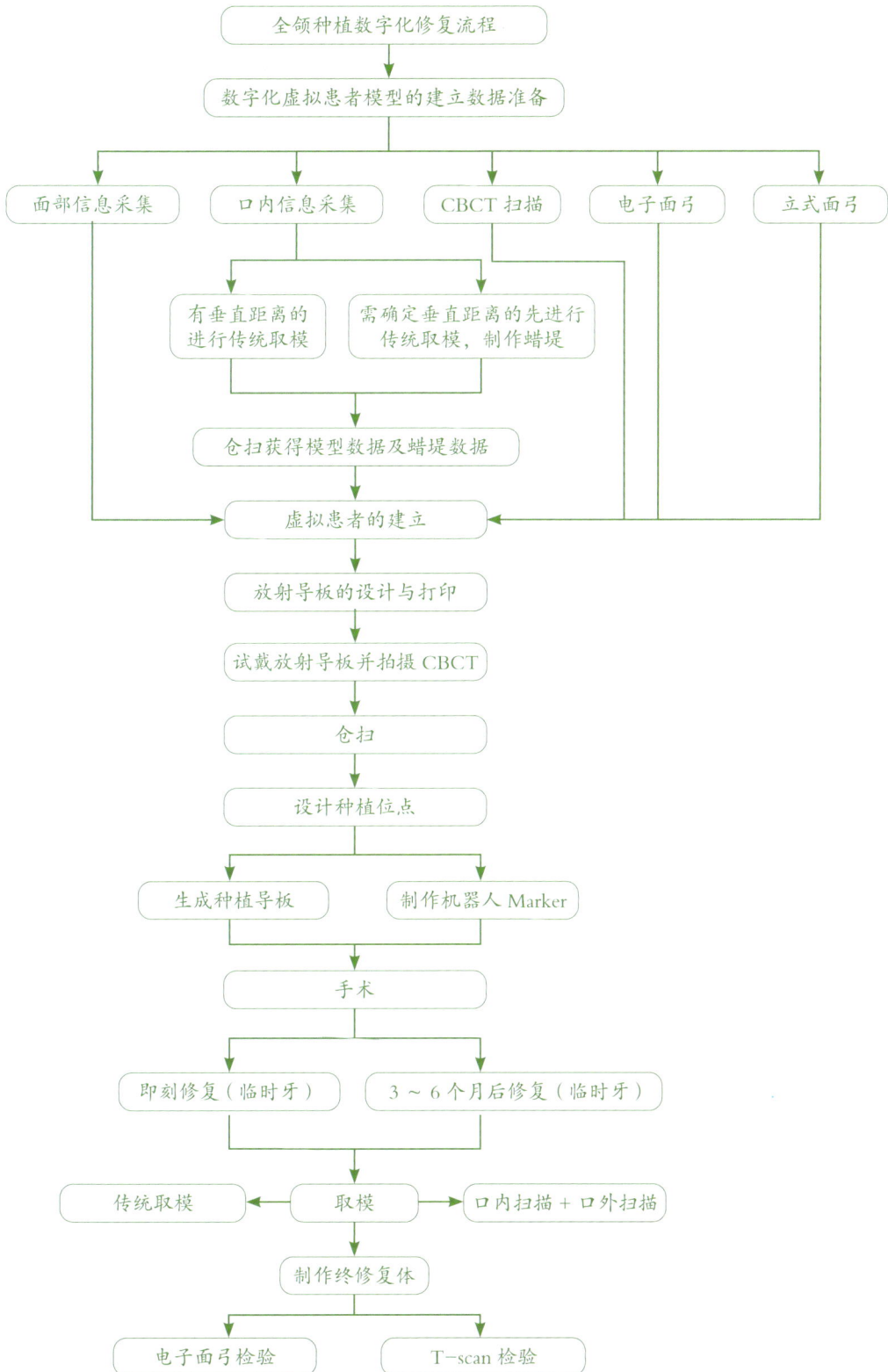

图 9-4-1　治疗计划流程图

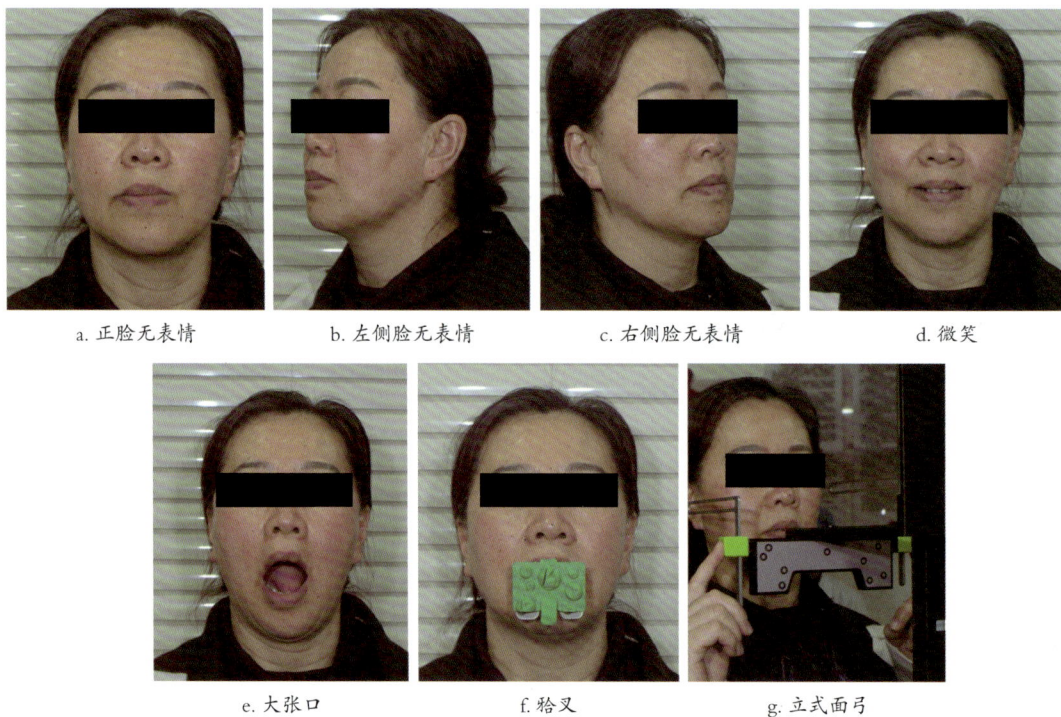

a. 正脸无表情　　　　　　b. 左侧脸无表情　　　　　　c. 右侧脸无表情　　　　　　d. 微笑

e. 大张口　　　　　　　　f. 殆叉　　　　　　　　g. 立式面弓

图 9-4-2　面部三维轮廓信息拍照采集

（二）下颌运动轨迹记录仪信息采集

为了让虚拟口腔患者的模型能够模拟真实患者颞下颌关节及下颌的生理运动功能，从而为全颌临时、永久修复义齿的咬合设计提供参考，需要通过电子面弓（即下颌运动轨迹记录仪）为患者记录其张闭口、侧向及前伸运动时的轨迹（图 9-4-3）。本例患者上下颌仍有余留牙齿，且具有较

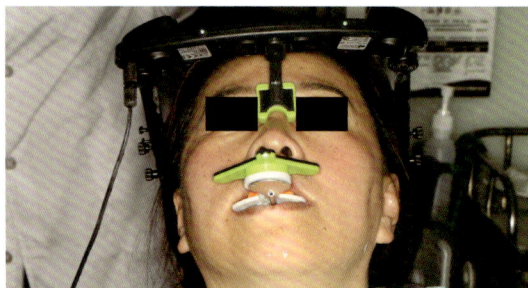

图 9-4-3　患者佩戴下颌运动轨迹记录仪

稳定的咬合关系，可以直接用上下颌定位板及殆叉进行记录（图 9-4-4）；若患者存在双颌或单颌牙列缺失，或已丧失咬合关系，则可将定位板固定在蜡堤上进行记录。

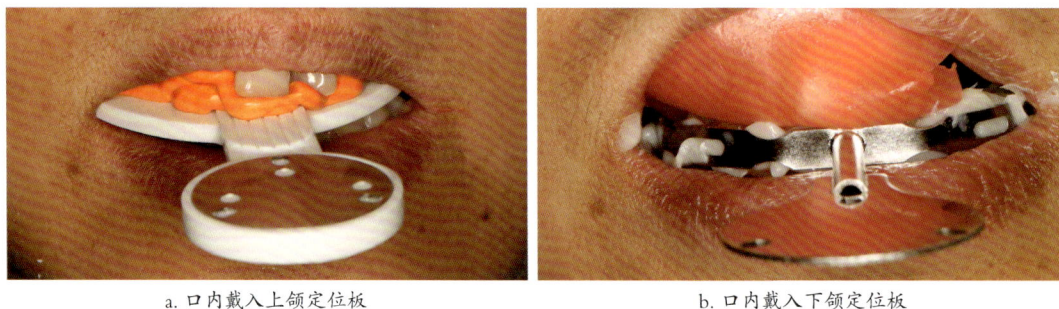

a. 口内戴入上颌定位板　　　　　　　　　　　　b. 口内戴入下颌定位板

图 9-4-4　用上下颌定位板进行记录

（三）口扫信息采集

护士在进行口腔数据扫描时（参考第四章第二节），特别需要将上颌的硬腭区域扫描完整，对位过程需要使用到上颌腭中缝来判定中线区域位置的准确性。

（四）CBCT 放射信息采集

CBCT 放射信息采集的要求如下（参考第四章第一节）：

（1）医院收到放射导板时进行试戴，使用硅橡胶咬合记录确保放射导板口内试戴稳定，进行 CBCT 数据扫描（放射导板需与口腔黏膜密贴，不能翘动，CBCT 机视野规格选择 8 cm×8 cm 以上）；

（2）拍摄患者 CBCT 期间需确保患者头部始终处于稳定状态；

（3）扫描完成后检查 CBCT 数据，确保患者颌骨清晰、完整，显影标记点边界清晰、规则、无重叠；

（4）导出放射导板 CBCT 数据，导出多序列 DICOM 格式 CBCT 数据；

（5）拍摄有牙列 CBCT 时，拍摄患者张口位 CBCT 状态，显示清晰牙列颌面；

（6）CBCT 数据需要与模型同一时期获取，确保数据一致。

二、数据对位创建虚拟患者

拼接虚拟患者会先将面型文件进行拼接，使用拍摄到的正脸无表情和双侧脸无表情的图片拼接成一整张脸型，对位过程中先对脸型上的多余部位进行修剪（图 9-4-5）。

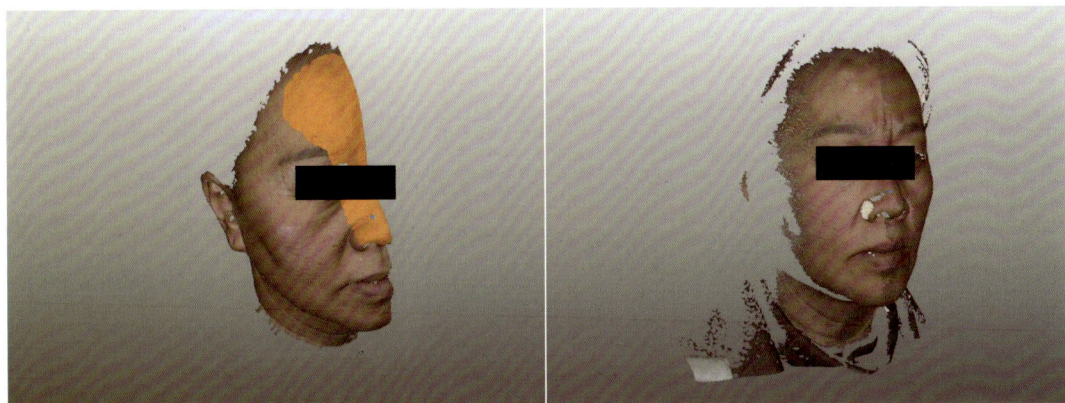

图 9-4-5 正脸无表情和双侧脸无表情的图片拼接成三维脸型

保存各种表情动作，微笑、大张口或发音位等，将其与正脸的无表情动作相互配准，多个静态图片之间会获取配准到共同的位置（图 9-4-6、图 9-4-7）。患者在做表情动作的过程中，脸部肌肉会有变形，需要使用额头和鼻梁来将两张图片进行匹配，得到精准对位的效果。

保存立式面弓的拍摄文件，将其与正脸的无表情动作相互配准，配准过程只有半张脸型提供对位区域，之后脸型会使用上述所保存的脸型，而立式面弓的数据将会用于上虚拟颌架，转移得到患者的颌位（图 9-4-8、图 9-4-9）。可以保存多张立式面弓的文件，一般保存的立式面弓图片数量为 5 ～ 8 张，后期会使用这 5 ～ 8 张图片来上立式面弓，获取立式面弓转移的平均值。

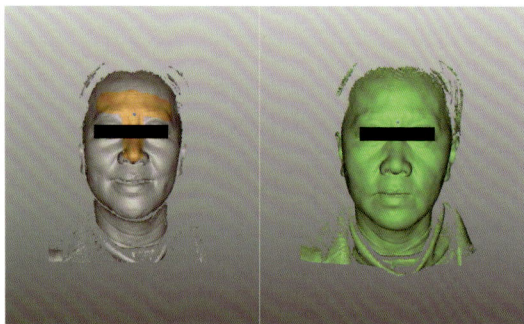

图 9-4-6　微笑与正脸的无表情图片配准

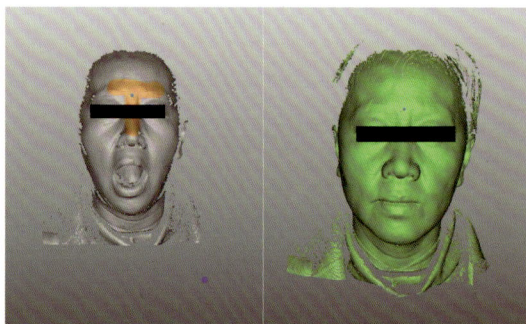

图 9-4-7　开口与正脸的无表情图片配准

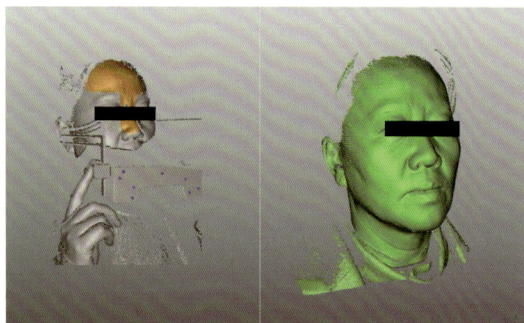

图 9-4-8　立式面弓与正脸的无表情图片配准

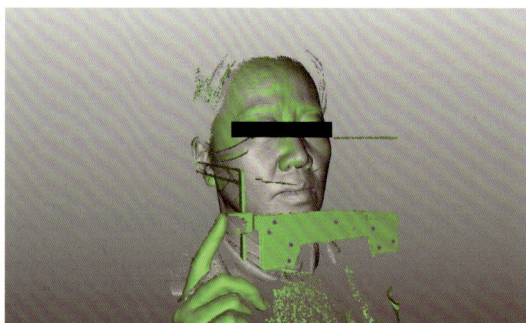

图 9-4-9　配准后得到患者的颌位

将现场使用的颌叉用模型扫描仪或口扫扫描出上颌牙印与颌叉上的可识别标记点，获得上颌的配准位置，将殆叉上的咬合记录与上颌的口扫数据相互匹配，获得两者之间的配准状态，咬合记录与实际的上颌模型之间可以进行精准匹配（图 9-4-10、图 9-4-11）。

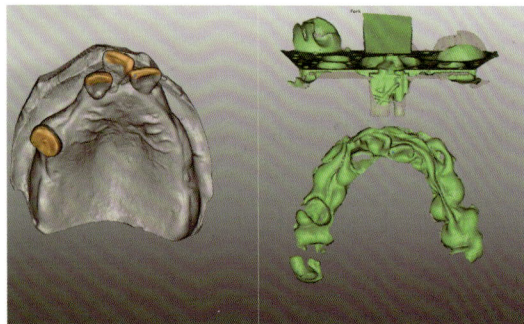

图 9-4-10　将殆叉上的咬合记录与上颌的口扫数据相互匹配

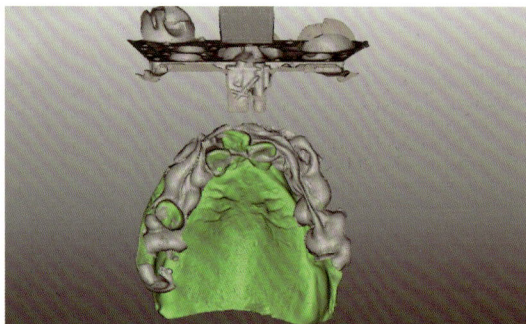

图 9-4-11　获得两者之间的配准状态

之后需要将 CBCT 的 DICOM 文件转换为 STL 文件（图 9-4-12），使用现有的牙列，将转换的 CBCT 文件与口扫数据做精准匹配，配准过程中找寻有相互配准关系的牙列或放射导板放射点。

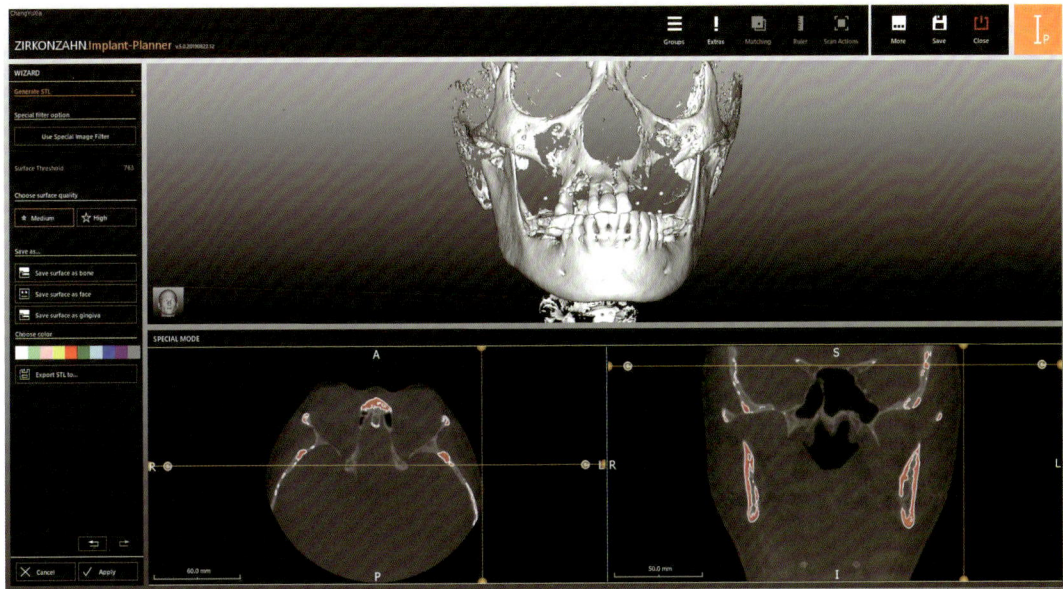

图 9-4-12　将 CBCT 的 DICOM 文件转换为 STL 文件

　　另外，将拍摄的戴𬌗叉的正面脸型与扫描仪所扫描的𬌗叉通过可识别标记点配准，此时，口内的上下颌模型、𬌗叉、CBCT 将会一起移动到患者的口内，重建虚拟患者（图 9-4-13、图 9-4-14）。

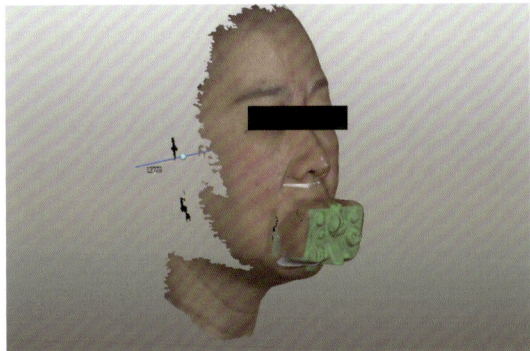

图 9-4-13　口内的上下颌模型、𬌗叉、面部信息一体的虚拟患者

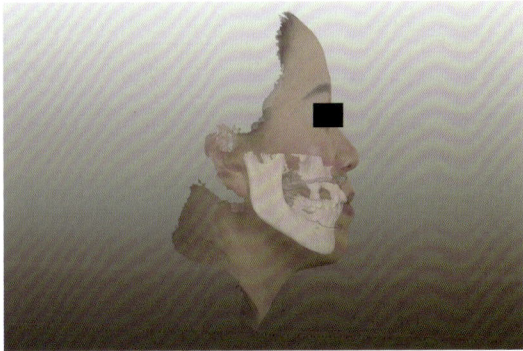

图 9-4-14　口内上下颌模型、𬌗叉、面部信息、颌骨信息一体的虚拟患者

　　根据立式面弓的数据，将其按照软件提示的操作步骤，逐步标记上颌腭中缝→磨牙中央窝→左侧鼻翼耳屏线→右侧鼻翼耳屏线，弹出用立式面弓上颌架的多个配准位置，将立式面弓的拍摄数据与软件的虚拟面弓配准，患者移动到面弓的实际位置上（图 9-4-15）。

　　立式面弓与颌架之间存在一个配准关系，这个关系在软件中已经设定，根据实际上好的立式面弓位置，就可以直接得到面型和口内模型在颌架上的相对位置（图 9-4-16、图 9-4-17）。

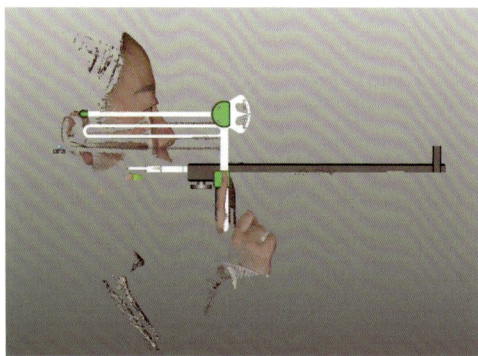

图 9-4-15 立式面弓的拍摄数据与软件的虚拟面弓配准

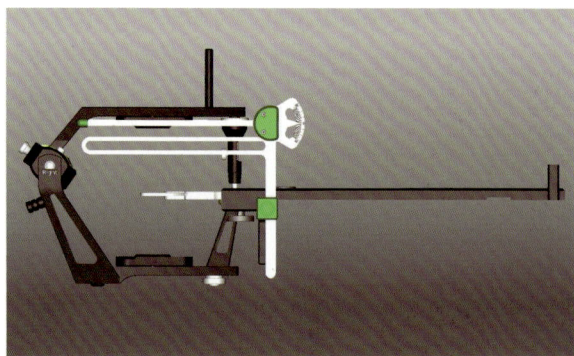

图 9-4-16 软件的虚拟颌架与立式面弓

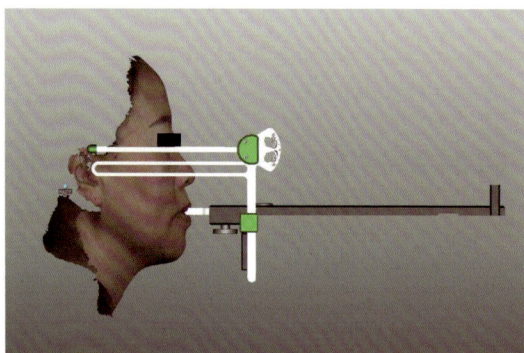

图 9-4-17 面型在颌架上的相对位置

每次转移状态均是使用水平面来转移，患者站立的姿势是水平面的状态，此时匹配对位也是基于水平面的位置获取的配准，检查过程当中，可直接点击正面侧脸按钮将脸型或口内模型放正，水平视角观察颌平面、中线等其他参考线（图 9-4-18、图 9-4-19）。

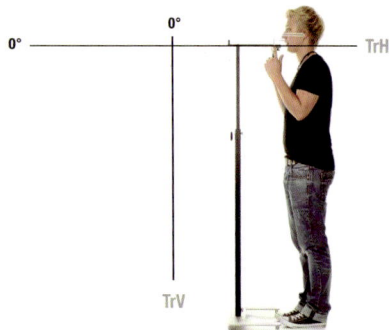

图 9-4-18 基于水平面的位置获取的配准原理示意图

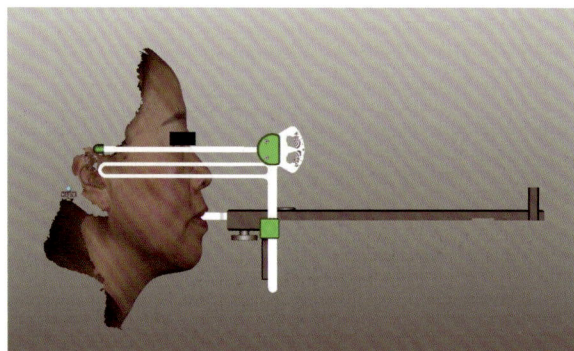

图 9-4-19 基于水平面的位置获取的配准

使用软件调用各种方向的平面，调整位置，获取 CT 上的标志点连线，髁突与前鼻翼点判定最佳的颌平面位置，皮肤映射的鼻翼点及耳屏点，多重检查颌平面与水平面角度。调用颌平面最佳排牙板，根据口角连线确定中切牙的长度，调整好颌平面的准确位置（图9-4-20、图 9-4-21）。

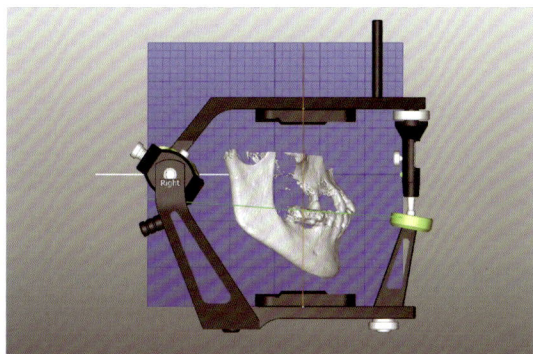

图 9-4-20　创建 CT 上的标志点连线

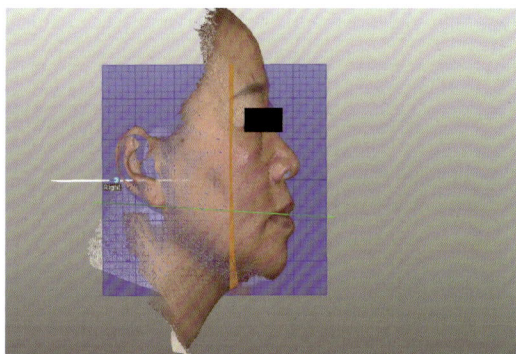

图 9-4-21　皮肤映射的鼻翼点及耳屏点，多重检查颌平面与水平面角度

软件给予了 3 块标定的排牙板，适应上颌不同牙弓的大小，咀嚼中心到中切牙切端位置的长度为 30 mm、32 mm、34 mm（图 9-4-22）。根据实际的上颌模型情况放置排牙板（图 9-4-23），标定到合适的位置，排牙板上能实际确认上颌 1、2、4、6 号牙的位置，并标记了量化的线条，每条线条均有其真实的距离（图 9-4-24、图 9-4-25）。

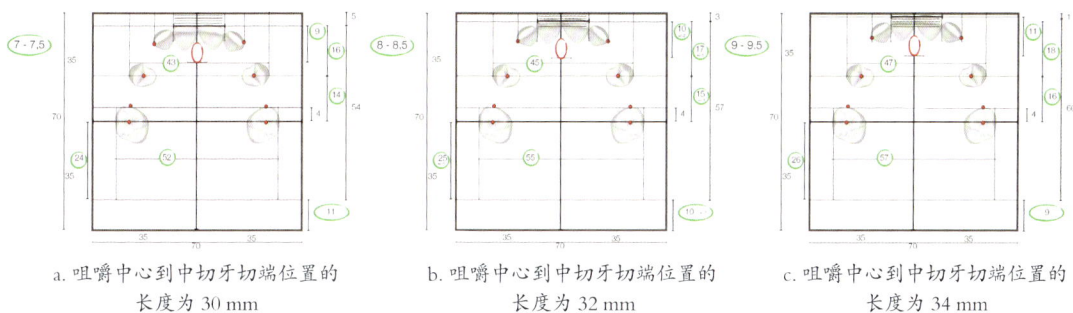

a. 咀嚼中心到中切牙切端位置的
长度为 30 mm

b. 咀嚼中心到中切牙切端位置的
长度为 32 mm

c. 咀嚼中心到中切牙切端位置的
长度为 34 mm

图 9-4-22　3 块标定的排牙板以适应上颌不同牙弓的大小

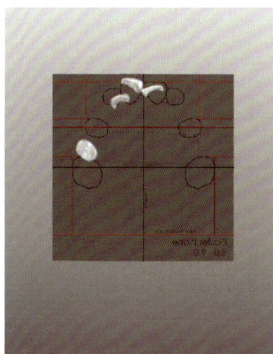

图 9-4-23　根据实际的上颌
模型情况选择并放置排牙板

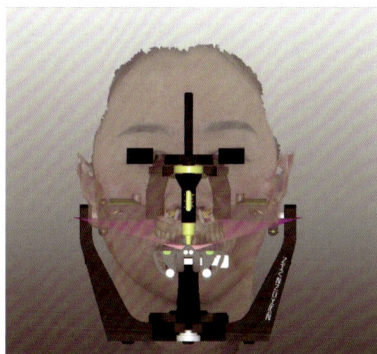

图 9-4-24　生成的虚拟患者正面观

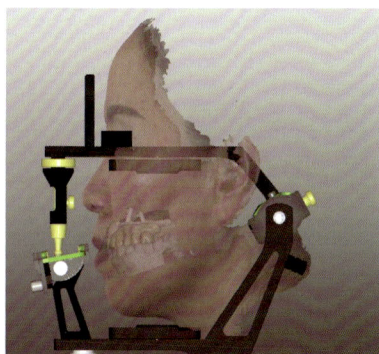

图 9-4-25　生成的虚拟患者侧面观

三、放射导板的设计与生成

根据患者的缺牙情况、咬合情况进行上颌牙列修复体的设计（图 9-4-26），后期制作生成放射导板（图 9-4-27）。

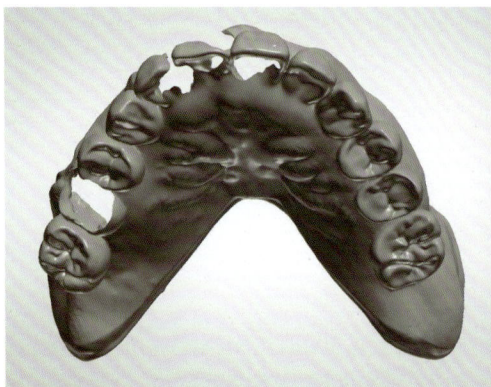

图 9-4-26　放射导板设计

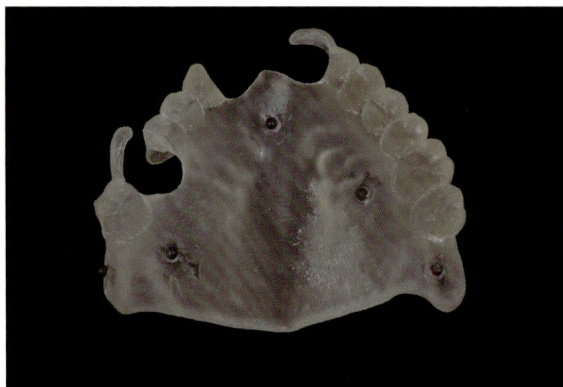

图 9-4-27　放射导板的生成

四、试戴放射导板并拍摄 CBCT

将放射导板试戴于患者口内（图 9-4-28），保证放射导板组织面与黏膜贴合，如不贴合可用轻体硅橡胶进行重衬，重衬后判断患者咬合是否稳定，如稳定则进行戴放射导板拍 CBCT，如不稳定，先进行咬合调改后方可进行 CBCT 的拍摄。

五、仓扫

试戴完放射导板后将放射导板与模型进行仓扫处理（图 9-4-29），获得仓扫数据后便于之后种植位点的设计。

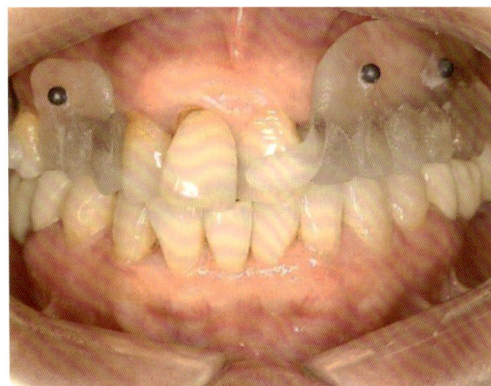

图 9-4-28　试戴放射导板

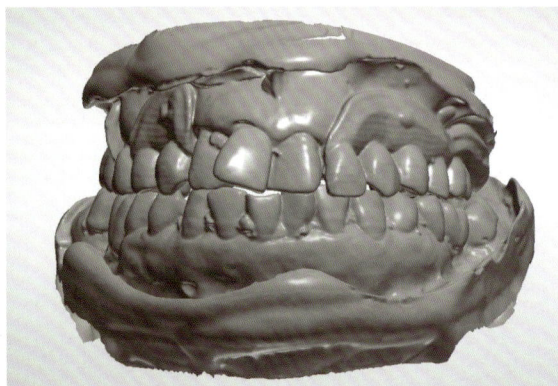

图 9-4-29　对放射导板以及模型进行仓扫

六、设计种植位点

针对其中的骨性解剖标志点，深度剖析了患者目前的颌位以及运动关系数据。上颌多数牙缺失，患者为中位笑线患者，可以依据目前的咬合空间重新制作上颌牙列，对颌牙有少量牙齿伸长，考虑少量调磨以获取正常的𬌗曲线。结合患者骨量以及修复空间的考虑，建议患者进行 All-on-6 的种植以及后期桥架修复的方案（图 9-4-30）。

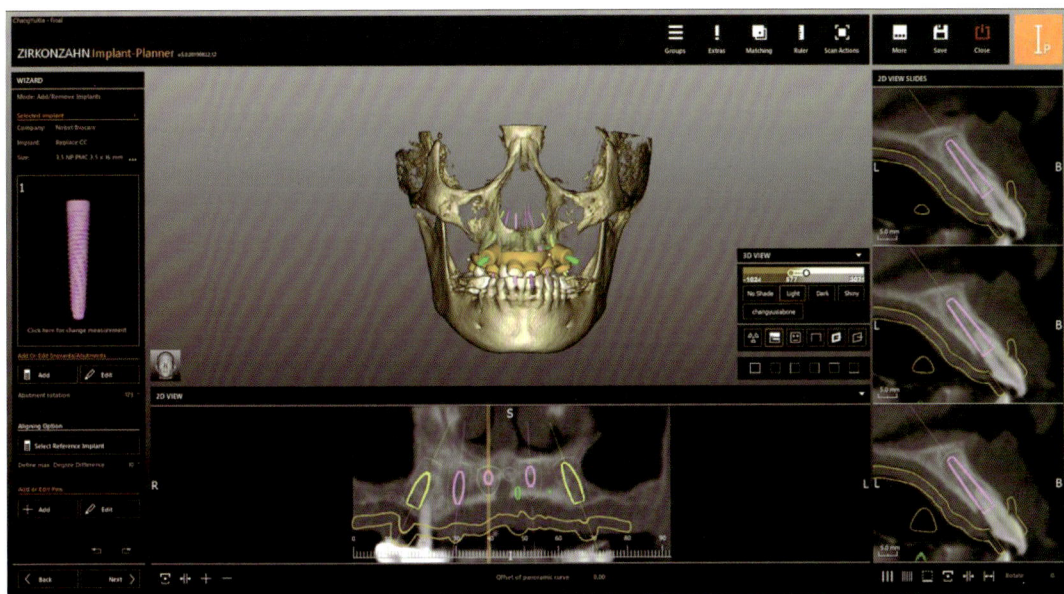

图 9-4-30　患者的虚拟种植方案

七、生成种植导板或者机器人 Marker

根据已经确认的种植方案生成最终的种植导板（图 9-4-31）或者机器人定制式 Marker（图 9-4-32），用于种植手术。

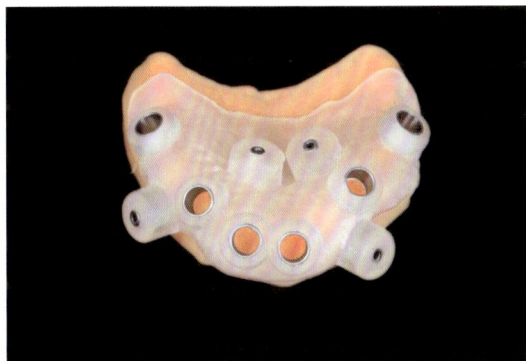

图 9-4-31　种植导板

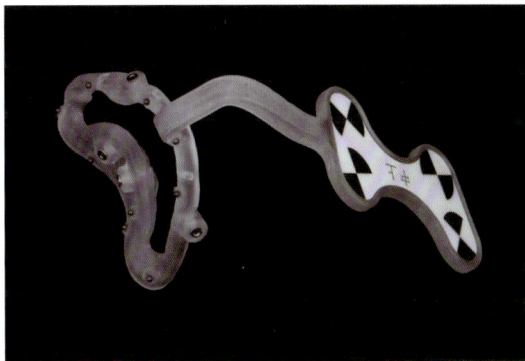

图 9-4-32　机器人定制式 Marker

八、手术

将手术中要用到的种植导板或者机器人 Marker 进行消毒处理，临床上常采用碘伏或者 75% 的乙醇浸泡 15 min，然后进行手术（图 9-4-33）。

九、即刻修复

如术后的指征符合即刻修复的条件（术中种植体植入终末扭矩 ≥ 35 N·cm），方可进行即刻修复（图 9-4-34）。

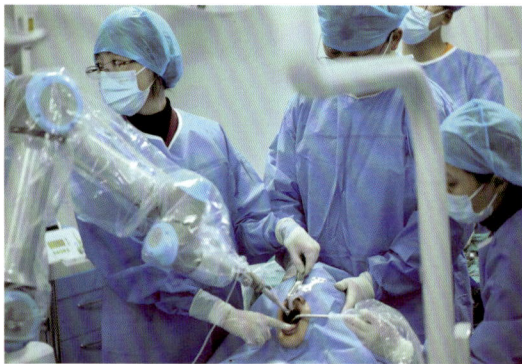

图 9-4-33 使用机器人植入

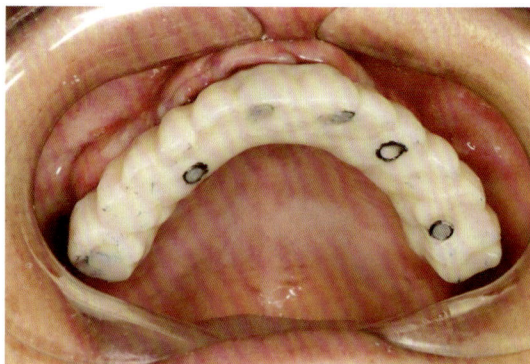

图 9-4-34 术后即刻修复戴入临时修复体

十、种植取模

全颌的数字化种植取模需进行口内扫描（图 9-4-35）与口外扫描（图 9-4-36、图 9-4-37）相结合，之后进行数字化修复体的设计。

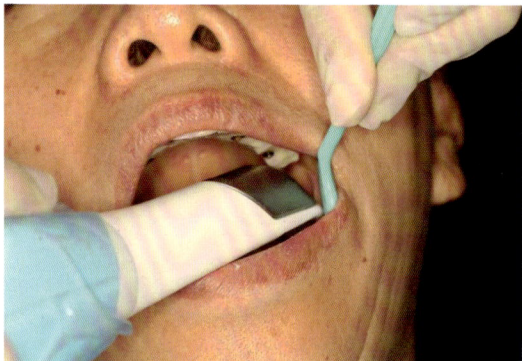

图 9-4-35 口内扫描

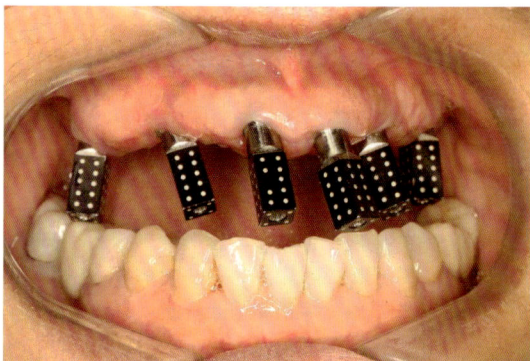

图 9-4-36 口外扫描配件戴入口内

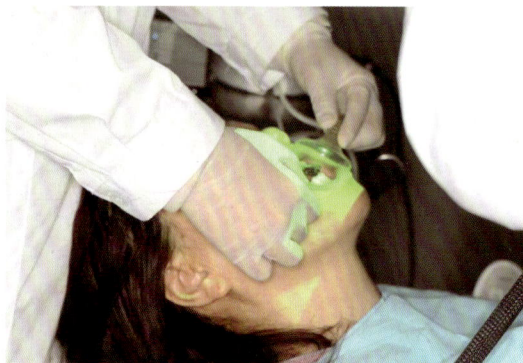

图 9-4-37 口外扫描

十一、终修复

将数字化取模的数据进行后处理，然后进行数字化修复体终修复的设计与生成（图 9-4-38、图 9-4-39）。

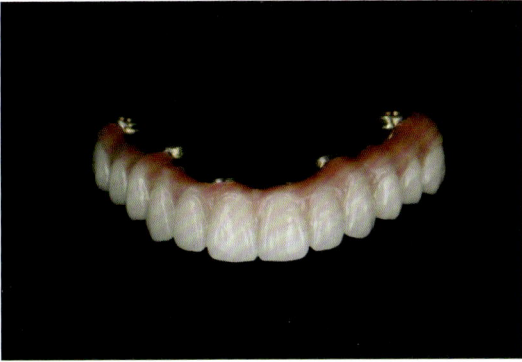

图 9-4-38　终修复体

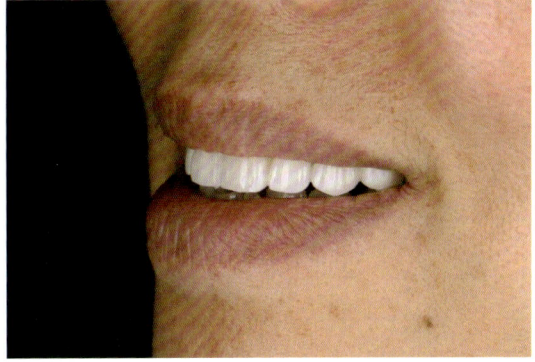

图 9-4-39　最终效果

十二、T-scan 和电子面弓验证

戴入终修复体后，可以通过 T-scan（图 9-4-40）和电子面弓（图 9-4-41）方式进一步验证患者戴入终修复体后是否得到功能的恢复。

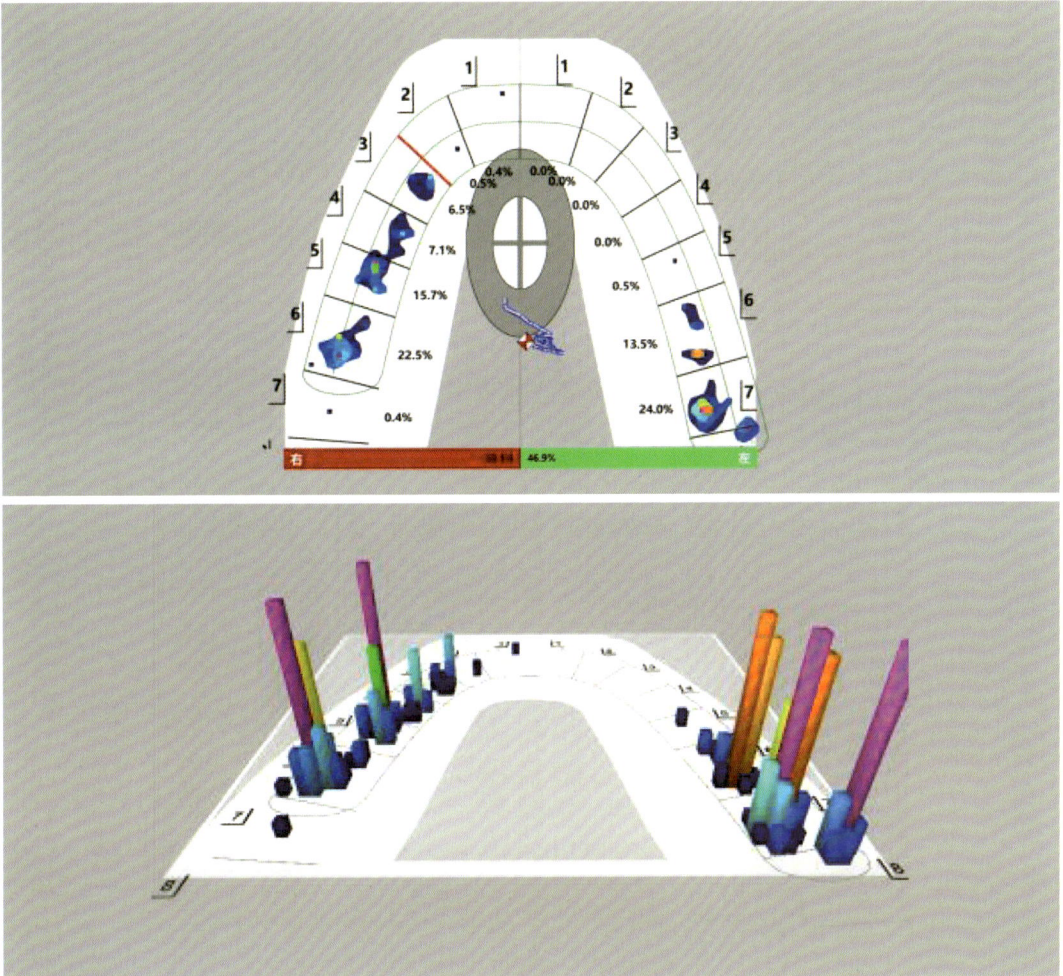

图 9-4-40　T-scan 验证

Tracks (Zirkohnzahn)

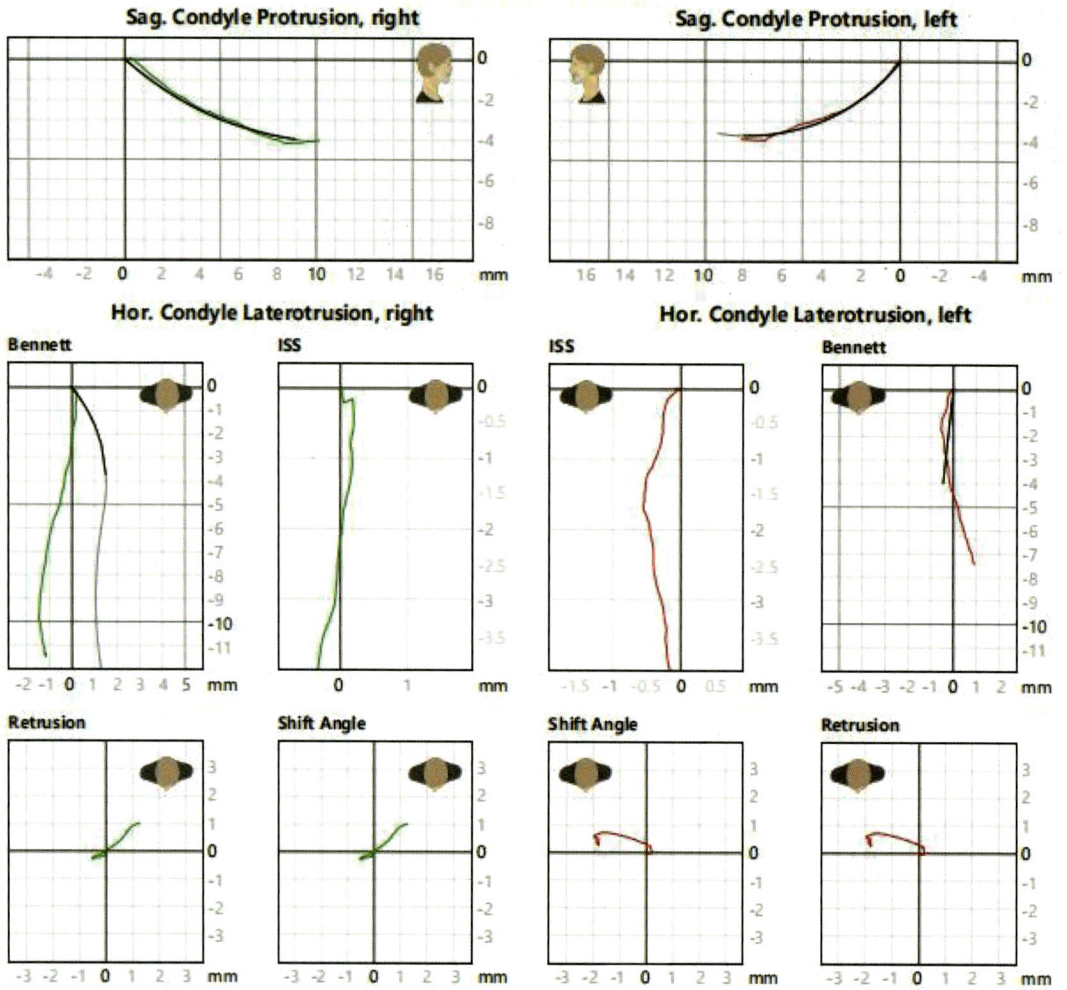

图 9-4-41　电子面弓验证

第十章

口腔种植并发症的
处理原则及护理

由于个别患者全身情况及生理解剖条件的特殊性或医生临床经验的不足以及一些临床上的偶发事件，口腔种植并发症在临床中时有发生。在种植体植入、骨增量、软组织移植、二期牙龈成形等手术过程中以及修复治疗和种植义齿的使用阶段，均可能发生各类的并发症。为提高临床医疗质量安全，医护技三方应密切配合，通过周密的术前评估、规范的方案设计、严谨的治疗操作、精湛的技工制作和优质的全流程护理方案，尽可能避免或减轻口腔种植并发症给患者带来的痛苦。随着数字化时代的到来，数字化口腔种植修复技术不断发展，患者信息获取更加真实全面、手术方案设计更加科学严谨、手术治疗更加微创精准，极大地提高了种植修复治疗的可预期性、精确性和安全性。

为帮助口腔种植护理人员熟悉种植并发症，协助临床医生做好门诊医疗安全管理和并发症患者的随访护理，本章将对手术并发症、修复并发症和生物并发症的危险因素、处理原则和护理要点进行系统阐述。

第一节　手术并发症的处理及护理

口腔种植的手术并发症，指在口腔种植或相关手术过程中以及术后 1 ～ 2 周内发生的机体不良反应、口腔颌面部组织器官的损伤、感染等疾病或症状。根据并发症发生的阶段，可分为术中并发症和术后并发症两类。

一、术中并发症

（一）麻醉药物过敏反应

1. 病因

麻醉药物引起的过敏反应，主要是由酯类麻醉药物（如普鲁卡因、丁卡因）的初级代谢产物对氨基苯甲酸（PABA）引起的速发型超敏反应。此外，酰胺类麻醉药物（如利多卡因、盐酸布比卡因和阿替卡因）偶尔也可引起过敏反应，这是因为 PABA 的类似物对羟基苯甲酸甲酯常作为此类药物的防腐剂。

2. 分类及临床表现

（1）局部 / 全身反应：局部反应主要表现为胸闷、气短、呼吸困难、紫绀及窒息等；全身反应主要表现为循环系统症状，如面色苍白、出冷汗、脉搏细弱、血压下降、神志不清、大小便失禁、晕倒及昏迷等。

（2）即刻 / 延迟反应：即刻反应是指使用极少药量后，患者立即发生极为类似中毒的严重症状，如惊厥、昏迷、呼吸心脏骤停，甚至死亡；延迟反应常表现为血管神经性水肿，偶见荨麻疹、药疹、哮喘及过敏性紫癜。

3. 预防及处理原则

（1）术前详细询问患者局麻药物过敏史。

（2）一旦发生疑似过敏反应，立即停药并中止手术。

（3）对于轻症病例应给予脱敏药物（如钙剂、异丙嗪、糖皮质激素），同时让患者尽快吸氧。

（4）对于重症病例应保持呼吸道通畅并快速建立静脉通路，立即注射肾上腺素，给予吸氧、保暖处理。

（5）若出现呼吸心跳停止症状，立即按心肺复苏流程进行抢救。

4. 护理要点

在口腔种植手术中，麻醉药物过敏反应比较罕见。然而，一旦发生可能会导致不可挽回的后果，因此预防与快速诊断非常关键。麻醉药物过敏反应的临床护理要点见表 10-1-1。

表 10-1-1　麻醉药物过敏反应的术前预防及术中、术后护理要点

手术前	手术中	手术后
详细询问患者过敏史、家族史和既往史； 必要时进行麻醉药物过敏试验； 协助患者完善相关术前检查； 指导患者签署知情同意书，为患者讲解术中配合及注意事项	持续心电监护，密切观察患者的生命体征、神志、血氧饱和度及皮肤情况； 如发生疑似过敏反应，应提醒医生立即停止手术，阻断过敏原，配合医生对症治疗； 若出现呼吸心脏骤停，立即协助医生行心肺复苏	做好患者心理护理，减轻患者的心理负担； 饮食指导，饮食应清淡易消化，择期手术； 密切随访

（二）麻醉药物过量反应

1. 病因及危险因素

麻醉药物过量反应，是指单位时间内进入血液循环的局麻药量超过机体的分解速度时，血药浓度升高并达到一定浓度时出现的中毒症状。临床上发生麻醉药物过量反应，常因单位时间内注射量过大或注射过快造成。

2. 分类及临床表现

（1）兴奋型：烦躁不安、多语、颤抖、恶心、呕吐、气急、多汗及血压上升，严重者出现全身抽搐、缺氧、发绀。

（2）抑制型：脉搏细弱、血压下降、神志不清，随即呼吸心跳停止。

3. 预防及处理原则

（1）术前应明确局麻药的毒性及一次最大使用量，如利多卡因标准成人推荐剂量一次最大剂量不超过 300 mg，盐酸阿替卡因一天最大用量不得超过 7 mg/kg，对于年老体弱者、心脏病患者应适当控制麻醉药物用量。

（2）坚持注射麻醉药物前回抽检查针筒有无回血。

（3）缓慢注射，如盐酸阿替卡因注射速度不超过 1 mL/min。

（4）一旦发生疑似中毒反应，应立即停止注射麻醉药物并终止手术，轻者可置患者平卧位，解开衣扣并保持呼吸道通畅，待麻醉药物在体内分解后可自行缓解。重症者应采取给氧、补液、抗惊厥、应用激素及升压药处理，如出现血压下降、呼吸心跳停止，应立即行心肺复苏并组织抢救。

4. 护理要点

麻醉药物过量反应的护理要点见表 10-1-2。

表 10-1-2　麻醉药物过量反应的术前预防及术中、术后护理要点

手术前	手术中	手术后
充分了解患者身体健康情况、基础疾病和家族史； 协助患者完善术前相关检查； 指导患者签署知情同意书，将了解到的患者身体健康情况及过敏史、家族史及时与主刀医生沟通及反馈	持续心电监护，密切观察患者的生命体征、神志意识、面色和血氧饱和度； 掌握麻醉药物的适应证，协助医生在安全剂量范围内使用麻醉药物； 如发生疑似麻醉药物过量反应，应提醒医生立即停止注射并终止手术，积极观察患者生命体征和神志意识的改变，配合医生对症治疗	做好心理护理，开导患者，减轻焦虑； 患者若发生血压降低、语言障碍，应立即展开抢救； 严密随访

（三）晕厥

1. 病因

晕厥是一种突发性、暂时性意识丧失，通常由于一过性脑缺血所致。其常见病因包括：

（1）血管迷走性晕厥：多见于体弱患者，以年轻女性多见。可由恐惧、焦虑、急性感染、创伤或剧痛引起。

（2）体位性晕厥：主要因低血压引起。由于体位改变时动作过急或过猛，脑部血液难以充盈血管，造成短暂性脑缺血而引起晕厥。

（3）低血糖性晕厥：主要因低血糖引起。术中饥饿或糖尿病患者易发生，严重低血糖可诱发晕厥。

2. 临床表现

前驱症状包括头晕、胸闷、面色苍白、全身冷汗、四肢厥冷无力、脉快而弱、恶心及呼吸困难等。如果不及时处理，可出现心率减慢、血压急剧下降及短暂的意识丧失等严重后果。

3. 预防及处理原则

（1）完善术前检查，避免在空腹、饥饿时进行手术。

（2）做好术前、术中心理疏导，消除患者紧张、恐惧情绪。

（3）术后及时评估患者的基本情况，持续监测生命体征，手术结束后休息 30 min，无头晕、头痛方可离院。

（4）一旦发生晕厥应立即停止手术，迅速放平座椅，或将患者置于头低足高位以恢复脑供血；松开衣领，保持呼吸通畅；可用注射针头刺入人中 0.3 ~ 0.5 cm，或让患者吸入芳香胺，使其快速恢复意识。如果是因为空腹、疲劳或体质差引起的晕厥，在意识恢复后，可让患者口服含糖的液体，必要时静脉输注葡萄糖或葡萄糖盐水。

（5）若发生呼吸心跳停止，应立即进行心肺复苏，组织人员进行抢救。

4. 护理要点

晕厥的护理要点见表 10-1-3。

表 10-1-3 晕厥的术前预防及术中、术后护理要点

手术前	手术中	手术后
了解患者有无晕厥史，或是否服用降压药、镇静剂等药物，了解患者是否进食； 减少患者心理应激，术前评估患者心理状况，对于有焦虑、恐惧的患者，给予心理护理； 有牙科畏惧症的患者或有基础疾病的患者建议在麻醉医生的配合下使用静脉舒适麻醉辅助治疗	一旦发生晕厥，应立即停止手术，护士放平椅位，取头低足高位，解开衣领，保持呼吸道通畅，必要时建立静脉通道； 监测患者生命体征、意识及血糖，遵医嘱口服葡萄糖水； 待生命体征平稳后再继续进行口腔种植治疗，并严密监控	做好患者的心理护理，减轻患者的心理负担； 饮食指导，饮食应清淡易消化； 密切随访

（四）术中活动性出血

1. 病因及危险因素

（1）局部因素：①软组织出血：在制备软组织切口、软组织剥离、翻瓣或获取游离软组织瓣的过程中，因损伤毛细血管、无名动静脉、知名血管（表 10-1-4）或手术剥离涉及局部软组织急性炎症区域、骨膜减张时损伤口周肌纤维，都可能导致大量的活动性出血。在手术时意外损伤口底、唇颊黏膜，也可能出现局部的黏膜出血。此外，被血管瘤累及的牙龈或口腔黏膜在手术中也会发生大量出血，需在术前评估时彻底检查。②骨组织出血：在颌骨/颧骨进行种植窝备洞，进行上颌窦外侧壁开窗或在口内获取自体骨块/屑的过程中，都可能造成骨内知名动静脉或骨髓腔血窦损伤和并导致骨组织内活动性出血。注意，颌骨中央性血管瘤发生术中出血将导致致命后果，需在术前 CBCT 影像评估时进行仔细筛查。

表 10-1-4 种植手术中容易被损伤的知名血管

血管名称	位置	出血原因
腭大动/静脉	上颌后牙区腭侧	腭侧软组织瓣剥离过深时误伤； 制备游离牙龈瓣或结缔组织瓣时切口过深时损伤
鼻腭动/静脉	上前牙区腭侧中缝	腭侧软组织瓣剥离过深时误伤； 中切牙种植窝预备时进入鼻腭管
上牙槽后动脉骨内支	上颌窦外侧骨壁内	经侧壁开窗上颌窦底提升术时损伤
上牙槽前动脉	上颌前牙区颌骨内	上颌侧切牙或尖牙种植窝预备时损伤
下牙槽动/静脉	下颌后牙区颌骨内	下颌后牙区种植窝预备时钻头进入过深
颏动/静脉	下颌双尖牙附近	下颌双尖牙区域翻瓣或骨膜减张时误伤
颏舌动脉/颏舌支	下颌骨中线处、下颌双尖牙附近（舌侧）	下颌骨正中舌侧骨板穿孔或舌侧黏骨膜翻瓣时误伤； 下颌中线种植窝预备时损伤
舌下动脉	口底近贴下颌骨舌侧	下颌后牙区种植窝预备时舌侧穿通误伤口底

（2）全身因素：患者罹患高血压、血液系统疾病、肝功能异常或存在抗凝药物服用史等情况，均有可能在手术过程中引起过量的出血现象。

2. 预防及处理原则

（1）术中轻柔操作，防止误伤，保证视野清晰，解剖层次分明。

（2）一旦术中出现活动性出血，立即停止手术，通过纱布压迫、填塞、电凝或激光缝扎等方式进行止血。

（3）缝合创口前，应确定活动性出血已完全控制，必要时安放引流条。

（4）术前、术中控制患者血压，必要时可进行术中降压用药。

（5）术前根据手术情况调整抗凝药的用量，或停止用药。

（6）发生严重术中出血后，术后须严密监控患者体征，必要时进行静脉输液或输血补充血容量。

（7）为防止活动性出血点在术后复发出血，可进行面部的四头带加压或使用腭护板（图 10-1-1），术后须密切随访。

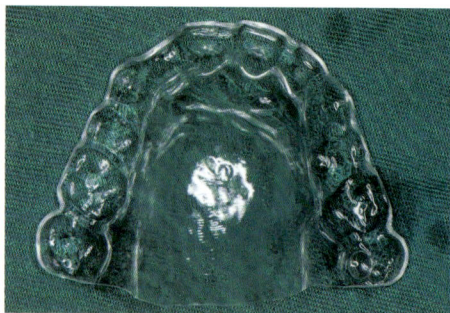

图 10-1-1　用于制取游离牙龈瓣后止血的腭护板

3. 护理要点

严重的术中活动性出血较为严重，甚至会在术中或术后引发患者死亡（如口底舌下动脉出血造成延迟性口底血肿，舌体后坠引发呼吸阻塞）。因此，在护理方面应提高认识，在术前应重视患者全身情况的评估，做好预判和术中处理，减少活动性出血的发生；在术后应加强回访，做好术后宣教，为患者术后提供完善的护理处置。具体护理要点见表 10-1-5。

表 10-1-5　种植手术中活动性出血的术前预防及术中、术后护理要点

手术前	手术中	手术后
完善术前病史和既往史问询，如凝血功能障碍、抗凝药物使用、肝功能情况、既往手术史等； 术前完善凝血 4 项检查（PT、APTT）； 嘱高血压患者术前稳定控制血压，手术前保证睡眠，进入手术室前再次复测血压； 通过 CBCT 评估患者重要的骨内血管结构； 对高风险患者，可提前预约麻醉师进行术中监护，术前准备好电凝、纱布、骨蜡、缝线、止血药、腭护板等物品	发现活动性出血，及时提醒医生，立即停止手术； 调节好椅位及灯光，并配合医生止血，根据患者的出血情况遵医嘱采取相应的措施； 做好心理护理，让患者减轻恐惧焦虑情绪，配合治疗； 遵医嘱，必要时尽快建立静脉通道	局部冰敷、口内纱布填压、面部四头带加压； 留院观察 1～2h 以上，观察口内出血情况（或口底肿胀、舌体后坠情况），发现异常及时通知医生； 术后密切进行电话随访，嘱患者如有不可控的出血发生，及时就近急诊处理

（五）下牙槽神经损伤

下牙槽神经为三叉神经第三分支，主要由感觉神经纤维组成。其主干经下颌孔进入下颌神经管，在下颌骨内沿途发出齿龈支；主要终末支从颏孔穿出，称为颏神经（图10-1-2）；另一终末支在颌骨内继续延伸至中线，称为下颌切牙神经。下牙槽神经主要支配下颌骨、下颌牙列、牙龈、颏部及下唇的皮肤、黏膜的痛觉和感知功能。

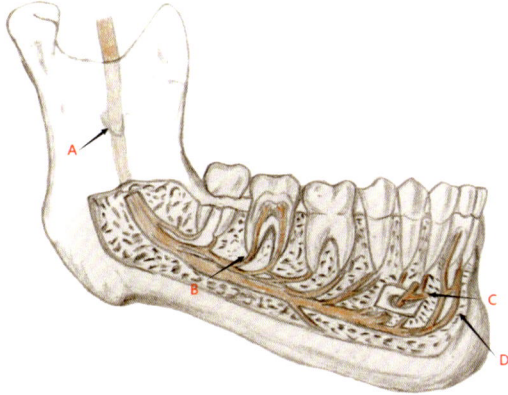

注：A. 下牙槽神经；B. 齿龈支；C. 颏神经；D. 下颌正中神经

图 10-1-2　下牙槽神经走向与分布示意图

1. 病因及危险因素

在下颌后牙区(第一/二磨牙、第二双尖牙)的种植手术、拔除低位埋伏阻生的第三磨牙、处理根尖周严重感染的下颌磨牙拔牙窝，以及在下颌外斜线/磨牙区获取块状自体骨时，均可能损伤下牙槽神经的主干。在口腔种植临床中，下牙槽神经损伤最常见于下颌后牙区的种植手术，危险因素包括下述内容。

（1）解剖因素：牙槽骨发生严重的垂直型吸收，造成下颌后牙区的可用牙槽骨高度严重不足；下牙槽神经管边界不清晰，CBCT或全景片难以进行精确评估；解剖变异造成的高位型下牙槽神经管。

（2）医源性因素：术前对影像资料评估不足，在手术方案中未虑及下牙槽神经管的上壁平面高度；种植手机在预备时失去支点，造成钻头钻入过深；具有自攻性的种植体拧入过深，压迫下牙槽神经管壁；由于失速导致在高速下植入种植体。

2. 临床症状

下牙槽神经受到损伤后，一般会导致患侧颏部皮肤、口唇黏膜、牙龈、口腔前庭黏膜的末梢感觉异常（图10-1-3），影响语言、饮食及生活质量，给患者生理及心理造成伤害。下牙槽神经损伤可引起的感觉异常包括机械感觉、温度感觉、痛觉、触觉、两点辨别觉的迟钝。在手术中下牙槽神经被钻头或手术器械触及时，可能有瞬时的尖锐疼痛感，术后由于麻醉和水肿的原因，常不容易及时发现。在术后拍摄的 CBCT 或全景片中，可以发现下牙槽神经管的压迫或管壁的损伤（图10-1-4）。手术第二天后，可通过与健侧皮肤的比较，通过对皮肤和黏膜的感觉评估，诊断下牙槽神经的受损情况，并对神经感觉障碍的程度进行甄别。

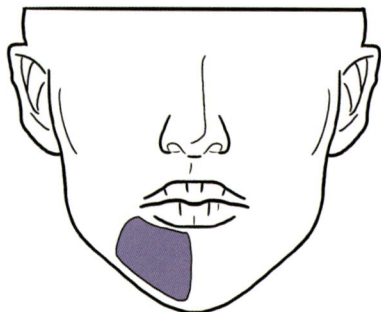

图 10-1-3　下牙槽神经损伤后的感觉异常区域　图 10-1-4　术后 CBCT 示种植体根尖部压迫下牙槽神经管

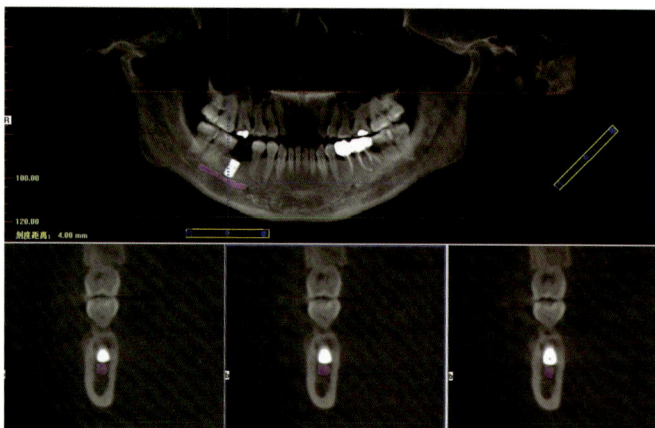

3. 预防及处理原则

避免下牙槽神经损伤的主要原则是完善术前 CBCT 检查评估、周密制订治疗计划，术中精细操作，特别是种植体植入时要反复确认种植机的钻速。数字化种植导板、种植导航及种植机器人可以提高手术精度，降低下牙槽神经损伤发生率。此外，对于牙槽骨高度严重不足的患者，可以考虑使用长度 6 ~ 8 mm 的短种植体。

若术中怀疑有下牙槽神经损伤，要马上拍片确认，若已伤及下牙槽神经应终止手术，2 ~ 3 个月后再行种植；若术后发现神经管被种植体压迫，应取出种植体或更换短种植体，配合药物治疗（如地塞米松、维生素 B、甲钴胺）和中医理疗（如针灸、高压氧舱），密切随访观察。

4. 护理要点

下牙槽神经损伤的护理要点见表10-1-6。

表 10-1-6　下牙槽神经损伤的术前预防及术中、术后护理要点

手术前	手术中	手术后
通过 CBCT 评估患者下颌神经管路径及可用骨高度；协助医生完成数字化种植方案的计划制订	术中保障术野照明清晰；准备 CAD-CAM 手术导板；患者有疼痛不适时，须及时提醒医生；种植体植入时，严格按照"报，回，踩"★程序，确认种植机钻速；做好心理护理，减轻患者恐惧焦虑情绪，配合治疗	术后 CBCT 复查；麻醉消退后，对照健侧检查皮肤、黏膜感觉敏锐度；加强随访观察；遵医嘱，开具口服神经营养药物；做好心理疏导

★注：报，医生报告进入种植体植入程序；回，器械护士调整种植机参数后回应医生手机目前钻速；踩，医生在口外试踩种植机脚踏，验证手机钻速。

（六）邻牙损伤

1. 病因及危险因素

在种植手术中，备洞钻或种植体可能误伤邻牙的牙周膜、牙根，造成邻牙术后牙髓炎、急性根尖周炎甚至牙齿的松动脱落（图 10-1-5）。这种情况多发于缺牙间隙过窄（如下颌前牙、上颌侧切牙）或邻牙牙根弯曲、倾斜。此外，当患者张口度不足时，在第二磨牙种植时由于视野受阻，也可能造成备洞失误。

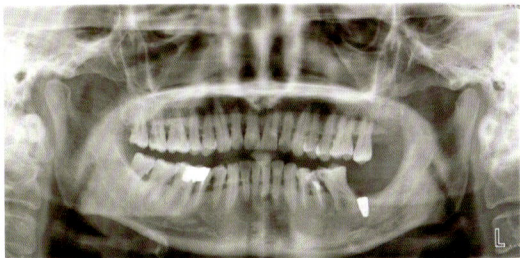

图 10-1-5　CBCT 牙位示 37 种植体植入时误伤 36 根尖及牙周膜

2. 临床表现

种植位点的邻牙即刻或延时出现不适症状，包括自发疼痛、冷热敏感、浮出感、松动或叩痛。此外，种植体也可能在一段时间后发生骨结合不良、松动脱落。

3. 预防及处理原则

（1）术前依靠 CBCT 和数字化种植规划设计软件，准确测量和评估缺牙间隙，种植体距离邻牙需大于 1 ~ 2 mm。

（2）手术助手协助患者在后牙区种植窝预备时保持大张口位置，同时协助主刀确认左侧磨牙区种植位点及预备轴向的安全性。

（3）使用数字化口腔种植技术，如 CAD-CAM 种植导板、种植导航、种植机器人。

（4）术后及时拍摄 CBCT 或全景片复查，若发现种植体与邻牙牙根贴近，需参考患者术后 1 ~ 2 天的临床症状进行处理；若术后症状轻微，可对邻牙进行调𬌗，严密观察；若症状明显，需立即取出种植体，择期补种。

（5）对受损的邻牙，需根据情况进行调𬌗和根管治疗。

4. 护理要点

邻牙损伤的护理要点见表 10-1-7。

表 10-1-7　邻牙损伤的术前预防及术中、术后护理要点

手术前	手术中	手术后
通过 CBCT 评估骨内种植间隙，制订预防措施； 协助医生完成数字化种植方案的计划制订	术中调节好椅位及灯光，协助医生在备洞时保护好邻牙； 必要时为患者提供咬合垫，协助患者大张口； 做好心理护理，减轻患者恐惧焦虑情绪，配合治疗	密切随访，若患者种植术后出现邻牙疼痛明显、冷热敏感、肿胀不适等症状，应立即到专业口腔医院就诊； 给予饮食指导，进食应清淡易消化，不食辛辣，不抽烟； 术后及时协助患者完成放射影像检查； 术后心理疏导

（七）上颌窦膜穿孔

上颌窦膜穿孔是上颌窦底提升最常见的并发症，可发生于经嵴顶提升穿通窦底或侧壁开窗、窦膜提升、植骨和种植体植入的任何环节，处理不当可能诱发急性上颌窦炎症感染、植骨失败和种植失败。

1. 病因及危险因素

（1）解剖因素：窦膜过薄，窦底不平，窦膜粘连，上颌窦骨性分隔，窦底骨壁厚薄不均，上颌窦病理性改变（如囊肿）及上颌窦侧壁过厚等。

（2）术者因素：窦嵴距测量有误，提升术式选择不当，钻或骨凿支点控制不稳，剥离窦膜时操作失误及开窗工具选择不当等。

（3）患者因素：慢性上颌窦炎史、吸烟史等。

2. 临床表现

（1）在经牙槽嵴顶上颌窦底提升术中，通过捏鼻鼓气试验，可发现种植窝洞开口处有漏气的现象。

（2）在侧壁开窗上颌窦底提升术中，一般可通过肉眼看到窦膜的破洞（图10-1-6）。

（3）术后CBCT检查可见上颌窦内液平面或漏入上颌窦内的骨粉（图10-1-7）。

（4）术后患侧鼻孔出血。

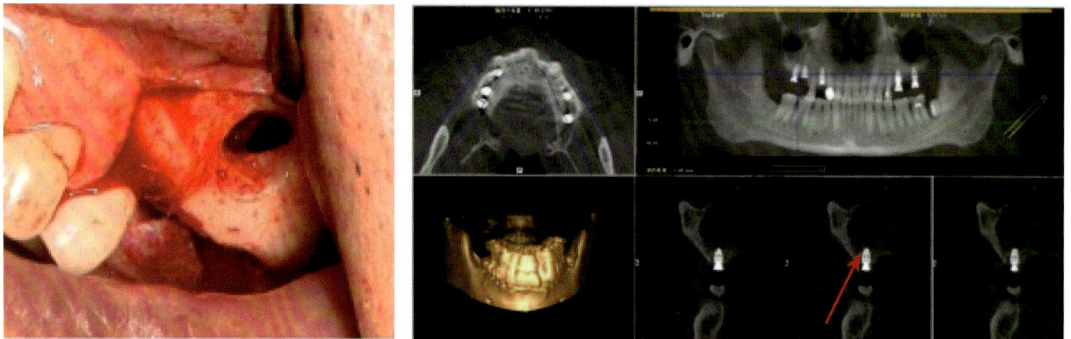

图10-1-6　侧壁开窗上颌窦底提升术中存在肉眼可见的窦膜破洞　图10-1-7　术后CBCT检查可见上颌窦内液平面

3. 处理原则

（1）穿牙槽嵴顶上颌窦底提升过程中，出现小穿孔（1～2 mm）可使用富血小板纤维蛋白（A-PRF）、浓缩生长因子（CGF）或胶原蛋白塞进行充填，若种植体根尖部不超出窦底2～3 mm则可同期植入，不建议再使用颗粒状植骨材料；若出现中、大穿孔（≥3 mm）建议改为侧壁开窗式，剥离穿孔周围窦膜后按外提升穿孔处理或直接关闭创口，等待3～4个月后再次手术。

（2）经侧壁开窗上颌窦底提升手术中，出现小、中穿孔（≤5 mm），一般需要扩大侧壁开窗范围，从破孔边缘松解窦黏膜，用生物胶原膜覆盖封闭穿孔后，同期完成植骨及种植体植入手术；若穿孔过大（＞5 mm），常规方法无法修补，可考虑用5-0以下的可吸收缝线进行缝合，缩小穿孔直径或在关闭创口后等待3～4个月重新检查后再次手术。

（3）若术后通过CBCT发现上颌窦内出现液平面或散落的骨粉，怀疑窦膜穿孔，应及时给予全身抗生素和局部呋麻滴鼻液治疗，保持上颌窦-鼻腔引流畅通。若发现患者出现严重的急性上颌窦炎症状且经抗生素治疗无效，应考虑手术去除植骨材料和种植体、修补穿孔的窦膜和牙槽嵴顶瘘口。

4.护理要点

上颌窦膜穿孔的护理要点见表10-1-8。

表10-1-8　上颌窦膜穿孔的术前预防及术中、术后护理要点

手术前	手术中	手术后
术前了解上颌窦相关病史、吸烟史； 术前配合医生通过CBCT有效测量及分析上颌窦相关的解剖结构并评估手术风险，制订预防措施	术中调节好椅位及灯光，配合医生手术时动作应缓慢、仔细、轻柔	告知患者术后可能会有鼻腔出血，不必焦虑、恐惧； 告知患者勿使用吸管，勿做擤鼻涕等造成上颌窦腔负压的动作，勿参加游泳、爬山等剧烈运动，勿乘坐飞机、高铁、动车等； 患侧鼻孔用呋麻滴鼻液滴鼻一周，5次/天，抗生素抗炎治疗5天； 术后48 h冰敷，5～7天复诊，10～12天拆线； 若有头晕、发热、体倦、面中份疼痛等症状，及时复诊

（八）误吞误吸

1.病因及危险因素

在手术及修复治疗过程中，医源性因素是导致口腔种植外科、修复器械误入消化道或气道的主要因素（图10-1-8）。其中容易被患者误吞、误吸的器械包括螺丝刀、愈合帽、覆盖螺丝、基台、牙冠、种植体、指示杆等。此外，还包括以下可能增加风险的因素：

（1）临床医生对器械操作不熟练，器械连接不紧密（如螺丝刀与愈合帽或覆盖螺丝之间、牙冠与基台之间、持钉器与种植体之间等）。

（2）未对患者做好术前宣教，患者出现高频次的无意识的吞咽动作。

（3）患者唾液黏性较高，造成手套与器械之间异常打滑。

（4）椅背角度过低，患者头后仰幅度较大。

（5）在后牙区进行操作时，患者张口度不足，器械选择不当造成操作难度增大。

（6）医护人员对口内未固定的器械没有采取适当的保护措施（如未旋紧中央螺丝的基台，未粘接的牙冠等）。

（7）医护人员精力不集中，未及时发现和取出掉入口内的器械。

（8）患者发生慌乱，未能及时安抚造成意外。

2. 预防要点

（1）术前告知患者，如有异物掉入口内应保持镇静，切勿吞咽或开口说话。

（2）选择合适的牙椅角度，体位不可过度后仰。

（3）医生应熟练掌握器械的使用方法和技巧，器械在口内不得离手，助手应配合主刀保护口内器械。

（4）在器械（如螺丝刀、指示杆等）上拴绑牙线（图 10-1-9），必要时可用镊子或刮匙压紧器械上方（如牙冠、基台、螺丝刀等），以防掉落。

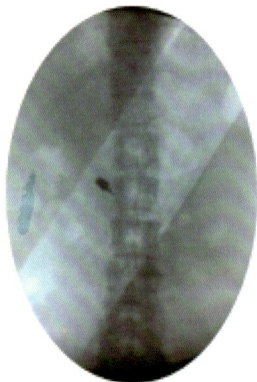

a. 误入消化道的种植修复螺丝刀（X 射线透视检查）

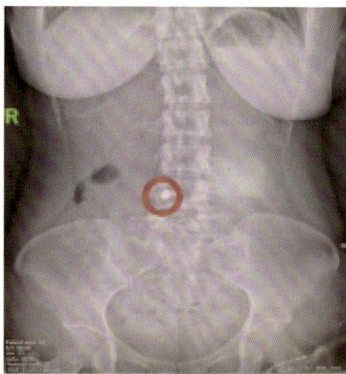

b. 误入消化道的修复牙冠（X 射线片检查）

图 10-1-8 医源性因素导致的误吞误吸

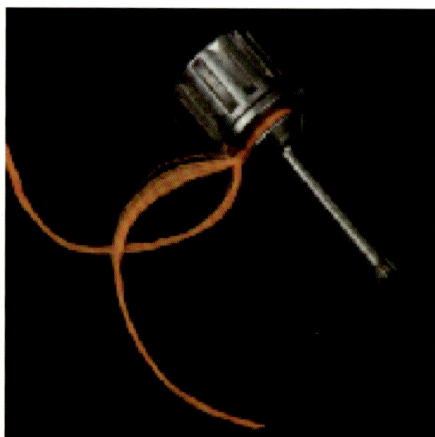

图 10-1-9 为种植修复螺丝刀拴绑牙线

（5）在保障安全的前提下，于患者舌根部铺设一块干纱布，防止有可能掉落的小器械滑入咽腔。

（6）器械落入口腔，若位置靠前视野清晰，则令患者头偏向一侧，立即用镊子（或吸引器）直接取出；若位置靠后（如舌背后方）或视野不清，应嘱患者立即坐起或起身，呈头低位，同时操作者用手指压低舌背，刺激呕吐反应，直至患者吐出器械。

（7）发现手套或器械湿滑，应立即更换手套或用纱布擦干器械。

（8）患者张口度较小，术中可使用开口器或咬合垫。

3. 处理原则

（1）保持冷静，嘱患者保持安静制动，密切观察患者的面色、呼吸道症状，如出现气短、呼吸困难等症状，立即进行现场处理。

（2）若判断器械误吸入气管，须紧急采用"海姆利克法"，尝试让患者从气管中排出异物，回到口腔后再令患者吐出。

（3）监测患者生命体征，必要时建立静脉通道，若患者发生呼吸困难需及时吸氧，用轮椅或平板车转诊到有条件的综合医院或科室，进行急诊处理。

（4）若患者出现严重的呼吸梗阻或窒息征象，紧急情况下应行环甲膜切开术或气管切开术。

（5）拍摄颈、胸部或腹部的 X 线片，或通过 X 射线透视检查确定异物位置，如怀疑器械仍在呼吸道内，需立即转诊呼吸内科用纤支镜进行确定和取出。

（6）若怀疑器械在消化道内，可根据器械特点进行判断：①若器械体积小且无锋利棱角或边缘，可暂时不做医学处理，嘱患者高纤维饮食帮助自然排出体外。②若器械体积较大无法自然排泄，或存在较为锐利的边角，应在消化道内窥镜的协助下尽快取出。

4.护理要点

误吞误吸的护理要点见表10-1-9。

表 10-1-9　误吞误吸的术前预防及术中、术后护理要点

手术前	手术中	手术后
了解患者张口度及咽反射情况； 做好器械准备(螺丝刀、指示杆栓线)，若患者张口度较小，需准备开口器或咬合垫； 对于开口受限的修复患者，需准备万用扭矩扳手； 对患者做好术前宣教，口中掉落器械切勿惊慌，勿说话或吞咽	术中调节好椅位及灯光，配合医生手术时动作应缓慢、仔细、轻柔； 注意对口中保留器械的保护，可使用镊子或刮匙压紧愈合帽和牙冠； 口腔中脱落小器械，应及时发现并取出（镊子、吸引器）； 若小器械进入口腔深部，应积极配合医生进行处理，并安抚患者情绪； 若患者已经误吞、误吸小器械，应尽快配合进行紧急处理，出现呼吸困难或窒息症状时，积极准备抢救器械，对患者进行紧急吸氧，并第一时间联系有急救能力的医院或医疗团队，平稳转诊患者	对于小器械被误吞进入消化道的患者，术后做好密切随访； 做好术后心理沟通，避免严重医疗纠纷的发生

（九）口腔黏膜损伤

术中发生的口腔黏膜损伤包括锐器划／刺伤、牙龈或黏膜撕裂、口腔黏膜血泡和口角糜烂。

1.原因及风险因素

（1）患者在术中被长期牵拉口角，牵拉器械反复的机械摩擦可导致术后的口角糜烂或溃疡。

（2）切口设计过小，强行牵拉软组织瓣可导致牙龈或黏膜的撕裂。

（3）制备手术切口时，操作不精准导致口唇黏膜、软组织瓣或口底黏膜的划伤。

（4）使用骨膜剥离子进行剥离或牵拉时，支点不稳导致器械滑脱，刺伤前庭沟、腭部、口底等邻近软组织。

（5）用锋利的钻头（如备洞钻、钨钢钻磨头、环钻等）进行备洞、截骨或制备骨块时，由于对软组织瓣牵拉隔离不充分，导致牙龈、唇颊黏膜被缠绕卷入损伤。

（6）由于器械摩擦或刺伤导致部分患者发生黏膜下血泡。

2.预防及处理原则

（1）需长时间牵拉口角的患者，口角涂抹凡士林润滑剂。

（2）手术中器械支点稳定，操作精准细致，牵拉软组织瓣时需小心避让钻头。

（3）术中发生伤口较小的黏膜损伤，除局部消毒外可不做特殊处理，较大的损伤如牙龈撕裂、黏膜缠卷应仔细缝合、止血。

（4）口角创伤性溃疡或糜烂多发生在术后 2 ～ 3 天，提前告知患者在患处涂抹红霉素软膏等后可逐渐恢复，一般 7 天即可痊愈。

3. 护理要点

口腔黏膜损伤的护理要点见表 10-1-10。

表 10-1-10　口腔黏膜损伤的术前预防及术中、术后护理要点

手术前	手术中	手术后
术前在患者口周涂抹凡士林保护口角	手术过程中配合翻瓣、牵拉都应轻柔、细致、支点稳妥，避免粗暴用力和器械滑脱	予以心理护理，做好健康宣教，嘱患者保持口腔卫生，使用含漱液漱口；如发生口角损伤可涂擦红霉素软膏治疗

二、术后并发症

（一）术后出血及皮下瘀斑

在手术后 24 h 内，患者伤口出现少量渗血或口内有少许血丝属于正常情况；但出现伤口持续性出血则属于术后并发症范畴，应引起医护人员的高度重视。此外，在术区瓣下的持续性出血还可能导致患者面颈部出现皮下瘀斑，瘀斑的范围包括口周、眶下、鼻颊沟、颌下、颏下及颈部区域（图 10-1-10）。

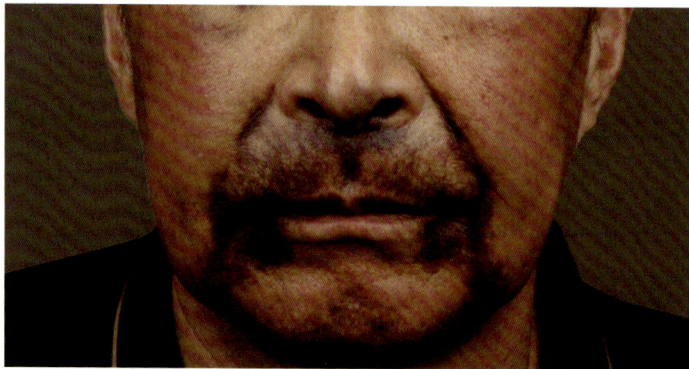

图 10-1-10　患者在术后第 3 天于口周、鼻颊沟、鼻唇沟区域出现皮下瘀斑

1. 病因及危险因素

（1）全身因素：主要包括凝血功能障碍性疾病、毛细血管病变、服用抗凝药物等。

（2）局部因素：手术过程中骨膜创伤过大或缝合前止血不彻底；缝合欠严密或因张力过大导致缝线滑脱；种植术后家庭口腔护理不当，如漱口力度过大、刷牙破坏血凝块等，进食较硬食物也可能引起术后重新出血。

2. 处理原则

（1）种植术后若有少许渗血，患者可用棉花或纱布自行压迫止血，每次半小时。

（2）对于伤口的活动性渗血，可嘱患者门/急诊缝合处理，弥漫性出血建议使用碘仿纱条缝合固定压迫止血。

（3）对于深部血肿尤其是口底血肿需引起高度重视，必要时需要重新翻瓣暴露出血区域，彻底止血。

（4）感染引起的继发性出血，应给予抗生素全身治疗，以预防控制感染。

（5）必要时应使用全身及局部止血药物。

（6）皮下瘀斑一般无须特殊处理，一般1周左右开始自行消退，颜色由紫转黄，可于术后48 h进行局部热敷以便于加速吸收。

3. 护理要点

术后出血及皮下瘀斑的护理要点见表10-1-11。

表 10-1-11　术后出血及皮下瘀斑的术前预防及术中、术后护理要点

手术前	手术中	手术后
术前协助患者做好各项检查，注意患者凝血功能的结果，如发现异常应提醒医生并配合处理； 嘱患者术前停用阿司匹林或调整抗凝药用量（在内科医生指导下）	术中调节好椅位及灯光，准备电凝、纱布、棉球及止血敷料	术后出血需用无菌纱布加压止血，若发生活动性出血需尽快复诊处理； 如发生皮下出血或瘀斑可使用止血药或48 h后热敷

（二）肿胀、疼痛

1. 病因及危险因素

术后肿胀和疼痛均为口腔种植术后常见的炎症反应，主要与手术时间长短、手术创口大小、手术方式、骨增量手术、感染及骨灼伤等因素有关。

（1）术后疼痛：疼痛一般在麻醉药物失效后出现，术后24 h内最为严重，之后2～3天后可逐渐缓解。若疼痛持续加重且迁延不愈，应考虑种植术中是否发生了骨灼伤。

（2）术后肿胀：肿胀一般在术后48 h内达到顶峰，此后1～2周内可缓慢消散。肿胀主要由于术区毛细血管通透性增高，血清渗入骨膜及皮肤、黏膜的组织内部所致；48 h后，毛细淋巴管可将组织内的炎性渗出液回收到循环系统中。

2. 预防及处理原则

（1）缩小手术切口，避免不必要的软硬组织损伤（如不翻瓣的微创种植手术），可减轻术后的炎症反应。

（2）备洞过程中注意冷却，对Ⅰ类骨应进行充分的预备和攻丝，避免种植体植入时出现较大的扭矩（建议35～60 N·cm），避免骨灼伤引起的术后疼痛。

（3）术前 30 min 口服止痛药，如术后疼痛剧烈，可遵医嘱服用止痛药。

（4）嘱患者术后 48 h 内间断冰敷面部，48 h 后改为间歇性热敷 3 ～ 5 天，可减轻疼痛和肿胀。

（5）在植骨手术后为减轻术后水肿，可采用静脉滴注地塞米松注射液治疗 2 ～ 3 天（每天 1 次，每次 10 ～ 20 mg）。

（6）对患者术后可能出现的疼痛和水肿做好术前告知，术后密切随访，完善心理护理，发现异常情况后报告医生及时处理。

3. 护理要点

疼痛及肿胀的护理要点见表 10-1-12。

表 10-1-12　疼痛及肿胀的术前预防及术中、术后护理要点

手术前	手术中	手术后
术前 30 min 嘱患者口服止痛药； 对患者术后可能出现的疼痛和水肿做好术前告知	协助医生做好备洞过程中的冷却	嘱患者术后 48 h 内间断冰敷面部，48 h 后改为间歇性热敷 3 ～ 5 天； 在植骨手术后嘱患者采用静脉滴注地塞米松注射液治疗 2 ～ 3 天（每天 1 次，每次 10 ～ 20 mg）； 术后密切随访，完善心理护理，发现异常情况后报告医生及时处理

（三）术后感染

1. 临床表现

（1）急性感染：术后的肿胀、疼痛在 3 ～ 4 天后仍逐渐加重，伴有局部皮温升高、术区压痛、创口红肿、分泌物增多、瓣下触及波动感，全身低热、倦怠、引流淋巴结肿大、中性粒细胞和 C 反应蛋白数值增高等症状时，需考虑发生急性感染的可能。若感染侵及翼下颌间隙、咬肌间隙、咽旁间隙，可伴有张口受限。

若上颌窦底提升术后发生感染，可能并发急性上颌窦炎，除了常见的术后肿胀、疼痛等表现，还可出现患侧鼻旁压痛、头晕、鼻腔内脓性分泌物。若发生急性种植体根尖周炎，表现为术后 5 天术区疼痛加重，多为夜间自发性跳痛，类似于急性牙髓炎症状；根尖区软组织可见轻微红肿，伴有明显压痛；术后 2 周左右 CBCT 或 X 线根尖片上可见种植体根尖出现明显暗影（图 10-1-11）。

（2）慢性感染：在伤口拆线后、二期手术之前，患者仍有可能发生潜在的慢性感染。临床表现为瓣下脓肿或牙龈 / 黏膜瘘管的形成（图 10-1-12）。

2. 病因及危险因素

（1）种植体表面或骨增量移植材料发生细菌污染。

（2）邻牙或种植位点存在牙周、根尖周或牙槽骨内的感染灶。

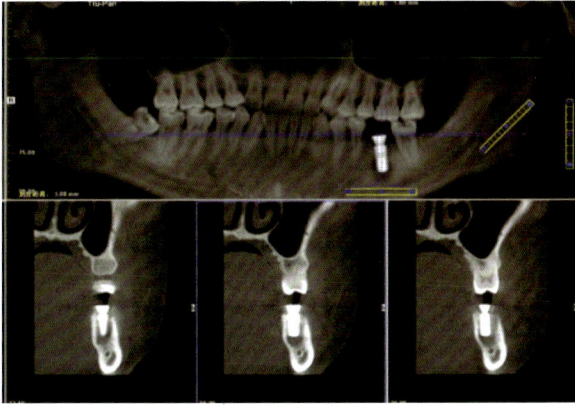

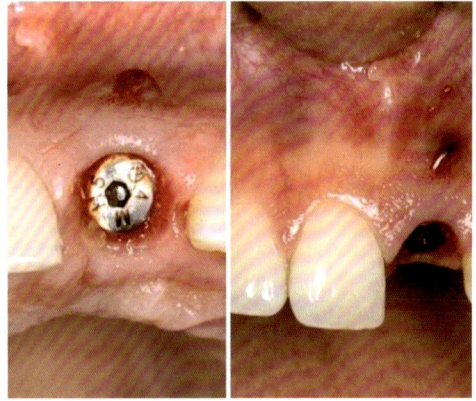

图 10-1-11 36 种植体根尖暗影（CBCT），提示种植体根 图 10-1-12 21 种植体唇侧牙龈瘘管
尖周炎

（3）上颌窦内存在感染或窦膜发生较大的破裂，造成骨粉进入窦腔。

（4）伤口未达到一期愈合，术后未坚持使用含漱液消毒。

（5）愈合帽或临时冠桥周围的卫生状况不佳。

（6）拆线前未进行彻底消毒，将缝线上携带的细菌带入软组织瓣内。

（7）口腔牙周卫生差，术前未进行龈上 / 下洁刮治。

（8）患者自身免疫力低下。

3. 预防及处理原则

（1）术前进行全口洁牙或系统性牙周治疗，对种植位点邻近的天然牙进行彻底的检查和治疗，必要时需拔除病变邻牙并彻底处理拔牙窝感染灶。

（2）糖尿病患者或高风险病例在术前预防性使用抗生素 3 天（口服），术后使用全身抗生素治疗 3 ~ 5 天（口服或静滴）。

（3）种植体植入前和伤口缝合前，需用生理盐水彻底冲洗种植窝和术区。

（4）发现急性感染症状，应立即给予 1 周以上的局部和全身抗感染治疗，如发现瓣下脓肿形成应及时切开引流，用过氧化氢溶液、生理盐水交替冲洗，安放橡皮引流条。

（5）植骨区出现感染，应清理受污染的植骨材料，当不能彻底消除感染或种植体已发生松动时，可考虑取出种植体。

（6）对于上颌窦底提升术后的感染，必要时需取出种植体，清理骨粉等移植材料，大量生理盐水冲洗上颌窦及鼻腔。

（7）对于急性种植体根尖周炎，应考虑骨壁局部开窗引流或取出种植体。

4. 护理要点

术后感染的护理要点见表 10-1-13。

表 10-1-13　术后感染的术前预防及术中、术后护理要点

手术前	手术中	手术后
术前嘱患者进行全口洁牙或系统性牙周治疗，对种植位点邻近的天然牙进行彻底的检查和治疗； 　对糖尿病患者进行术前血糖监测，嘱术前口服抗生素 3 天	术中避免器械、种植体、植入材料的口内或口外污染	嘱糖尿病患者或高风险手术病例术后口服或静滴抗生素 3 ~ 5 天； 　术后密切随访，完善心理护理，发现异常情况报告医生及时处理

（四）创口愈合不良

软组织创口未达到一期愈合，均可判定为愈合不良（图 10-1-13），即创口两侧的黏骨膜组织部分或完全未发生愈合，创口可能存在假膜覆盖、牙龈退缩及覆盖螺丝、种植体颈部、骨移植材料、屏障膜、牙槽骨嵴的口内暴露。

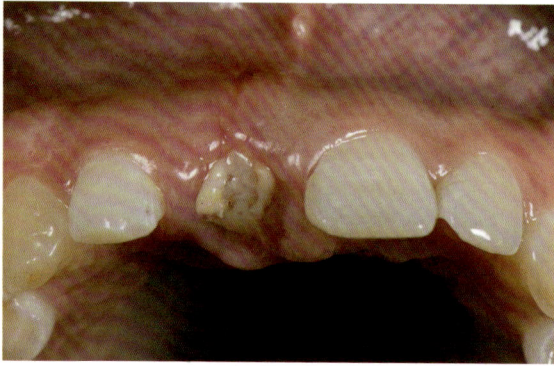

图 10-1-13　伤口裂开伴牙龈退缩，可见假膜和植骨材料

1. 病因及危险因素

（1）术前牙龈急性炎症，充血肿胀未消退，术中损伤黏骨膜瓣边缘。

（2）骨膜减张不足，术后水肿造成缝线切割牙龈滑脱。

（3）缝线过粗，缝合过密或线结压迫过紧，造成软组织瓣局部缺血坏死。

（4）线结松脱，造成创口早期未闭合。

（5）创口下方发生急性感染。

（6）过渡性义齿压迫伤口。

（7）术后不良生活习惯（如酗酒、吸烟）。

2. 预防及处理原则

（1）术中避免齿镊过度钳夹黏骨膜瓣，造成软组织瓣边缘的充血或损伤。

（2）术中注意骨膜的充分减张，正确使用减张缝合技巧。

（3）尽量采用 4-0 以下无创微创丝线或尼龙缝线，保证缝合密度和线结松紧度适中。

（4）嘱患者术后不能佩戴隐形义齿，制作过渡性义齿时需避免压迫伤口。

（5）对于轻度的创口愈合不良，未发生植入材料或种植体暴露的病例，只需延长含漱氯己定时间，注意日常口腔清洁，避免伤口感染。

（6）对于裂口较大、植入材料暴露的病例，若无牙龈退缩可考虑在牙龈水肿消退后重新复位缝合。

（7）若牙龈发生大量退缩，有条件的可进行邻近牙龈瓣转移覆盖创面，若无条件则需注意局部清洁，每日用氯己定漱口液漱口 3 ~ 5 次，争取创口以二期愈合的方式关闭。

（8）如创口裂开伴明显感染，按术后急性感染进行处理。

3. 护理要点

创口愈合不良的护理要点见表 10-1-14。

表 10-1-14　创口愈合不良的术前预防及术中、术后护理要点

手术前	手术中	手术后
术前检查患者牙龈健康状况，消除牙龈及术区的黏膜急性炎症	术中避免齿镊或其他牵拉器械损伤黏骨膜瓣边缘； 配合医生检查线结松紧度，保持线头长度 3 ~ 4 mm	嘱患者术后不得佩戴隐形义齿或其他可能压迫伤口的旧活动性义齿； 强调健康生活习惯，戒烟戒酒； 为患者讲解正确的伤口清理方法； 术后密切随访，完善心理护理，发生伤口愈合不良后，减轻患者紧张焦虑情绪，协助患者配合医生治疗

（五）种植体骨结合失败

种植体骨结合失败指种植体植入后，由于各种因素，导致其与骨组织之间没有发生骨结合或种植体 - 骨结合率过低，从而在二期手术前或早期 / 延期修复过程中发生松动或自行脱落的情况。

1. 临床表现

（1）若排除并发感染因素，患者一般无明显自觉不适感；如果种植体上方安装有愈合帽或临时基台 - 修复体，会自觉种植体松动、触痛或可直接脱落入口内。

（2）二期手术前进行放射线检查时，在部分或整个种植体 - 骨接触界面上可能出现明显的条隙状低密度影。

（3）种植体稳定系数（ISQ）测量值低于 50 ~ 60，用金属器械敲击连接种植体的愈合帽呈低钝音，并可能存在明显叩痛。

（4）在取出覆盖螺丝、安装愈合帽、紧固转移杆或基台的中央螺丝时，可能发现种植体发生旋转、松动或脱落，或可伴有骨内发出的疼痛。

2. 病因及风险因素

（1）初期稳定性不佳的情况下，进行了即刻修复或即刻负载。

（2）即刻修复后发生过度负载或外部创伤。

（3）种植位点为血供较差的Ⅰ类牙槽骨或骨密度过低的Ⅳ类牙槽骨（Zarb分类法）。

（4）种植过程中发生骨灼伤，或术后发生了急性种植体根尖周炎、急/慢性术区感染、种植体周围炎。

（5）过渡性活动义齿早期压迫愈合帽或种植体顶部。

（6）全身系统疾病、不良生活习惯或医源性影响，如重度骨质疏松症、糖尿病、重度吸烟、头颈部放疗及全身化疗史、双膦酸盐类药物治疗史、大剂量糖皮质激素治疗史等。

3. 预防及处理原则

（1）术前详细询问系统性病史、既往史，糖尿病患者术前、术后、修复前需持续稳定控制血糖水平。

（2）对Ⅳ类骨密度种植位点，采用骨挤压钻方式提升松质骨密度和种植体初期稳定性，此外可采用延期修复（将修复时间延长到4～6个月）或采用亲水型种植体，以提高骨结合成功率。

（3）谨慎采取即刻修复或即刻负载方式，注意保留愈合帽与对颌牙之间的安全距离。

（4）全口即刻负载需采用坚固连接支架和组牙功能𬌗设计。

（5）二期修复时若发现种植体ISQ＜60～65，可考虑渐进式负载或基于临时树脂冠的骨结合功能训练。

（6）若发现种植体完全松动，建议在局麻下取出种植体，彻底刮除纤维或炎性组织，用胶原蛋白或骨粉材料填塞，3～4个月后进行补种。

4. 护理要点

种植体骨结合失败的护理要点见表10-1-15。

表10-1-15　种植体骨结合失败的术前预防及术中、术后护理要点

手术前	手术中	手术后
术前配合医生做好患者全身情况及既往史的评估，如全身性疾病病史、服药史、头颈部放疗或化疗史、是否吸烟等； 术前嘱患者完成常规牙周治疗或系统性牙周治疗； 为高风险患者推荐亲水型种植体	术中协助医生保证备洞时的充分冷却，尤其是骨质较硬的患者； 术中预备多种型号的种植体，保证即刻种植病例良好的种植体初期稳定性	对戴入愈合帽的患者进行健康宣教，嘱其保持愈合帽清洁，避免用愈合帽咀嚼食物； 对进行即刻修复/负载的患者进行健康宣教，嘱其注意口腔清洁，勿用临时义齿咀嚼硬物； 嘱患者戒烟或降低烟量，保持健康生活习惯； 嘱患者术后勿使用二磷酸盐类药物； 做好种植失败患者的心理疏导和补种安排，对失败种植体做好登记和管理

（六）骨移植物或器械暴露

1. 临床表现

（1）骨移植物暴露：可能发生术后暴露的骨移植物包括骨粉、块状骨、骨板、骨环、骨胶原材料等。其不仅可能并发于创口愈合不良，还可能在唇/颊、舌/腭侧软组织瓣

处发生。骨移植物的暴露可发生于术后的早期，也可发生于二期修复前（图 10-1-14 a）。

（2）器械暴露：与植骨相关的器械暴露包括固位钉、帐篷钉、屏障膜或支网（如胶原膜、聚四氟乙烯膜、聚乳酸膜、钛膜、钛网）等。屏障膜一般暴露于牙槽嵴顶切口处，其他植入器械在各处均有暴露的可能（图 10-1-14 b）。

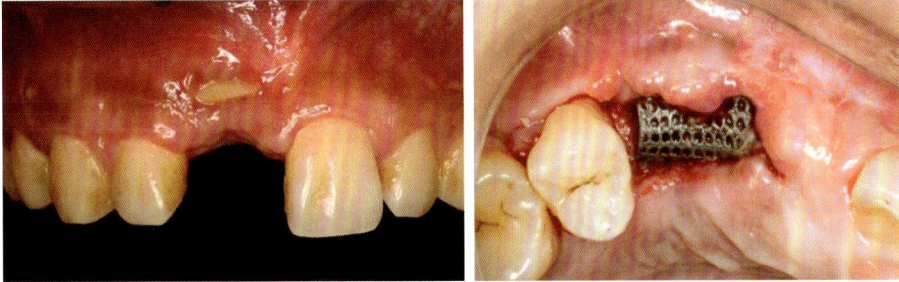

a. 块状骨在颊侧发生晚期暴露　　　　b. 创口裂开导致钛网早期暴露

图 10-1-14　骨移植物或器械暴露

2. 病因及危险因素

（1）创口愈合不良或局部急慢性感染。

（2）胶原膜暴露后被细菌胶原酶吸收，导致下方骨移植物继发性暴露。

（3）机体对骨移植材料发生免疫排异反应。

（4）固位钉、帐篷钉的顶部刺激黏骨膜瓣，造成局部软组织缺血萎缩，器械将逐渐穿通以至于暴露。

（5）钛膜或钛网的边缘与骨面未完全贴合，因其边缘锐利造成软组织穿通。

（6）块状骨存在锐利边缘时，刺激局部软组织逐渐变得菲薄甚至完全穿通。

（7）钛网表面强度过大，与较为菲薄的软组织瓣发生摩擦，造成软组织局部应力过大，缺血萎缩变薄，导致器械的晚期暴露。

3. 预防及处理原则

（1）GBR 患者，创口裂开较小（≤ 5 mm），生物膜及骨粉暴露少，可局部使用派力奥抗炎，继续氯己定漱口，多可二期愈合；创口裂开较大（> 5 mm），骨粉部分流失，可局麻下再次植骨盖膜，减张缝合。

（2）Onlay 植骨患者，可磨除暴露骨块的坏死部分，松解周围软组织，拉拢缝合，密切随访，定期复诊；若骨块完全暴露，需取出钛钉及骨块，缝合软组织，择期再次植骨。

（3）应用钛网进行植骨的患者，若早期暴露较小，可氯己定漱口，争取二期愈合；若钛网锐利边缘刺破局部黏膜，可磨除暴露部分钛网，牙龈可愈合；若钛网植入已满 3 个月，可早期翻瓣，完整取出钛网，避免后期钛网暴露。

4. 护理要点

骨移植物或器械暴露的护理要点见表 10-1-16。

表 10-1-16　骨移植物或器械暴露的术前预防及术中、术后护理要点

手术前	手术中	手术后
全面评估：对患者进行全面的口腔及全身健康状况评估，确保患者适合进行手术； 　口腔卫生教育：指导患者正确的口腔卫生习惯，减少术区感染风险； 　戒烟戒酒：烟酒会影响手术愈合，应提前戒除	无菌操作：严格执行无菌技术，包括手术人员的穿戴和手术区域的准备； 　调好灯光，放好椅位，协助医生手术	做好健康教育，保持口腔卫生，必要时进行专业清洁和维护； 　避免口腔内创伤； 　合理饮食，保持营养的均衡，有助于骨组织的愈合； 　建议患者限制口腔张开的幅度，减少言语交流和避免唱歌等，以确保骨移植物和移植器械的稳定性； 　定期复查，及时发现并处理问题

第二节　修复并发症的处理及护理

种植义齿修复并发症，是指种植义齿部件出现机械性或结构性破坏，导致种植义齿的功能和完整性部分或完全丧失的情况。大多数机械并发症发生在种植修复完成后，主要包括修复体脱位、基台脱位、基台螺丝松动/折断、修复体崩瓷或折裂、基台折断和种植体折断等。

一、修复并发症

（一）修复体脱位

无论是粘接固位还是螺丝固位的上部修复体，都可能由于各种原因发生脱位。发生修复体脱位时，基台常保持在口内无松动。

1. 原因及危险因素

（1）对于粘接固位的修复体，导致脱位的原因主要包括基台过短或粘接面积不足、修复体就位不良、粘接面受到污染、修复体与基台之间的密合度差。

（2）对于螺丝固位的修复体，导致脱位的原因主要包括冠固位螺丝预负载不足、修复体未完全被动就位、冠固位螺丝折断。

（3）对于两种固位方式的修复体，还有以下共同的危险因素：①医源性因素：种植体植入位点或轴向不理想，导致存在较大的悬臂梁。②患者自身因素：偏侧咀嚼、紧咬牙和夜磨牙等。

2. 预防及处理原则

（1）种植体植入需严格依照以修复为导向的原则，尽量减小修复体的近远中向或颊

舌向悬臂梁长度。

（2）合理选择修复体固位方式，对殆龈距明显不足的缺牙位点，选择螺丝固位或基台一体冠修复方式。

（3）对于粘接固位的修复体，在进行粘接前应充分隔湿并干燥口内的基台和修复体内壁，避免唾液和水对粘接面的污染，完成粘接后应检查修复体就位情况。

（4）对于螺丝固位的新修复体，应保证被动就位，冠固位螺丝充分达到预负荷要求。

（5）明确修复体脱位的主要原因，若是由于殆龈距不足或基台粘接面积过小造成的，可采取调磨对合牙，更换为个性化基台、一体冠或通过螺丝固位等方式解决。

（6）对于粘接固位的修复体，若发现修复体内壁与基台之间的密合度较差，则取模重新制作。

（7）对于螺丝固位的修复体，应按照预负载重新旋紧螺丝，检查是否存在主动就位情况，一旦发现则需重新取模制作新的修复体，若发现螺丝滑丝、折断等情况应进行更换。

（8）若发现脱位是由于悬臂过大造成的，可考虑将相邻的种植牙单冠连接为联冠修复，或考虑将粘接固位改为螺丝固位修复方式。

（9）检查患者是否存在咬合副功能，必要时制作殆垫。

（二）基台脱位

临床上发生的基台脱位常需要与种植体骨结合失败进行鉴别，其多发生于粘接固位基台。临床表现为基台与修复体一起发生冠根向松动，或以种植体为轴心发生旋转。

1. 原因及危险因素

（1）基台中央螺丝扭矩未达到厂家规定的预负载要求。

（2）基台在口内安装时，由于受到骨嵴或牙龈的阻挡，或由于插入方位有误，与种植体平台未完全就位。

（3）基台与修复体受到过大的非轴向力，导致中央螺丝出现金属疲劳，从而发生松动或折断。

2. 预防及处理原则

（1）确保基台中央螺丝在最终修复体安装时达到预负载要求。

（2）确保基台安装时与种植体平台完全就位吻合，可通过 X 射线牙片平行投照进行检查确认。

（3）利用修复体上预留的修理孔松解中央螺丝，从而取下修复体和基台，若未预留开孔则需用金刚砂针制备开孔。

（4）取下修复体和基台后，检查牙龈袖口有无炎症，必要时用生理盐水冲洗，临时安装愈合帽，5 ~ 7 天后复诊进一步处理。

（5）对松动的修复体和基台进行清洁和高温消毒灭菌，复诊时重新安装于口内。

（6）需检查旧基台的接口处以及中央螺丝有无结构性损坏，若有必要及时更换新的基台配件。

（7）检查患者是否存在咬合副功能，必要时制作殆垫。

（三）基台螺丝折断

基台螺丝包括粘接基台的中央螺丝和螺丝固位基台的冠固位螺丝。前者折断会造成粘接基台脱位，后者折断则会直接导致螺丝固位修复体脱位。

1. 原因及危险因素

（1）使用了材料强度不足的非原厂螺丝，可能在加力时或负载后发生折断。

（2）上部修复体或基台未能达到被动就位，中央螺丝出现应力集中而在负载后发生折断。

（3）修复体存在较大的悬臂梁，从而出现过大的非轴向力造成螺丝折断（图10-2-1）。

（4）基台中央螺丝发生长期松动，未能及时处理。

（5）螺丝加力时扭矩超过预负载，造成螺丝的机械损伤。

2. 预防及处理原则

（1）避免使用非原厂螺丝，螺丝加力时需完全遵照厂家建议的预负荷。

（2）嘱患者一旦发现基台或修复体松动，应立即复诊进行修理。

（3）修复体和基台戴入后需保证达到被动就位，避免修复体存在较大的悬臂梁。

（4）若折断的根方螺丝断端已有松动，可用探针勾出，若无松动，应先尝试用超声工作尖震荡取出。

（5）必要时需采用修复应急工具取出残留在种植体或螺丝固位基台内的断端（图10-2-2）。

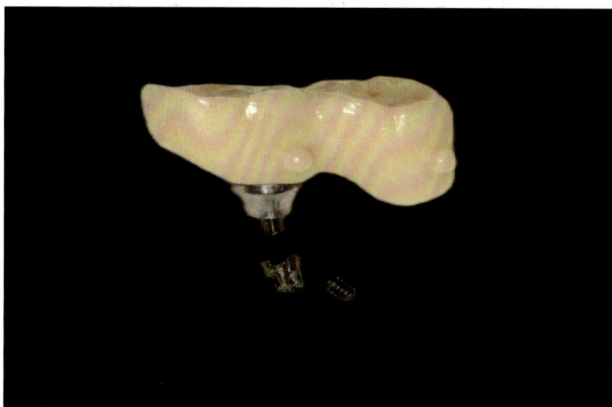

图 10-2-1　过大的修复体悬臂梁造成中央螺丝折断

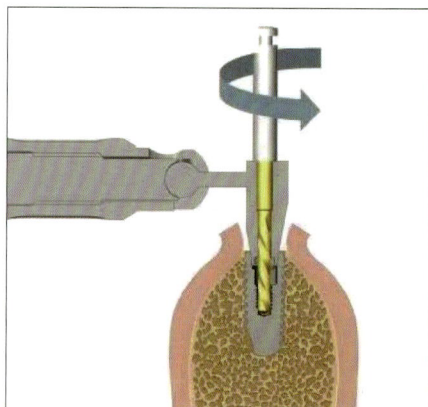

图 10-2-2　采用修复应急工具逆时针攻丝取出中央螺丝残端（示意图）

（6）若上述方法均不能取出，则考虑磨除螺丝残片，用栓道攻丝器械重塑种植体的内部螺纹。

（7）若断端无法取出，或在磨除螺丝残片过程中，种植体内部栓道破坏严重，则需取出种植体，择期补种。

（四）修复体崩瓷或折断

金属烤瓷冠/桥、全瓷冠/桥或混合式桥架修复体，均可能在负载后发生修复体崩瓷或折断的情况。

1. 原因及危险因素

（1）修复体加工缺陷，如存在气泡、杂质、焊接缺陷等。

（2）修复体遭受长期的破坏性应力，如咬合力过大、存在咬合高点或存在长期的咬合副功能等。

（3）饰瓷调磨过多造成殆面过薄，在负载后产生崩瓷。

（4）桥体设计厚度不足或悬臂梁过大，造成修复体的力学结构缺陷。

（5）修复材料（支架）的强度不足或饰瓷与内冠的粘附力不足。

2. 预防及处理原则

（1）咬合力过大时，可考虑后牙区制作金属冠或金属殆面。

（2）戴入最终修复体后，仔细进行咬合调整，排除殆干扰和创伤性咬合状态。

（3）设计桥体或支架时，应考虑材料的厚度和强度。

（4）取下崩瓷或断裂的修复体，寻找主要的失败原因，重新设计制作，恢复种植义齿上部结构。

（五）基台折裂

基台折裂多见于粘接基台，其会直接造成基台或修复体脱位。粘接基台的折裂部位多见于其与种植体的连接部，其残端会遗留在种植体平台内，由于冷焊作用难以取出，基台折裂时常合并中央螺丝断裂（图10-2-3）。

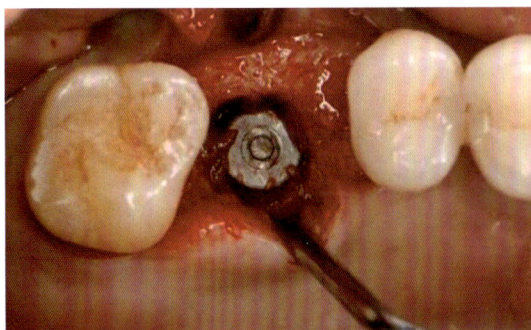

a.残留于种植体平台内的基台和中央螺丝残端　　b.取出后的基台连接部残端

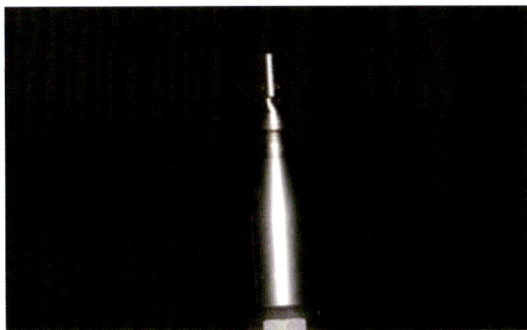

图10-2-3　基台颈部及中央螺丝发生折裂

1. 原因及危险因素

（1）基台材料强度不足或承受的咬合力过大。

（2）第三方数据加工的个性化切削基台，由于加工精度不足，基台与种植体内壁间存在间隙。

（3）基台戴入时未完全就位，基台颈部产生过大的应力集中点，导致金属疲劳。

（4）基台长期松动脱位，未及时复诊处理。

2. 预防及处理原则

（1）加工个性化切削基台时需尽量选择原厂数据，保证基台戴入后被动就位。

（2）嘱患者发现基台松动后及时复诊处理。

（3）若基台断裂后中央螺丝完好，可利用牙冠开孔取出修复体、基台和螺丝，后采用超声振动法或修复应急工具取出种植体平台内的基台残端；若合并中央螺丝断裂，则需同时将断裂的基台和中央螺丝取出。

（4）尝试以上方法仍不能取出的，只能取出种植体，择期补种。

（六）种植体折裂

1. 原因及风险因素

（1）种植体周围缺乏牙周膜感应器，患者咬合力过大时常不能自己感知，当种植体颈部受到的内部应力超出材料自身强度则可能发生种植体折裂（图 10-2-4）。

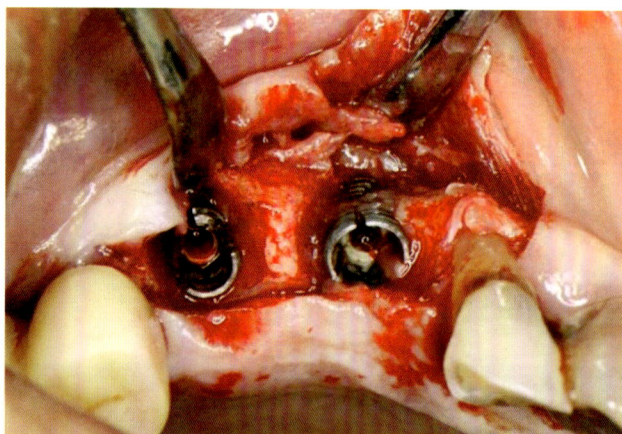

图 10-2-4 种植体发生颈部折裂

（2）种植体材料的强度不足，或存在设计缺陷时（如细种植体的外壁设计较薄），更容易发生种植体折裂。

（3）种植体植入或修复方案设计不当，导致种植体受到过大的非轴向力。

（4）基台或修复体发生松动后，患者未及时复诊处理。

2. 预防及处理原则

（1）发现种植体折裂后，应立即拆卸基台和上部修复体。

（2）种植体折裂后，可使用骨环钻、拔牙挺或唇颊侧皮质骨板开窗等方法将其完全取出，若取出困难，可将其沉默于牙槽骨中。

（3）若剩余骨量充足，取出后可即刻植入新的种植体；若余骨量不足，可先通过骨增量手术恢复牙槽骨量，4 ~ 6 个月后再进行植入。

二、护理目标及要点

修复并发症的发生原因、危险因素和预防、处理原则具有一定的共通性，其主要与材料强度、基台 / 修复体的主动就位、螺丝预负载、较大的修复体悬臂梁、咬合产生的非轴向力等因素息息相关。针对修复并发症，护理目标应确定为：① 对患者做好修复后宣教和复诊随访工作，早期发现并及时处理修复并发症；② 防止修复并发症逐步扩大或进展为生物并发症；③ 做好患者的心理护理，避免出现长期的焦虑情绪。预防和处理修复并发症的护理要点见表 10-2-1。

表 10-2-1　修复并发症的护理要点

修复后	并发症发生后
为患者进行修复并发症的宣教，让患者了解修复并发症的症状； 　为患者制订戴牙后的复诊计划，定期电话随访	发现修复并发症征象，及时告知医生，预约患者复诊处理； 　及时调取病历档案，熟悉患者种植修复系统的品牌及型号，妥善准备修复并发症处理的常规器械（螺丝刀、扭矩扳手、高速涡轮机、愈合帽等）及修复应急工具； 　对于复杂的修复并发症（如基台折裂、螺丝折裂、种植体折裂等），处理前需与患者签署"种植义齿修复并发症治疗同意书"； 　对发生修复并发症的患者做好心理疏导和复诊安排，对需要更换的配件及时做好更换和登记管理

第三节　生物并发症

种植义齿的生物并发症指发生于种植体周围软、硬组织的感染性疾病，包括种植体周围黏膜炎（peri-implant mucositis）和种植体周围炎（peri-implantitis），其主要发生于修复体戴入后，也可发生于二期牙龈成形术之前。

一、生物并发症

（一）种植体周围黏膜炎

种植体周围黏膜炎是指局限于种植体颈部周围牙龈或非角化黏膜的炎症反应，去除病因后炎症可逆转。种植体周围黏膜炎的临床症状包括：种植体周软组织红肿和／或溢脓，探诊出血，探诊深度增加，影像学检查无明显骨吸收（图 10-3-1）。

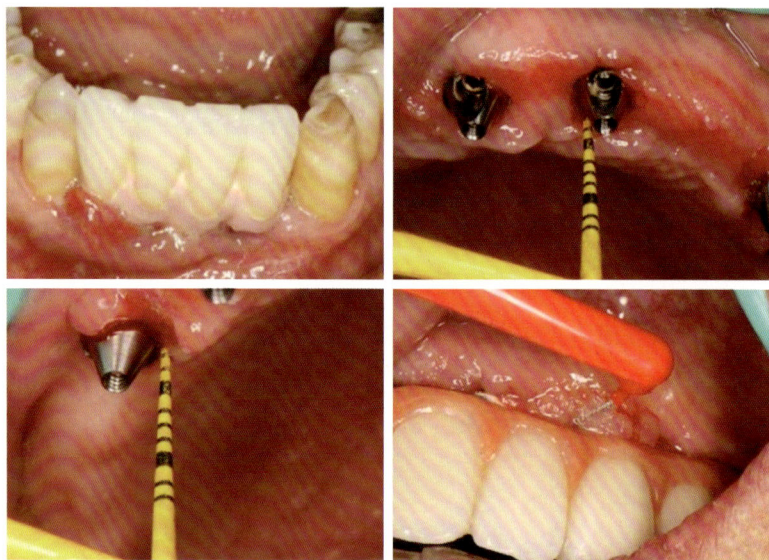

图 10-3-1　种植体周围牙龈组织红肿，探诊出血

1.病因及危险因素

（1）菌斑及牙结石：附着于修复体、基台或愈合帽上的牙菌斑和牙结石是造成种植体周围黏膜炎的主要病因。

（2）局部风险因素：①口腔卫生清洁不佳；②种植体颈部周围的角化龈宽度不足；③粘接剂残留于龈沟内；④修复体部件之间的密合性差，在修复体与基台之间存在较大的缝隙；⑤修复体存在较大的倒凹，食物自洁能力不佳，导致长期残留；⑥长期存在垂直或水平向食物嵌塞，未及时清理；⑦修复体或基台长期脱位，未进行及时处理。

（3）全身因素：吸烟、牙周炎、糖尿病、放射治疗等。

2.预防及处理原则

（1）种植体周围黏膜炎的预防措施，通常包括口腔医生的定期专业维护和患者的自我菌斑控制。

（2）在出现种植体周围黏膜炎后，可采取椅旁机械或物理清创，如纯钛洁治器、碳纤维头洁治器（图 10-3-2）、激光治疗、光动力治疗（图 10-3-3）等，辅助局部、全身用药抗菌治疗（表 10-3-1）。

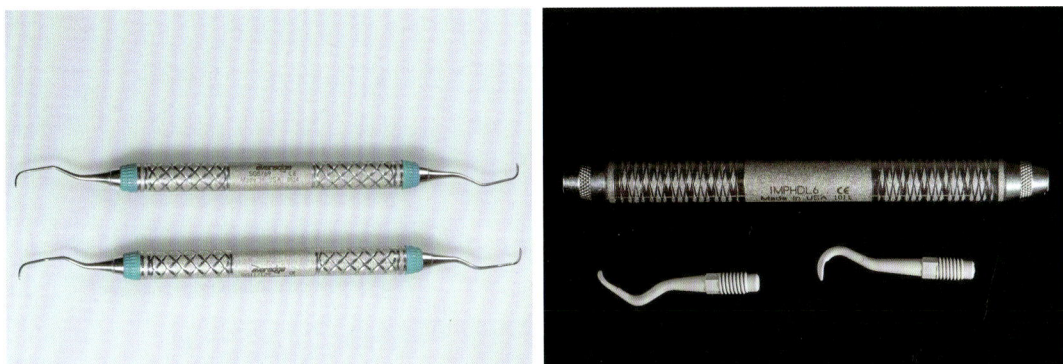

a. 纯钛洁治器（豪孚迪®，美国）　　　　　b. 碳纤维头洁治器（豪孚迪®，美国）

图 10-3-2　椅旁机械或物理清创工具

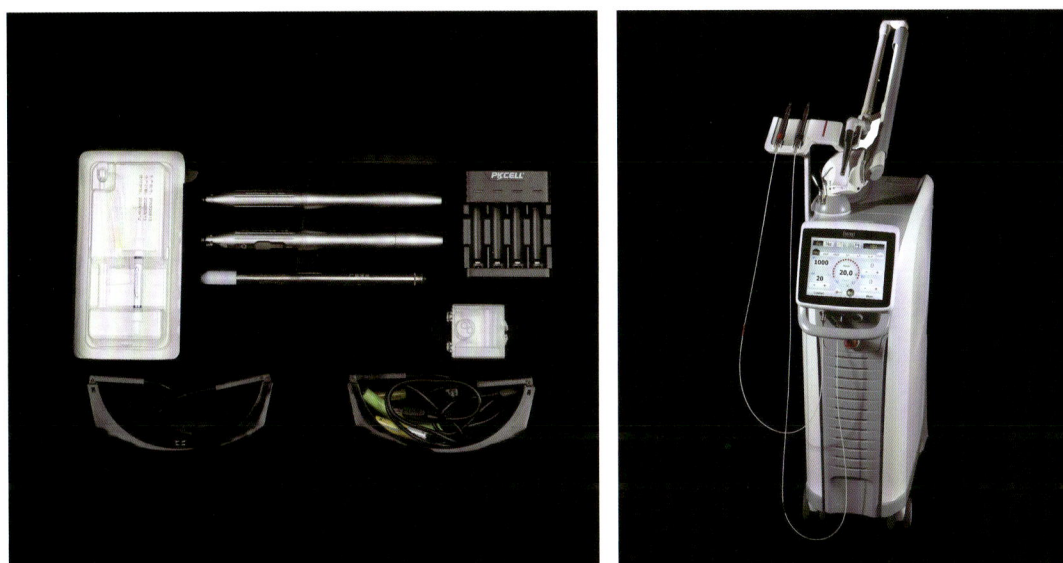

a. 纯钛洁治器（豪孚迪®，美国）　　　　　b. 光动力治疗设备（Fotona 欧洲之星®，斯洛文尼亚）

图 10-3-3　激光和光动力治疗设备

（3）若发现存在修复体风险因素（如肩台密合性不强、粘接剂残留或与邻牙的触点丧失等），需取下修复体和基台，重新取模制作。

（4）暂时取下修复体、基台，安装清洁的愈合帽有利于种植体周围黏膜炎的快速痊愈，修复体和基台可在高温消毒后再次进行安装。

表 10-3-1　种植体周围黏膜炎的治疗方案

机械 / 物理清创	辅助抗菌治疗
专业清洁工具：纯钛洁治器、碳纤维头洁治器； 激光治疗（非手术治疗）； 光动力治疗	全身用药：阿奇霉素、克林霉素等； 局部用药：2% 盐酸米诺环素、10% 盐酸多西环素等； 抗菌剂：氯己定含漱液

（二）种植体周围炎

种植体周围炎是菌斑为始动因素的种植体周围黏膜炎症和进行性种植体周骨丧失，类似牙周炎。种植体周围炎的临床症状包括：①软组织表现一般与种植体周围黏膜炎相似，种植体周围龈沟探诊 > 4 mm，探诊可查及骨袋；②严重的种植体周围炎可能导致牙龈退缩、基台或种植体暴露，甚至发生种植体的折裂或松动；③影像学检查显示骨丧失（图 10-3-4）。

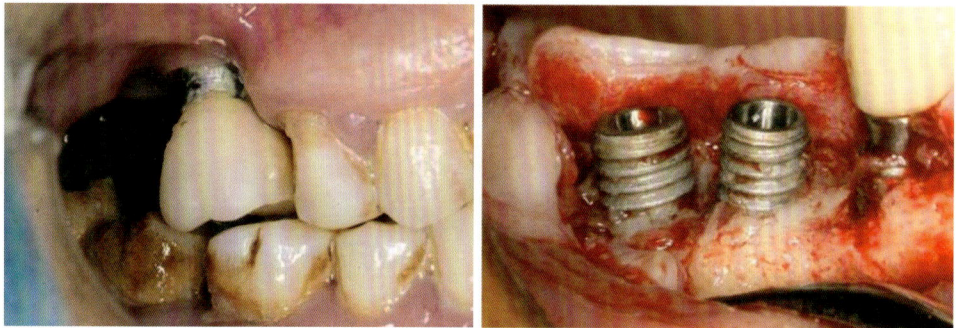

a. 种植体周围炎导致牙龈退缩

b. 翻瓣后发现种植体周围骨丧失

图 10-3-4　种植体周围炎的临床症状

1. 病因及危险因素

（1）致病原因及局部 / 全身危险因素与种植体周围黏膜炎基本相同，但去除病因后炎症及骨吸收不可逆。

（2）过大的咬合应力或殆创伤可能加重种植体周围炎造成的骨吸收。

2. 治疗方案

种植体周围炎的治疗较为复杂，具体见表 10-3-2。

表 10-3-2　种植体周围炎的治疗方案

手术治疗	非手术治疗
种植体表面成形术：翻瓣，暴露种植体表面、清理肉芽组织、磨除种植体表面螺纹、抛光、清除沉积的钛屑（图 10-3-5）； 骨再生手术：再生性手术治疗应在基础治疗、控制急性炎症症状后进行；应在表面清创（如种植体表面成形术）后进行（图 10-3-6）。 种植体取出术：①绝对指征：种植体周围支持牙槽嵴发生严重吸收导致种植体松动。②相对指征：骨吸收超过种植体长度 2/3；中空柱状种植体中空部位骨完全吸收；难治性种植体周围感染	机械清洁：洁刮治、抛光及气压喷砂； 抗菌剂：氯己定溶液及氯己定漱口液、氯己定凝胶、盐酸米诺环素软膏； 全身用药：甲硝唑、阿奇霉素、阿莫西林 + 甲硝唑、环丙沙星 + 甲硝唑； 局部用药：苯酰甲硝唑、盐酸米诺环素、盐酸四环素、盐酸多西环素、氯己定； 激光 / 光动力治疗

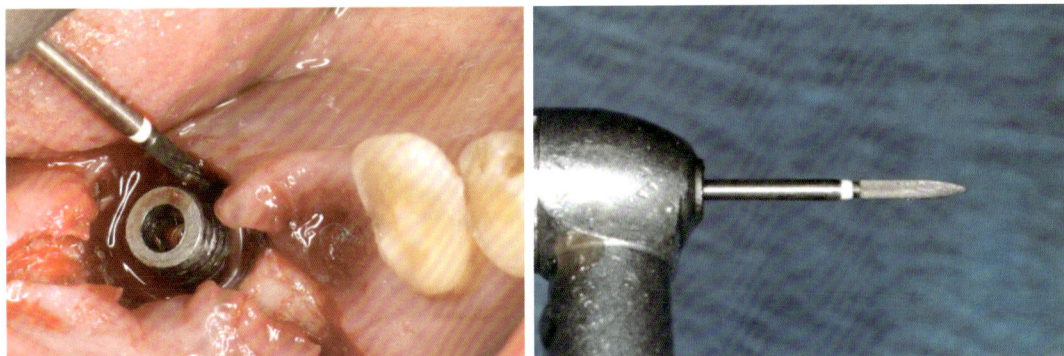

a.种植体表面成形术   b.种植体表面成形术专用钨钢钻

图 10-3-5　种植体表面成形术

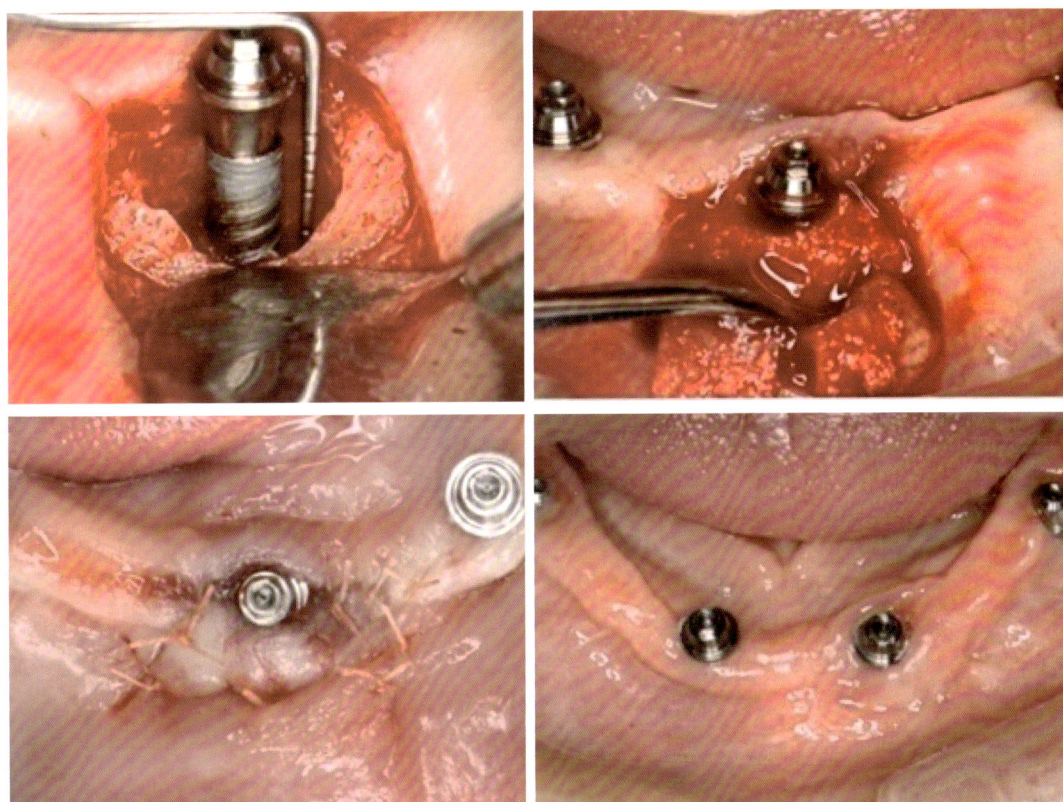

图 10-3-6　种植体周围炎位点的引导骨再生手术（GBR）

二、护理目标及要点

种植修复后应鼓励患者积极治疗基础疾病，定期门诊随访，定期洁牙，预防牙菌斑堆积，养成良好的口腔卫生习惯，在一定程度上预防种植体周围黏膜炎和种植体周围炎的发生，减少种植体失败。种植体周围黏膜炎和种植体周围炎的护理要点见表10-3-3。

表 10-3-3　种植体周围黏膜炎和种植体周围炎的护理要点

种植体周围黏膜炎	种植体周围炎
加强口腔卫生宣教，保持良好的口腔卫生习惯，加强口腔卫生及种植体修复后维护知识宣讲，告知患者种植体周围黏膜炎的危害及预防方法，引导患者形成自主的自我防治意识； 及时清除食物残渣，避免长期刺激黏膜； 定期门诊随访，清洁修复体及邻近牙菌斑和牙结石； 嘱患者如有不适应及时就诊，查明原因并配合医生处理； 必要时及时拆除种植修复体，以免发生严重并发症	指导患者保持口腔卫生，控制菌斑，合理使用牙刷、牙线及冲牙器，注意使用时间和使用频次，不要使用锐利的器械去碰触种植体，可能使种植体出现粗糙面而加重菌斑堆积； 控制基础疾病，如糖尿病等； 增强抵抗力，高蛋白、维生素丰富的饮食； 积极治疗牙周疾病、戒烟、使用抗炎杀菌漱口水； 定期门诊复查，发现问题及时就诊

参考文献

[1] 汤春波，邹多宏. 口腔种植并发症预防及处理 [M]. 沈阳：辽宁科学技术出版社，2021.

[2] 宿玉成. 口腔种植学 [M]. 2 版. 北京：人民卫生出版社，2014.

[3] 郁葱. 口腔门诊麻醉并发症及处理 [M]. 北京：人民卫生出版社，2019.

[4] 中华口腔医学会. 口腔局部麻醉操作规范 T/CHSA 021—2023[S]. 北京：中华口腔医学会，2023.

[5] 中华口腔医学会. 口腔种植修复临床护理专家共识 T/CHSA 010—2019[S]. 北京：中华口腔医学会，2019.

第十一章

口腔种植修复的摄影技术

口腔医学摄影是在口腔医学研究、疾病防治和医学教学工作中，用于形象信息收集、存储、交流的重要手段。在口腔临床治疗中，医生和护士需要相互配合，用摄影的方式记录患者在治疗前、治疗过程中及治疗后的情况。收集这些影像资料，不仅能弥补常规病历对客观描述的缺失，还能协助医生进行个性化临床治疗方案的制订，并增强医—患以及医—技之间的信息交流。此外，在发生医疗纠纷或差错时，存档的口腔摄影资料还能作为法庭上的呈堂证供，成为专业医事鉴定的重要法律依据。

在种植修复的临床工作中，口腔摄影应包括但不限于以下方面的内容：①口外摄影，即记录患者在种植修复前、后或治疗过程中的面部信息，其涉及面部和口唇的美学关系；②口内摄影，包括患者的牙列缺失状态、咬合关系、天然牙的色度和表面细节，以及牙龈的健康状况和牙龈形态；③术中摄影，记录患者术中的治疗过程；④模型摄影，即记录患者每一步治疗所需要的物品，使用的修复件以及修复效果，便于信息的传递与资料的回顾整理。

第一节 数码单反相机及摄影器材

一、数码单反相机及镜头组

（一）数码单反相机

数码相机是集光学、机械、电子一体化的产品。光线通过镜头进入相机，通过数码相机中的成像元件转化为数字信号，并通过影像运算芯片储存在储存卡中。单反相机的全称是"单镜头反光数码照相机"（single lens reflex camera，SLR camera），光线通过镜头折射到对焦屏并结成影像，透过五棱镜的反射将图像呈现在取景器中，从而帮助摄影师取景；在按动快门时，反光镜则自动上抬45°，从而使光线投射到感光元件上（图11-1-1）。

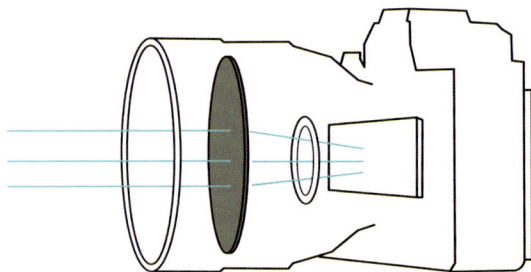

图 11-1-1 数码单反相机的取景及成像原理

现如今还有无反相机，它是将五棱镜、反光板取消，将画面通过镜头传输到传感器上，最终呈现在取景器或屏幕上，但镜头和传感器中间仍有一块半透镜。无反相机的优点：①小巧、轻薄；②法兰距更短（图像成像效果更好）；③无反相机的取景器所呈现画面不受环境明暗影响，而数码单反相机由光学五棱镜折射呈现，受环境明暗影响。

数码单反相机、无反相机的优点：①拍摄后可立即显示照片；②无须底片，可自由删减照片；③可自由调节曝光参数；④可更换不同焦段的单镜头组；⑤拥有更多元化的扩展。

（二）微距镜头

与数码单反相机配搭的单镜头组，分别用于拍下视野大小不同的画面，其主要分为广角镜头、中焦镜头、长焦镜头3类。口腔临床摄影主要使用一类特殊的镜头——微距镜头。微距镜头具有以下特点：①能把被摄物体的微小细节很好地呈现出来，成像锐利且细节丰富；②不但没有成像畸变，还具有图像放大倍率（1：1～1：2）的功能，因此可以保证足够远的拍摄距离，方便布光；③不仅能够将对象放大展示细节，还能用于人像特写。微距镜头的这些特性，能够很好地满足口腔临床摄影的需要。在临床口腔摄影中，普遍使用佳能®（100 mm）、尼康®（105 mm）的微距定焦镜头。此外，还有老蛙®（100 mm）、腾龙®（90 mm）、适马®（70/105 mm）等第三方品牌的微距定焦镜头可供选择（图 11-1-2）。在临床口腔的拍摄中，笔者推荐微距镜头，不推荐使用变焦镜头。

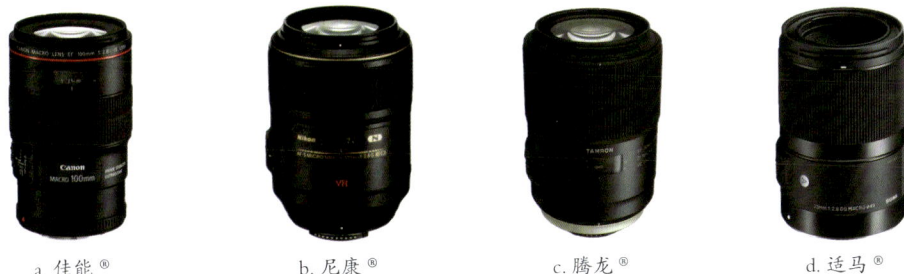

a. 佳能®　　　　b. 尼康®　　　　c. 腾龙®　　　　d. 适马®

图 11-1-2　各种品牌的单反微距定焦镜头

二、闪光灯

（一）微距闪光灯

数码单反相机的上方有一个热靴，可以插入外置式闪光灯（speed-light）。在拍摄临床口内、外的微距照片时，需配备专业的微距闪光灯——环形闪光灯、双头闪光灯。微距闪光灯可通过插入热靴的电子机构，由与闪光灯相连的线缆或蓝牙信号操控，在按动快门时进行同频闪光。此外，微距闪光灯的各项参数均可进行调节。

（1）环形闪光灯：该闪光灯呈圆形或多边形，利用卡扣镶嵌在镜头组的前端。其光线方向与镜头组平行，可直射入口内，使用较为简单。适用于后牙区拍摄及殆面拍摄（图 11-1-3 a）。

（2）双头闪光灯：该闪光灯有两个灯头，其连接部可镶嵌在相机镜头组的前端，两个灯头分处镜头组两侧，摄影师可分别调整两个灯头的角度和部位，使其从镜头两侧发光。此外，也可将灯头分别拆卸，调整任意角度进行精细的口外布光。相比环形闪光灯，双头闪光灯避免了由于光线直射所造成的牙面光斑（图 11-1-3 b）。

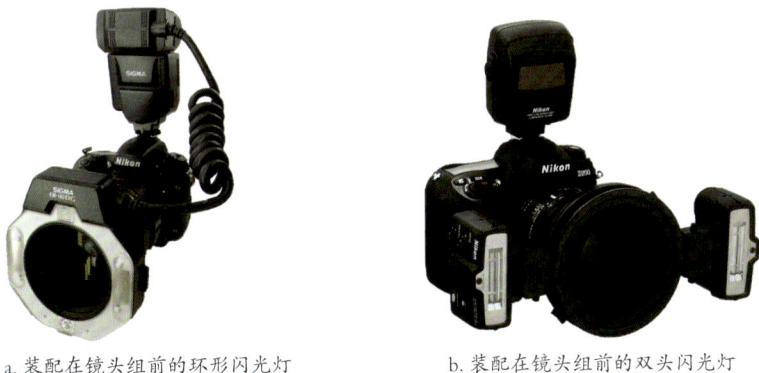

a. 装配在镜头组前的环形闪光灯　　　　b. 装配在镜头组前的双头闪光灯

图 11-1-3　微距闪光灯

（二）摄影灯

采用摄影灯，也能够配合数码单反相机进行大面积的场景布光。配合柔光罩，可以让闪光灯的光线产生漫散射，从而能得到柔和的环境光线，让患者的牙齿或面部在画面中显得更加柔和、自然。

各类型闪光灯的比较见表11-1-1。

表11-1-1　各类型闪光灯的比较

	优点	缺点	推荐场景
环形闪光灯	适用于任何牙位，非常容易上手	光线直射，被摄物容易有大量光斑； 没有柔光处理，画面的光斑"硬"	适用于初学者或后牙区拍摄
双头闪光灯	适用于前牙区，通过无线引闪，能在多角度布置光源，减少牙面光斑	闪光灯在镜头两侧，拍摄后牙区光线不易进入	适用于口内前牙区3-3拍摄
摄影灯	适用于前牙区，通过无线引闪，能在多角度布置光源，可使牙面光斑少并使光斑柔和，牙齿更加立体	布置烦琐； 需要有进阶的摄影知识； 准备时间长，空间占地相对较大	适用于前牙区、面部拍摄，并且能够提供创意性拍摄。选择不同的柔光罩进行不同的柔光处理，光线可以从硬光到柔光，可呈现不同的细节

三、摄影辅助器械

（一）口内摄影拉钩

口内摄影拉钩的主要作用是牵拉口唇，充分暴露牙列和牙龈组织，方便进行口内的临床摄影。按照制作材料的不同，牵拉器械可分为塑料拉钩和金属拉钩。塑料拉钩反复消毒后会出现裂痕，需要及时进行更换。

1. 口内拉钩的分类

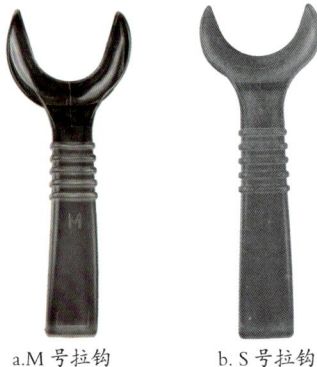

a.M号拉钩　　b.S号拉钩

图11-1-4　拉钩

塑料拉钩在口腔种植临床摄影中更为常用。按照大小可为M号、S号（图11-1-4），分别适用于口裂宽度不同的患者。此外，由于摄影的不同要求，口内拉钩还可分为常规拉钩（图11-1-5a）和侧方拉钩（图11-1-5b），前者用于拍摄正前方的牙列，后者主要用于拍摄后侧方的牙列。为了方便拍摄全牙列咬合面，可通过改良常规拉钩，得到"指状改良拉钩"（图11-1-5c）和"半侧改良拉钩"（图11-1-5d）。为了不损伤口角，建议在调磨拉钩后用酒精灯炙烤一下边缘，使其圆润光滑。

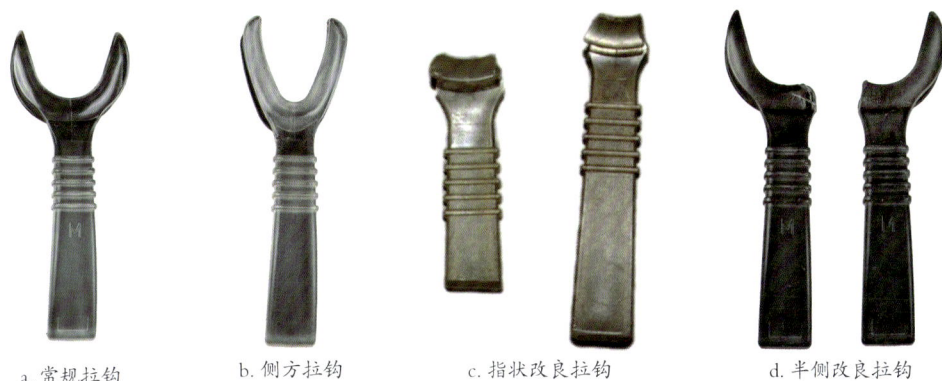

a. 常规拉钩　　　　b. 侧方拉钩　　　　c. 指状改良拉钩　　　　d. 半侧改良拉钩

图 11-1-5　口内拉钩

2. 口内拉钩的使用技巧及注意事项

为减轻患者不必要的痛苦，在使用口内拉钩时需讲究适当的方法和技巧：

（1）拉钩入口前，在患者口角涂抹石蜡油或凡士林进行润滑，并用清水润湿拉钩的口内牵拉部位。

视频 11：口内拍摄的拉钩及反光板使用技巧

（2）先将拉钩的一个角放入下唇口角的前庭沟内，再向上旋转拉钩至水平位置；随后在对侧用同样方法放置第二个拉钩。

（3）拍摄牙齿唇侧面时，使用拉钩牵拉时，双侧须同时向口角外侧牵拉，并向前方提起，防止嘴唇贴靠在牙齿、牙龈上，从而将上、下唇拉开，充分暴露唇、颊侧的颊棚沟间隙，双侧拉钩手柄与切牙端或咬合线呈一条线关系（图 11-1-6 a）。注意：若选择的口内拉钩较小，或拉钩向两侧牵拉过猛且未往前方提起，上下唇会遮挡口内的解剖结构。

（4）在拍摄牙列咬合面时，拉钩应向𬌗面略内旋，同时将唇组织向外、上提拉，从而避免唇对牙齿唇颊面的遮挡（图 11-1-6 b）。

（5）在口内拍摄的间隙，应松弛或取出拉钩让患者的口唇得到充分休息。

（6）应尽可能缩短拍摄时间，并建议患者在拍摄后用凡士林或红霉素软膏涂抹口角，以避免发生创伤性黏膜溃疡。

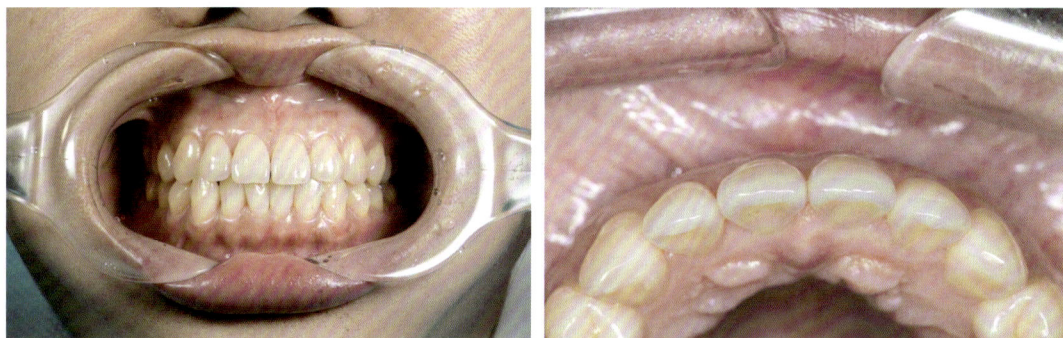

a. 使用常规口内拉钩时，双侧需同时向口角外侧牵拉，并向前方提起

b. 拍摄牙列咬合面时，拉钩应向𬌗面略内旋，同时将唇组织向外、上提拉

图 11-1-6　口内拉钩的使用技巧

（二）口内背景板

背景板主要用于口内拍摄。一般需将其放置于牙列的舌、腭侧，以遮挡被摄物体后方的口腔内组织（如软硬腭、舌体、口底等），从而使照片的背景更加纯净，便于牙列抠图和观察、比较。按照背景板的材质，可将其分为绒布、金属等（图11-1-7）。口内背景板的颜色主要为黑色和灰色。

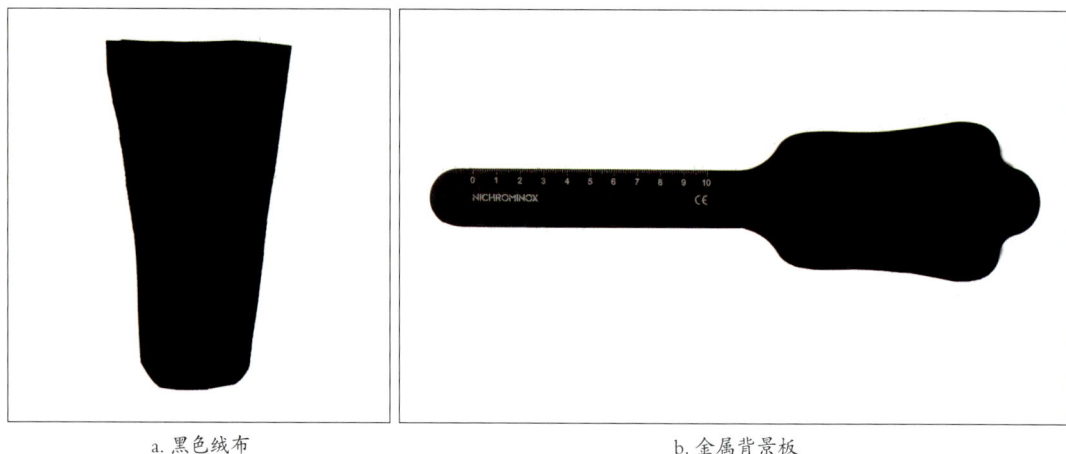

| a. 黑色绒布 | b. 金属背景板 |

图 11-1-7　口内摄影背景板

需要注意的是，除非表面具有硅胶哑光等处理，否则黑色背景板（金属）会有较强的镜面反射，从而破坏黑色背景的效果。因此，需避免黑色背景板在口内与闪光灯的光源方向垂直，保持一定角度的倾斜可避免较强的反光。也可使用黑色绒布充当背景板，因为绒布柔软、不影响比色等操作，还可以通过裁剪满足个性化需求，在放置背景板时不会因个体差异影响患者的就医体验。但需要注意的是，黑色绒布使用时绒毛容易脱落于牙面，须及时清洁牙面。

（三）口内反光板

口内反光板主要用于拍摄前、后牙列的咬合面及颊、舌、腭面。反光板的材质一般可分为玻璃、金属两种，其大小和形状各异以适用于不同的牙位和牙面（图11-1-8）。例如，较大的梯形反光板用于拍摄全牙列的咬合面，而较窄的反光板则用于拍摄单牙列咬合面或腭、舌侧面。由于反复清洗、消毒会损伤反光板的表面，因此清洗时需格外小心，发生较明显的刮痕时需要及时更换。此外，高温消毒后容易在口内反光板表面产生水渍，在使用前应擦拭干净。

（1）玻璃反光板：有一定厚度，边缘圆润，不易割伤嘴角，抗划痕能力略好于金属，但应注意轻拿轻放。

（2）金属反光板：边缘较为锐利、轻薄，造价低，容易划伤嘴角。

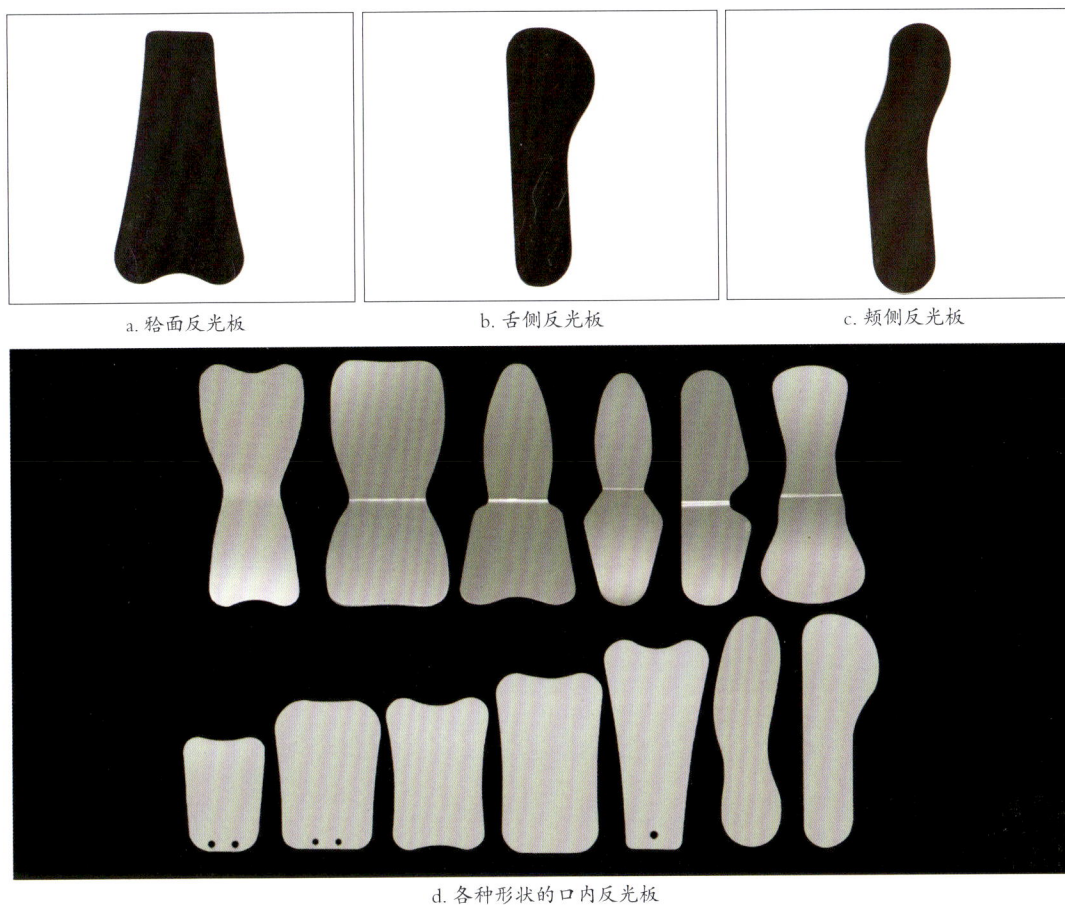

a. 殆面反光板　　　　b. 舌侧反光板　　　　c. 颊侧反光板

d. 各种形状的口内反光板

图 11-1-8　口内反光板

第二节　口腔摄影的基本概念

要熟练掌握口腔摄影，必须了解以下重要概念及相应的参数，如快门、光圈、白平衡、放大比例、景深、ISO 等。在使用数码单反相机拍摄时，只有正确地调整相关参数，才能获得曝光恰当、对焦清晰、色彩还原客观、放大率适宜的口腔临床照片。

一、曝光三要素

（一）光圈

光圈（aperture）是相机上用来控制镜头孔径大小的部件，以控制进光量、景深、成像素质。

在数码相机的 LED 屏幕中，F 代表光圈，旁边的数值表示光圈的大小（图 11-2-1）。在快门、ISO 均保持不变时，F 值越小则代表光圈孔径越大，相应地进入相机的光量也越大，此时曝光量增大，画面也随之变亮（图 11-2-2 a）；反之，当 F 值变大时，光圈孔径变小，进光量小，画面变暗（图 11-2-2 b）。因此，调节光圈孔径的大小，可以控制不同的进光量传递到感光元件上。

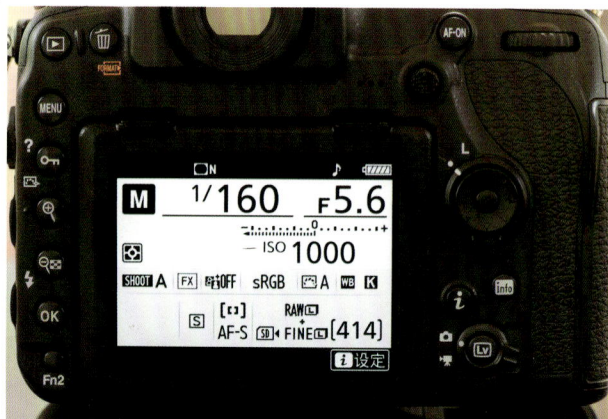

注：F5.6 指光圈大小，1/160 指快门速度，ISO1000 指感光度

图 11-2-1　数码相机 LED 屏幕上的参数

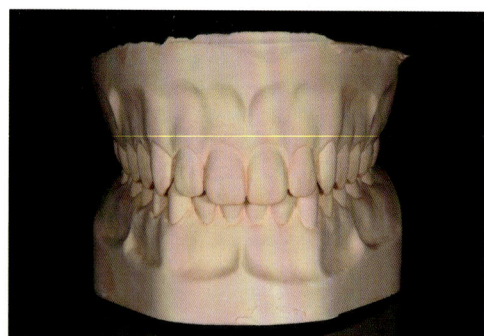

a.F 值小，光圈孔径大，画面亮

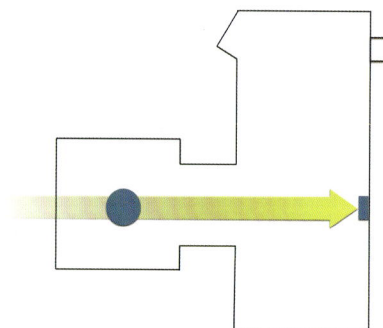

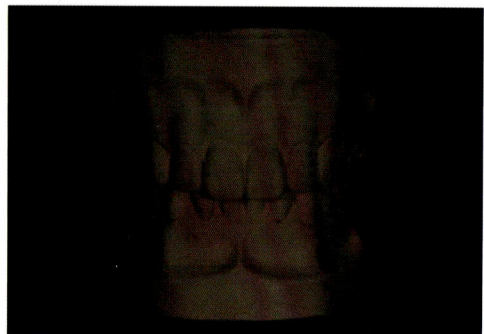

b. F 值大，光圈孔径小，画面暗

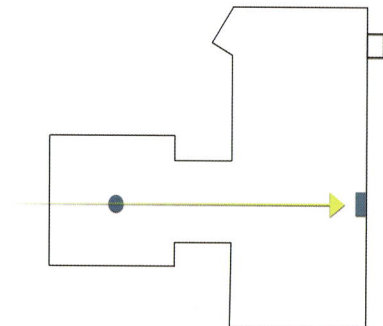

图 11-2-2　调节光圈孔径的大小，可以控制不同的进光量，从而影响曝光强度

（二）快门速度

快门速度（shutter speed）反映的是光进入相机的时间长短。当快门打开时间小于 1 s 时，相机一般记为分数值，如 1/2、1/4、1/8、1/15、1/30、1/60、1/125、1/250、1/500 和 1/1000 等。当快门打开时间大于 1 s 时，在数字后加 ""标记来表示秒，如 2" 表示 2 s。分数值的分母数值越大，表示快门速度越快，但光进入的时间短，总量少，在光线不足的地方，拍出来的画面比较暗。快门速度对运动物体的拍摄效果非常敏感，高速快门能够抓住物体移动的一瞬间（图 11-2-3 a），若使用低速快门或慢快门，则会留下物体的模糊影像（图 11-2-3 b）。在用长时间曝光拍摄时，为防止长时间曝光时手抖动带来的影像模糊，需利用三脚架等设备来稳定相机。

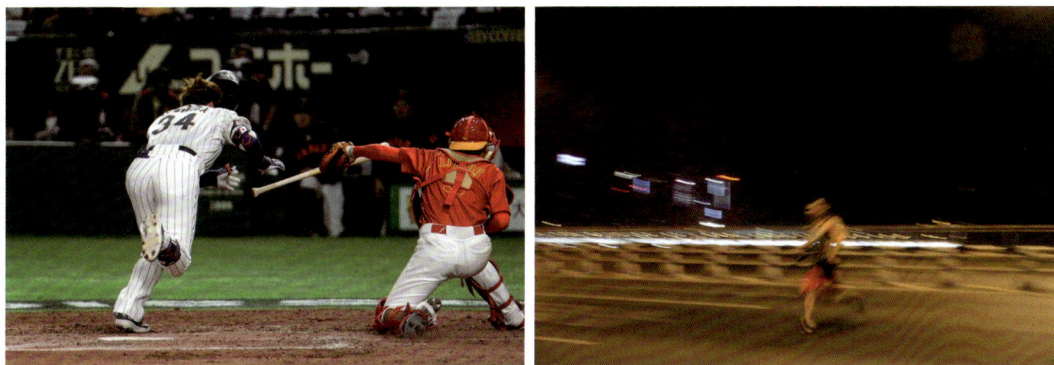

a. 使用高速快门拍摄物体移动的一瞬间　　b. 使用低速快门拍摄物体移动并且手持造成的模糊

图 11-2-3　快门速度对运动物体的拍摄效果影响

（三）感光度

电子感光器件对光线的敏感度，在数码相机中用 ISO 表示。在光圈、快门数值不变的情况下，ISO 的值越高则画面越亮（图 11-3-4）。然而，不同感光度（photosensitivity）对应的成像质量亦有所不同：感光度越低则成像越细腻，反之则越粗糙，并可能出现明显颗粒感。在口腔种植临床摄影中，为了获得更细腻的画面细节，常将 ISO 值设置为 100。

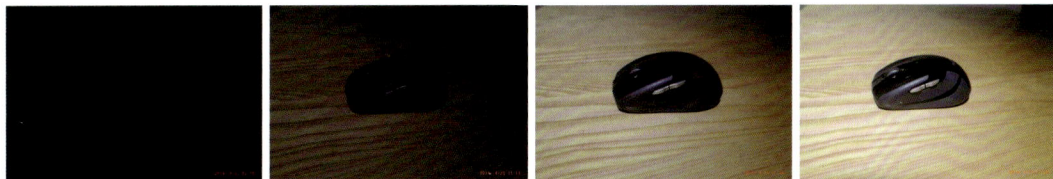

a.ISO：100　　　　b.ISO：400　　　　c.ISO：1600　　　　d.ISO：3200

注：光圈 F20，快门 1/160 不变

图 11-2-4　ISO 值越高则得到的画面越亮

二、真实还原色彩

在口腔临床摄影中，非常强调被摄物体的色彩真实还原度。谈到色彩还原，就必须了解色温这个概念。色温（Tc）是表示光源中所含光谱成分的通用指标。简单来说，色温代

表的是"绝对黑体"从绝对零度（-273 ℃）开始加温后，在到达特定温度时辐射发出的光波中含有的光谱成分，计量单位为"K"（开尔文）。在日常摄影时，常会使用不同色温的自然光源或人造光源，其发出的光谱成分有显著不同（表11-2-1）。因此，相同的被摄物体（自身发光的物体除外）会在不同的光源条件下反射出不同的色温，从而产生迥然不同的色彩（图11-2-5）。在口腔临床摄影中，为了让照片中的物体达到一个标准色温状态，一般选择电子闪光灯作为主光源。为此，需要在拍摄前将白平衡设置为"闪光灯"模式（图11-2-6）

表 11-2-1　不同光源的色温范围

环境光	色温 /K	环境光	色温 /K
标准烛光	1930	中午阳光	5600
钨丝灯	2760 ~ 2900	电子闪光灯	6000
荧光灯	3000	蓝天	12000 ~ 18000

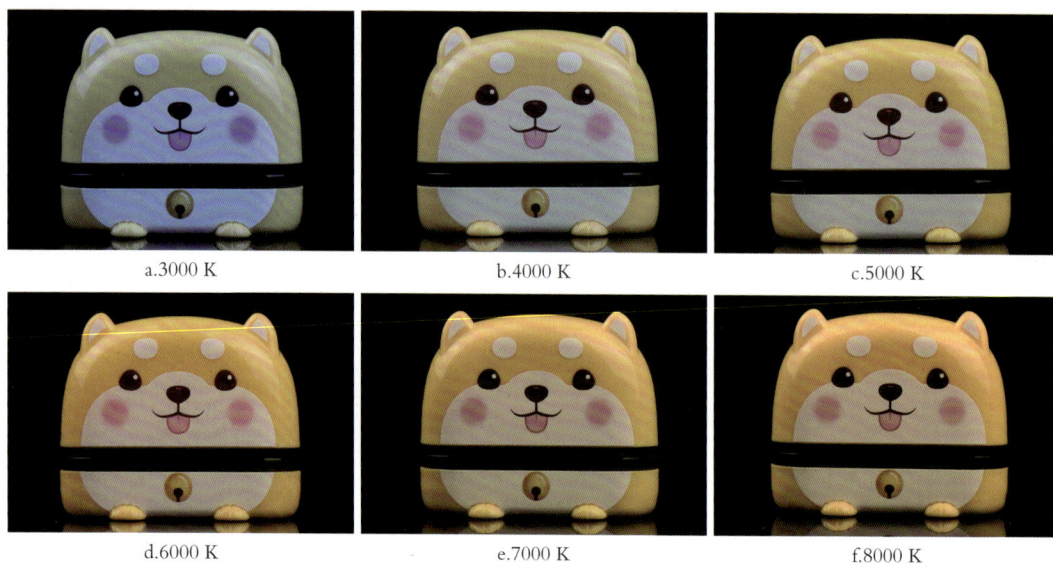

a.3000 K　　　b.4000 K　　　c.5000 K
d.6000 K　　　e.7000 K　　　f.8000 K

图 11-2-5　被摄物体在不同的光源条件下反射出不同的光谱，从而产生迥然不同的色彩

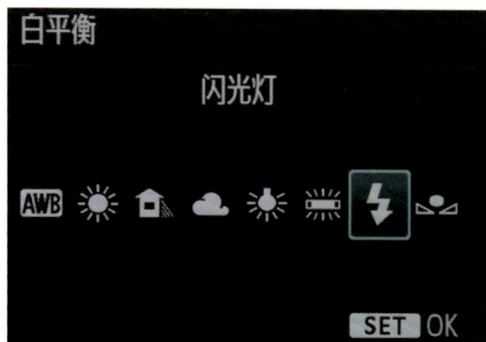

图 11-2-6　在数码相机白平衡菜单中选择"闪光灯"

三、清晰度及成像比率

（一）景深

景深（depth of field），相机对焦点前后相对清晰的成像范围。在对焦点清晰的范围内，最靠近镜头侧的清晰平面称为前景深（in front of subject），而离镜头最远的清晰平面称为后景深（behind subject）。因此，也可以将景深定义为前景深到后景深之间的距离。光圈小（数值大）则是对焦点的前后左右清晰的范围大，称为大景深（图 11-2-7 a）；光圈大（数值小）则是对焦点的前后左右清晰的范围小，称为小景深（图 11-2-7 b）。对于摄影艺术来说，小景深的照片可突出主体（图 11-2-8 a），而大景深则反映整个全景（图 11-2-8 b）。在口腔临床摄影中，常需要构图中全部牙齿、软组织都清晰的大景深（图 11-2-9）。

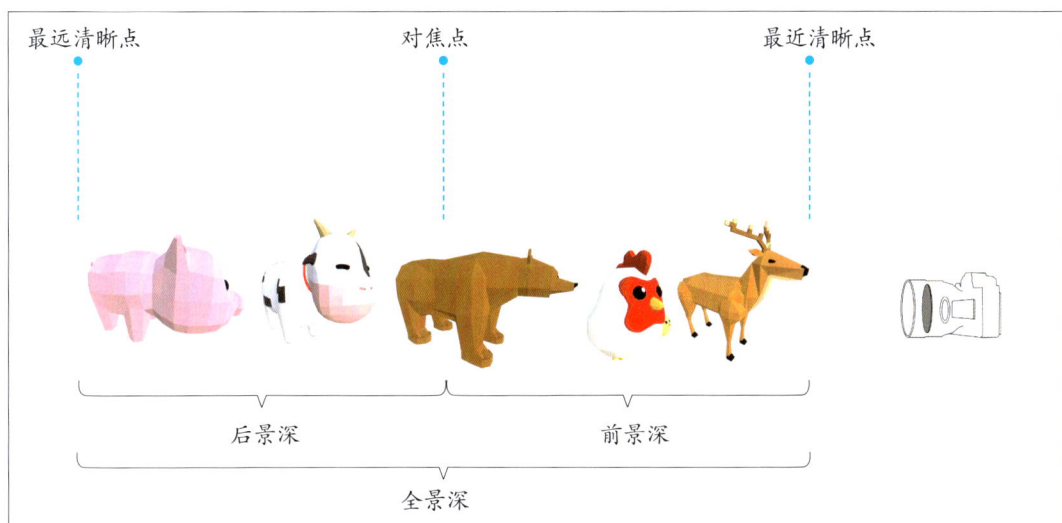

a. 大景深则清晰的纵深范围大，被摄对象的前、后都清晰

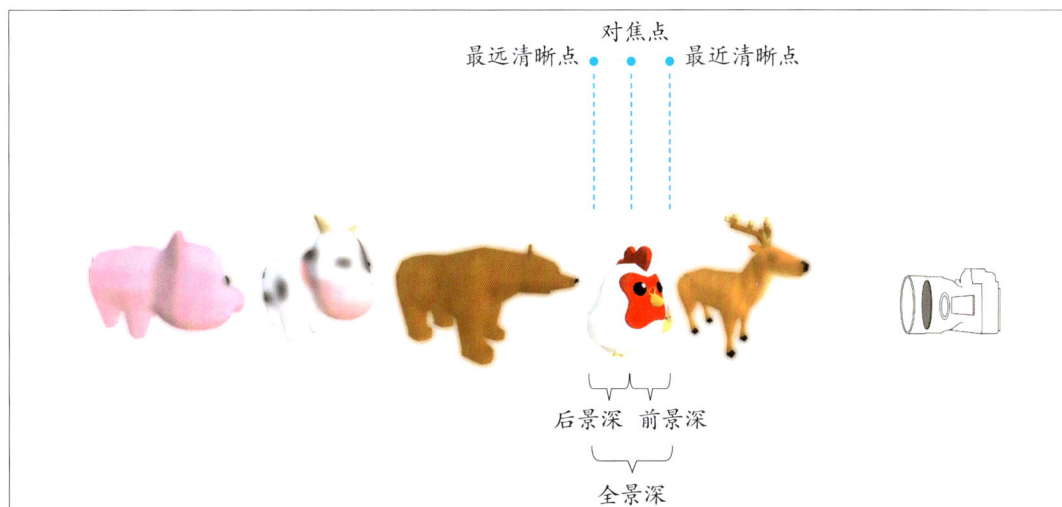

b. 小景深则清晰的纵深范围小，只有焦点附近狭窄的区域

图 11-2-7 景深对清晰范围的影响

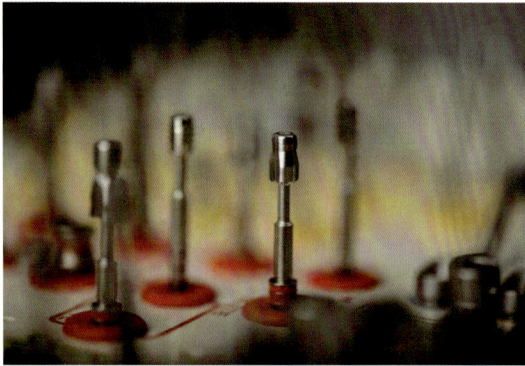

a. 小景深突出主体

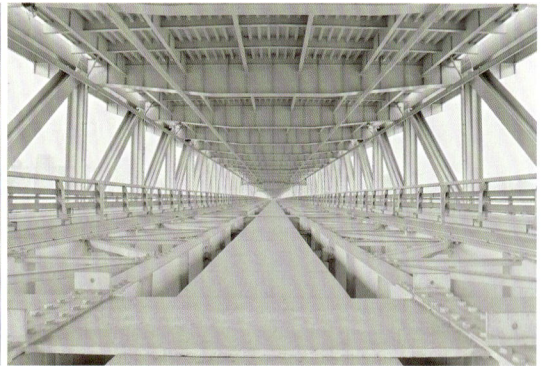

b. 大景深虚化少，拥有更多的全景细节

图 11-2-8 摄影艺术的景深

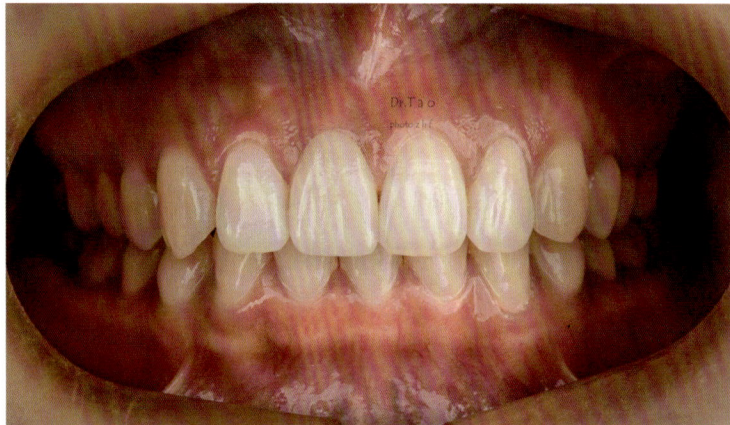

图 11-2-9 口腔临床摄影中，常需要构图中全部牙齿、软组织都清晰的大景深

在调整影像的景深时，需要考虑到以下因素：

（1）镜头焦距（focal，f）：一般来说镜头的焦距越长，则景深越小（焦点以外虚化强）；焦距越短，则景深越大（焦点以外虚化弱）。口腔种植摄影常用的微距定焦镜头，f 为 80 ~ 120 mm，属于长焦镜头，非常适合拍摄小景深。而要在拍摄中达到大景深效果，还应调整对焦距离。

（2）对焦距离（focus distance）：又称拍摄距离，是指镜头到物体的距离与镜头到感光元件的距离之和，即被摄物体平面与感光元件之间的距离。当对焦距离短时，景深会变小；相反则会变大。一般而言，对焦距离又会受到被摄物体拍摄范围的影响，当拍摄范围越大时，拍摄距离就会变远，则景深会相对较大。那么，在需要拍摄小范围口腔对象时，为了达到相对较大的景深，需要使用"小光圈"。

（3）光圈：在焦距和对焦距离确定的情况下，采用小光圈即可获得较大的景深，而光圈调大则会使景深变小（图 11-2-10）。

| a.F₁=2.8 | b.F₂=6.8 | c.F₃=18 |

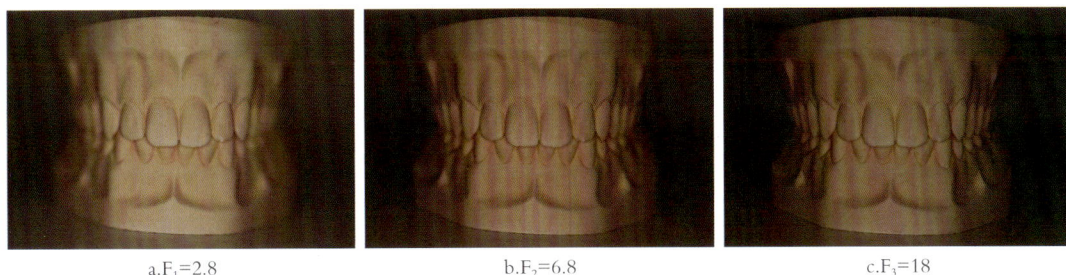

图 11-2-10　在焦距和对焦距离确定时，小光圈可获得大景深，大光圈则会使景深变小

（二）成像比率

在口腔临床微距摄影中，有一个非常关键的概念——"成像比率（enlarge scale）"或"放大倍率"。所谓成像比率，是指成像的图像尺寸与真实尺寸之间的比例关系。若对焦屏上的图像大小是拍摄对象实际尺寸的 1/2，那么成像比率为 1∶2。成像比率更多的是影响对焦距离，对主体景别的拍摄大小或取景的远近。例如 1∶1、1∶1.5、1∶2、1∶3、1∶10 等，右边的数字越大表示放大率越低，反之则放大率越高（图 11-2-11）。各类微距镜头有着不同的最大放大率，当镜头的放大率标注为 1∶1 时，意味着镜头可将被摄物的真实大小完全投射在底片上。

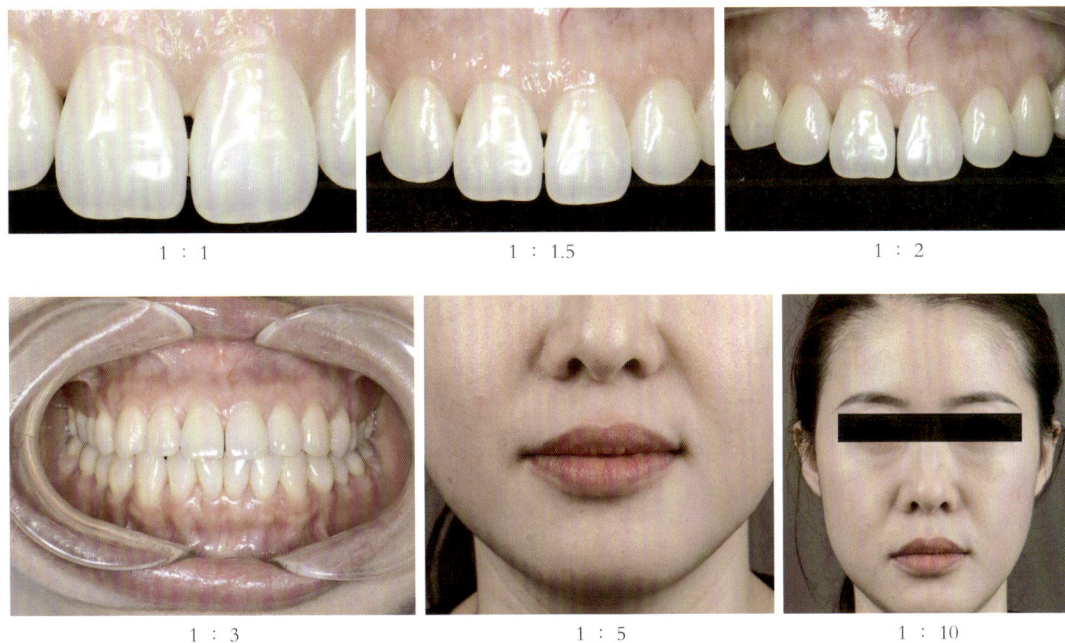

| 1∶1 | 1∶1.5 | 1∶2 |

| 1∶3 | 1∶5 | 1∶10 |

图 11-2-11　不同成像比率的摄影效果（以上图片比例均由半画幅相机拍摄）

在临床上用自动对焦（AF）模式进行拍摄，每张拍摄的照片取景范围容易不一致并且在拍摄距离比较近的情况下对焦比较慢，从而增加了拍摄时间。所以临床拍摄选择手动对焦（MF）拍摄最为理想（图 11-2-12 a）。摄像师可通过调整镜头上的对焦环，先选择好拍摄比例，再将放大倍率数值与白色的刻度重合（图 11-2-12 b），然后通过自主前后移

动相机，在取景器里面看到被摄物体清晰即可按下快门完成拍摄。

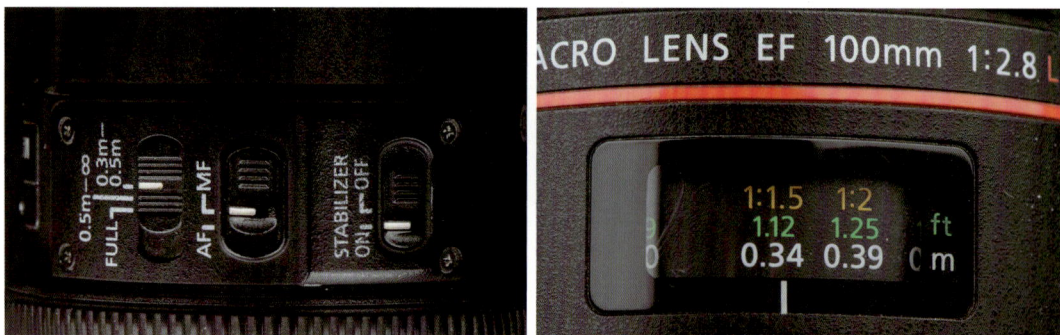

| a.将镜头上的对焦模式调整为手动对焦（MF） | b.微距镜头窗口中的黄色数字代表成像比率 |

图 11-2-12　手动对焦（MF）模式下调整成像比率

四、微距闪光灯的参数选择

（1）闪光灯"TTL"模式（图 11-2-13 a）：通过相机内测光和被摄物体的距离（基于焦点）来确定发射多少光。此方法方便快捷，适合初学者。画面的灯光输出强度随内测光改变而改变，同一场景，画面容易存在明暗变化，能通过闪光补偿进行调整，但调整变化小。

（2）闪光灯"M"模式（图 11-2-13 b）：为手动控制闪光灯输出强度模式，显示界面"1/64、1/32、1/16、1/8、1/4、1/2、1/1"数值表示闪光灯输出强度，"1/64"最小，"1/1"则最大。此模式的好处在于，选择了数值后，闪光灯输出强度恒定，不会随场景改变而改变。需要在正式拍摄之前，先选择恰当的数值保证画面为正常曝光，而不是过亮或过暗。

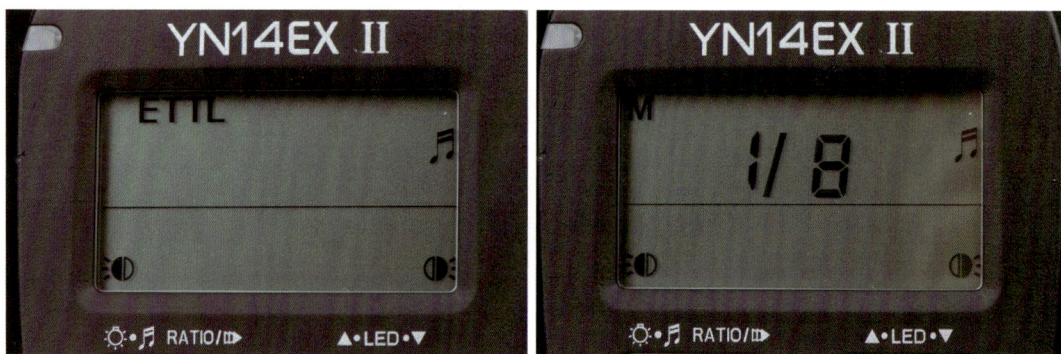

| a.闪光灯"TTL"模式 | b.闪光灯"M"模式 |

图 11-2-13　微距闪光灯的参数

五、数码相机拍摄前的参数设置

（1）选择合适的相机拍摄（M手动挡）及对焦模式（MF手动对焦），选择"闪光灯"白平衡。

（2）调整恰当的微距闪光灯参数。

（3）根据被摄物体的要求、远近，调整光圈、快门值、感光度（ISO）。

（4）选择合适的放大倍率，对准被摄物体，调整相机与被摄物体间的对焦距离。

（5）待被摄影像最清晰时，按下快门。

六、相机的端持手法及拍摄体位

（一）单反相机端持手法

横拍右手握住相机手柄，左手托住相机镜头底部。将右手食指轻轻放在快门按钮上；使用变焦镜头（对焦环），左手拇指和食指进行对焦和变焦（图11-2-14 a）。拍摄口内颊侧面、牙列咬合关系时选择横拍。

竖拍相机手柄向上或向下都可以。手柄向上的姿势便于移动；手柄向下的姿势可以夹紧上臂，更加稳定（图11-2-14 b）。拍摄口内后牙区殆面时选择竖排。

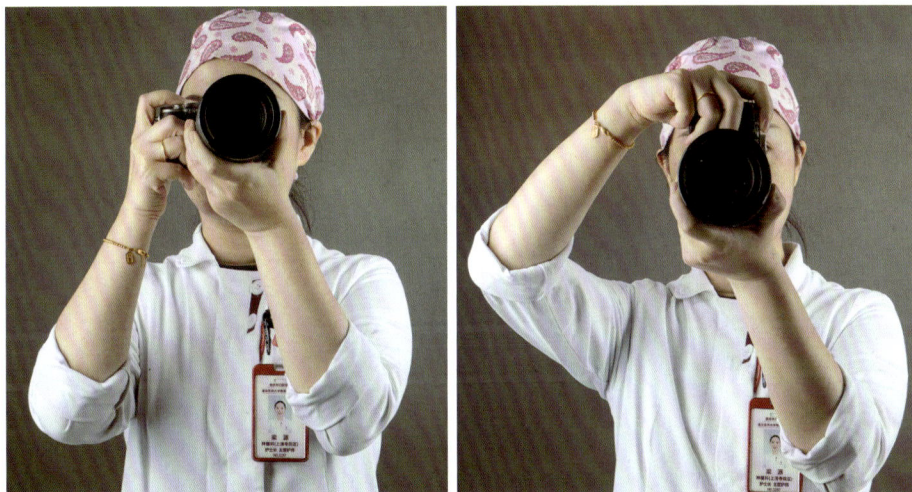

a. 横拍握持姿势   b. 竖拍握持姿势

图11-2-14　单反相机端持手法

（二）拍摄者及患者的体位

1. 口内照拍摄

患者平卧于牙椅上，应调整椅背至合适的角度，并按照拍摄者的身高调整牙椅的整体高度。调整的目的是让拍摄者在拍摄时不至于垫脚或下蹲，导致重心不稳定和疲劳。当患者躺在牙椅上，拍摄者站立拍摄时，应该保持两腿一前一后，双膝略弯曲（或单膝弯曲，另一腿伸直），右脚靠着牙椅协助支撑，会使拍摄者的重心更稳定（图11-2-15）。

在患者或助手的协助下，用牵拉器械拉开口角，暴露口内牙列和软组织；若需要使用反光板或背景板，可由助手或拍摄者本人来握持。

若需拍摄前牙区唇侧、下颌全口牙列的殆面，拍摄者可站立于患者的7点钟方向；若拍摄双侧后牙区颊侧面或舌侧面时，拍摄者可位于患者9点或3点钟方向；若想从反光板中拍摄上颌全口牙列粉面，可站立于患者 12 点钟方向。在使用全牙列反光板时，需进一步调整椅背及患者的头部高度。

2. 口外照及肖像照拍摄

拍摄肖像照时，让患者放松并坐在一把不能移动且能旋转的凳子上，地上布置一下带有不同角度的指示，好让患者左右选择角度尽可能一致；让患者保持身体直立，下颌微收，目视前方，耳旁的头发要捋到耳后；患者不能佩戴眼镜；为增加红白美学对比，女性患者可涂抹口红并化淡妆。一般肖像照采用黑背景或白背景，将背景板（布）或柔光背景板放置于患者后方，背景板（布）将大于整个患者躯干，拍摄患者面部的左右留白空间仍是背景板（布）的纯色背景（图 11-2-16）。

口外肖像照拍摄时，闪光灯可使用环闪或双头闪，但这样拍摄可能会曝光不足、阴影区较大或面部大量光斑。建议最好使用两个带有柔光罩的摄影闪光灯，分别放置在患者前方两侧，能有效减少面部阴影，增加面部亮度。摄影师坐在患者的对面，保持相机与患者面部同一高度。在转换拍摄角度时，由患者进行转动，摄影师位置则保持不变（图 11-2-17）。

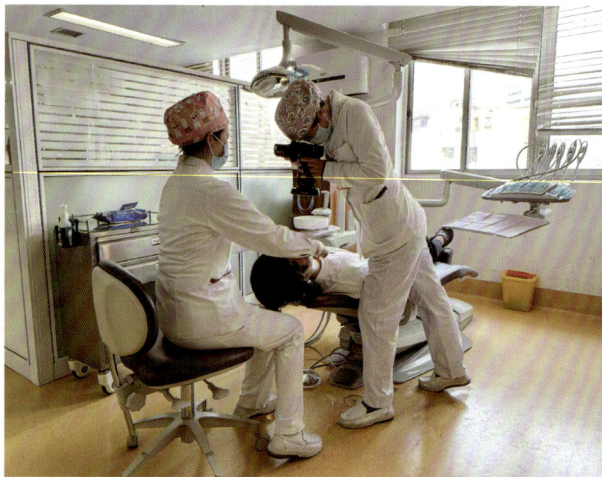

图 11-2-15　口内照拍摄

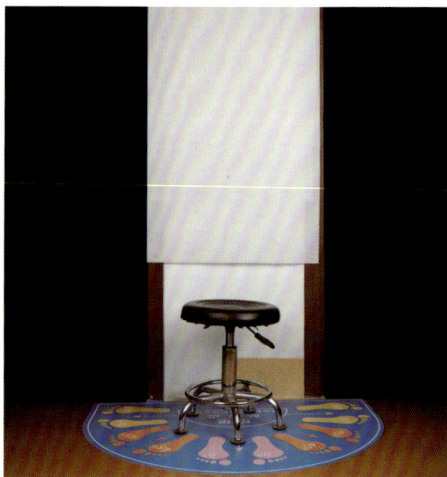

图 11-2-16　拍摄站位点

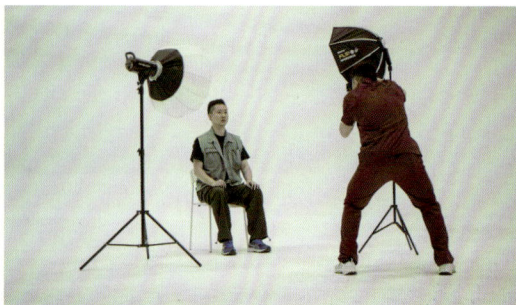

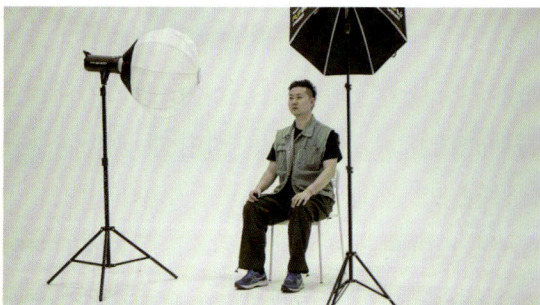

图 11-2-17　口外肖像照拍摄

第三节　口腔种植修复的口内拍摄

一、口内拍摄的主要原则及技巧

（一）主要原则

（1）客观真实性：牙齿、比色板和牙龈组织的色彩还原真实，无明显色差。

（2）口内成像清晰：曝光充足，精准对焦于拍摄主体，大景深。

（3）主体居中：将拍摄的主体放在视野正中，画面重点突出。

（4）画面横平竖直：画面主体成像不偏斜、不扭转，中心轴线与画面边缘保持横平竖直的关系。

（5）背景纯净：可放置口内背景板，尽量不显露与拍摄无关的口内杂质或牵拉器械，保证拍摄主体充分显露，无遮挡或干扰。

（二）主要技巧

（1）在拍摄时，为方便对焦，须保证视野内有充分的环境光照明，如牙椅的 LED 灯或环境自然光线。

（2）根据拍摄对象和内容，调整患者的体位和牙椅的角度。

（3）拍摄者在拍摄前选择合适的角度和距离，采用合适的体位保持相机稳定。

（4）提前调整好相机的各项参数，根据拍摄内容选择好放大倍率。

（5）选择合适的微距闪光灯，如前牙区用双头闪光灯，后牙区用环形闪光灯。

（6）采用适当的牵拉器械和其他拍摄辅具，及时清理视野中的唾液、杂质、血凝块、牙结石和软垢。

（7）为保证画面主体平直，可利用取景器中的网格线辅助构图（图 11-3-1）。

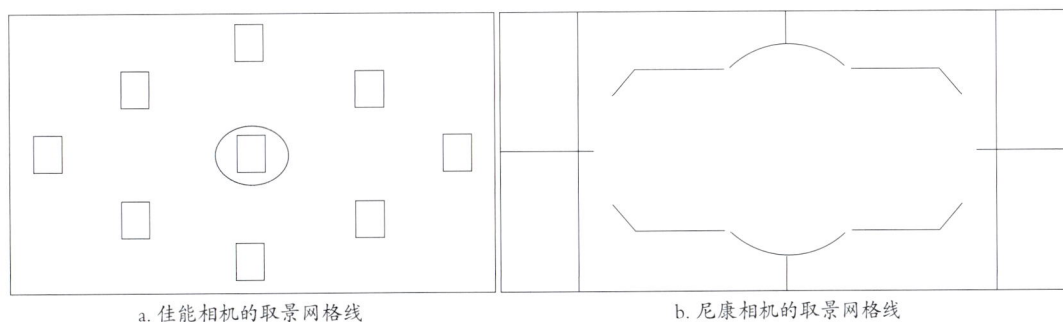

a. 佳能相机的取景网格线　　　　　　　　　　b. 尼康相机的取景网格线

图 11-3-1　利用相机设置里面的"取景器网格线"的辅助线来分割画面构图或对画面是否横平竖直提供参考

（8）在正前位拍摄时，若患者面中线与口内牙列中线不一致，应以面中线作为画面中线的参考，如实记录牙列中心与面中线不一致的情况。

（9）每拍摄一张照片，立即用数码相机的 LED 屏进行预览，当发现画面曝光过曝或不足时，随时调整光圈、快门速度和 ISO，或者调节微距闪光灯的参数。

（10）拍摄过程中，让患者适时休息，严格限制拍摄时间，保证患者面部肌肉松弛。

（11）在使用反光板时，应避免实像与虚像被同时摄入画面中（具体视患者开口情况而定）。

（12）在使用黑色背景板时，应保证被摄物体完全位于背景板范围中。

（13）对于不成熟的拍摄者来说，可将拍摄的范围适当放大，后期通过数字化裁剪得到可用的画面。

二、口内拍摄的构图及技术要点

在口腔种植修复的各个阶段，如治疗前、骨增量或牙龈移植术、种植体植入手术、二期牙龈成形术、口内取模及修复戴牙等，均可进行口内拍摄。其拍摄内容主要包括牙列缺损位点、咬合关系、术区情况、手术步骤、牙龈及袖口、口内种植体及基台植入、口腔美学效果等。

为了通过口内摄影更好地表现和传达医学信息，需要对画面进行合理的构图，并通过适当的曝光组合进行实现。下面以半画幅数码单反相机为参考，简要介绍各拍摄角度的构图要点、拍摄的曝光参数和放大倍率（表 11-3-1）。放大倍率数值为参考数值，实际根据患者口内实际情况调整，比如可能需要更大或者更小的放大倍率。

表 11-3-1　各种口内拍摄场景的数码相机参数

	光圈（F）	快门速度（s）	ISO	放大倍率
全牙列正面咬合像	20	1/160	100	1 : 3
上下颌牙列侧面咬合像	20	1/160	100	1 : 3
前牙切端咬合像	20	1/160	100	1 : 2.5
前牙覆盖像	20	1/160	100	1 : 3
上颌前牙区正面像	20	1/160	100	1 : 2
上颌前牙区侧面像	20	1/160	100	1 : 2
上颌前牙区切端像	20	1/160	100	1 : 2
下颌前牙区正面像	20	1/160	100	1 : 2
后牙区颊侧像	20	1/160	100	1 : 2
后牙咬𬌗面像	20	1/160	100	1 : 2
全牙弓咬𬌗面像	20	1/160	100	1 : 3

（一）全牙列正面咬合像

从正面记录患者上下颌正中咬合关系、前牙列、龈缘、角化牙龈、前庭沟等情况（图11-3-2）。构图要点、拍摄技巧及患者、拍摄者体位如下。

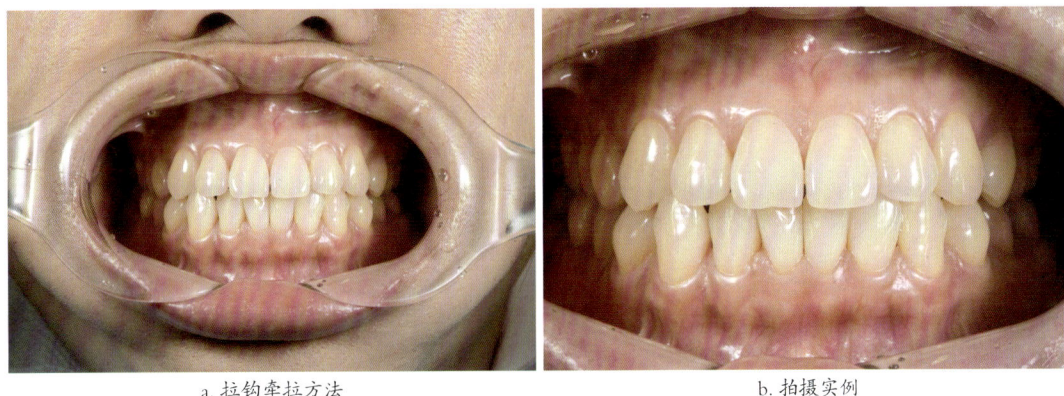

a.拉钩牵拉方法　　　　　　　　b.拍摄实例

图 11-3-2　全牙列正面咬合影像

（1）用一对常规拉钩向双侧充分牵拉口角，两侧拉钩手柄尽可能呈一条直线，可利用中切牙切端、咬合线作为平直线的参考；适当向患者前方提起拉钩，排除唇颊组织的阻挡，使口唇呈椭圆状，完整暴露上下颌牙列、前庭沟和双侧颊棚沟。

（2）画面构图时，以双侧中切牙切端相邻处为中心点，以前庭沟唇系带、双侧中切牙间隙、鼻小柱为垂直参考中线，咬合线、中切牙切端为水平参考中线。

（3）患者呈直立坐位或稍后仰，略低头，保证殆平面与镜头的水平。

（4）拍摄者身体立于患者前方6点至7点钟位置（注：患者头略偏右侧）。

（二）上下颌牙列侧面咬合像

从患者前方45°分别记录上下颌正中咬合位的侧面关系、单侧前后牙列、龈缘等情况（图11-3-3）。构图要点、拍摄技巧及患者、拍摄者体位如下。

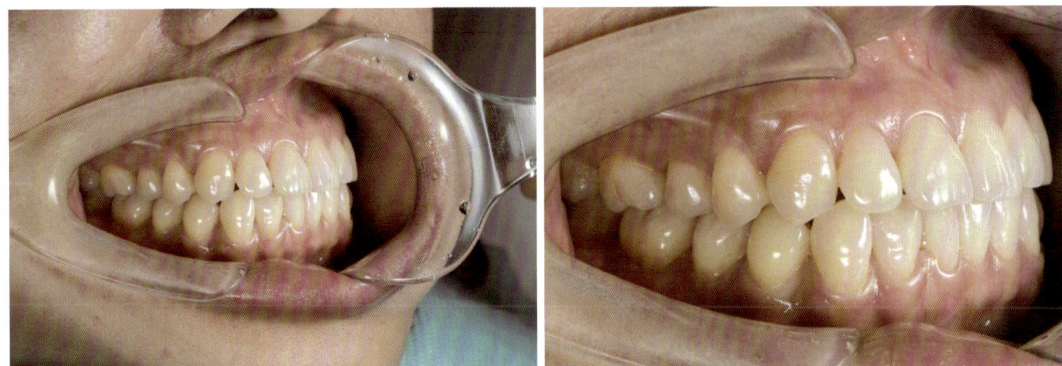

a.拉钩牵拉方法　　　　　　　　b.拍摄实例

图 11-3-3　上下颌牙列侧面咬合影像

（1）使用常规拉钩牵拉对侧口角，并轻轻向外前方提起，侧方拉钩向后方牵拉被拍摄侧的口角，尽可能暴露同侧第一、二磨牙的牙面及牙龈。

（2）以同侧尖牙为构图中心，以咬𬌗面作为水平中线参考。

（3）相机与患者头部冠状面呈45°，画面中可见对侧的侧切牙或尖牙近中面。

（4）患者呈直立坐位或稍后仰，略低头，保证𬌗平面与镜头水平。

（5）拍摄者立于患者双侧3点或9点钟位置。

（三）前牙切端咬合像

从患者正前方以15°～20°的仰角记录上下颌前牙区咬合关系及间隙（图11-3-4）。构图要点、拍摄技巧及患者、拍摄者体位如下。

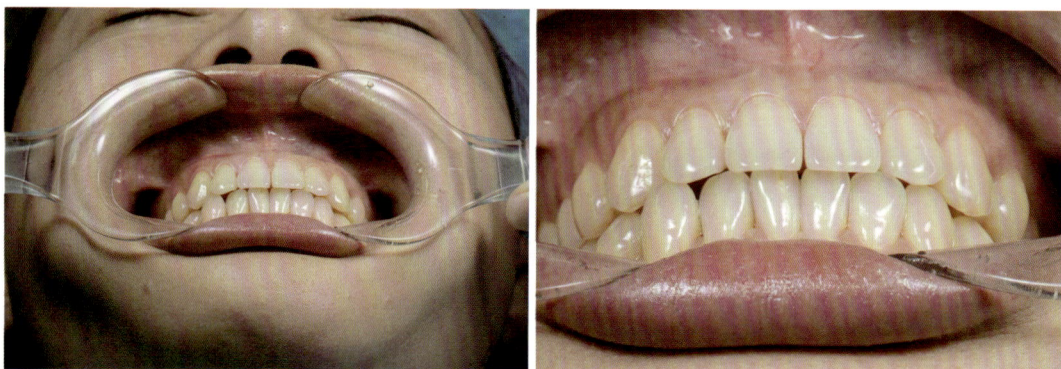

a. 拉钩牵拉方法　　　　　　　　　　　　b. 拍摄实例

图 11-3-4　前牙切端咬合影像

（1）使用常规拉钩向口角两侧牵拉，同时以手柄为轴向下旋转15°～20°，并向下唇略施压，保持上下颌前牙及龈缘完全显露。

（2）以患者面中线、双侧中切牙间隙、上唇系带作为垂直参考中线，中切牙切端作为水平中线参考，从患者上颌前牙切端方向呈15°～20°仰拍。

（3）以上颌中切牙切端相邻处为构图中心。

（4）患者尽量向上仰头，保证𬌗平面倾斜向上。

（5）拍摄者立于患者前方6点至7点钟位置（注：患者头略偏右侧）。

（四）前牙覆盖侧方像

从双侧90°位置记录上下颌前牙区正中咬合关系，以及中切牙、侧切牙及尖牙的牙面、龈缘情况（图11-3-5）。构图要点、拍摄技巧及患者、拍摄者体位如下。

（1）双侧普通拉钩同时向后外方牵拉口角，充分暴露前牙区覆𬌗覆盖。

（2）在对侧放置黑色背景板，或清理对侧高反光率的背景。

（3）以上颌中切牙切端为中心点，𬌗平面与构图的中线平行。

（4）以鼻颏连线作为垂直中线参考。

（5）患者呈直立坐位或平躺后仰，双眼平视前方。

（6）拍摄者立于患者双侧3点或9点钟位置。

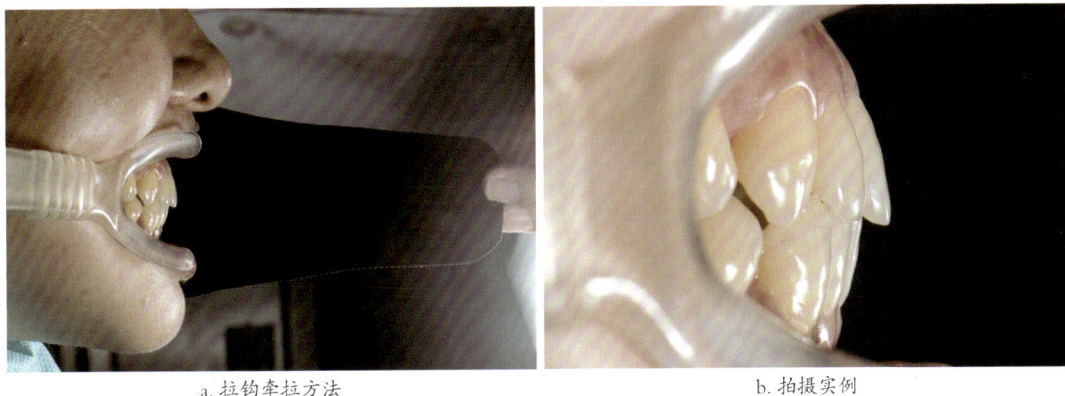

a. 拉钩牵拉方法　　　　　　　　　　　　　b. 拍摄实例

图 11-3-5　前牙覆盖侧方影像

（五）上颌前牙列正面像

在张口位时从正前方记录患者的上颌前牙区牙列（图11-3-6）。该记录尤为重要，涉及口腔前牙区种植修复的美学效果，也是术前分析、数字化美学设计（digital smile design，DSD）、医技患沟通的重要影像资料。构图要点、拍摄技巧及患者、拍摄者体位如下。

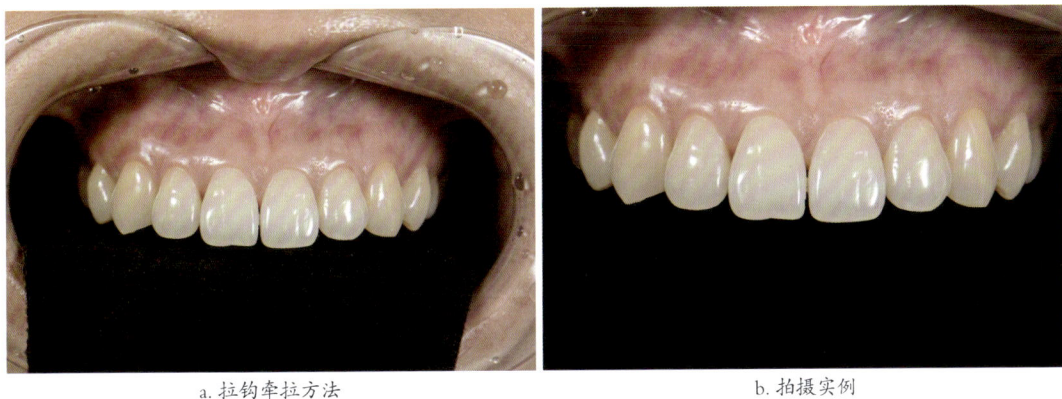

a. 拉钩牵拉方法　　　　　　　　　　　　　b. 拍摄实例

图 11-3-6　上颌前牙列正面影像

（1）患者大张口，使用常规拉钩两侧平行牵拉口角，利用拉钩将唇组织平行向上推，完全暴露上颌前庭沟、前牙唇侧面、龈缘组织。

（2）为防止舌体组织或下颌后牙污染背景，可在上颌𬌗平面下方放置黑色背景板或黑色绒布。

（3）以上颌中切牙接触点为构图中心，𬌗平面与水平中线平行；利用中切牙牙间隙、唇系带作为垂直中线的参考，以牙齿切端、颈缘连线为参考水平面。

（4）患者呈直立坐位或稍后仰，略低头。

（5）拍摄者立于患者前方6点至7点钟位置（注：患者头略偏右侧）。

注：若上颌前牙区种植或缺牙位点非中切牙，还应以治疗位点为构图中心，虚拟牙体长轴为垂直中线拍摄一张唇侧面照片（图11-3-7）。

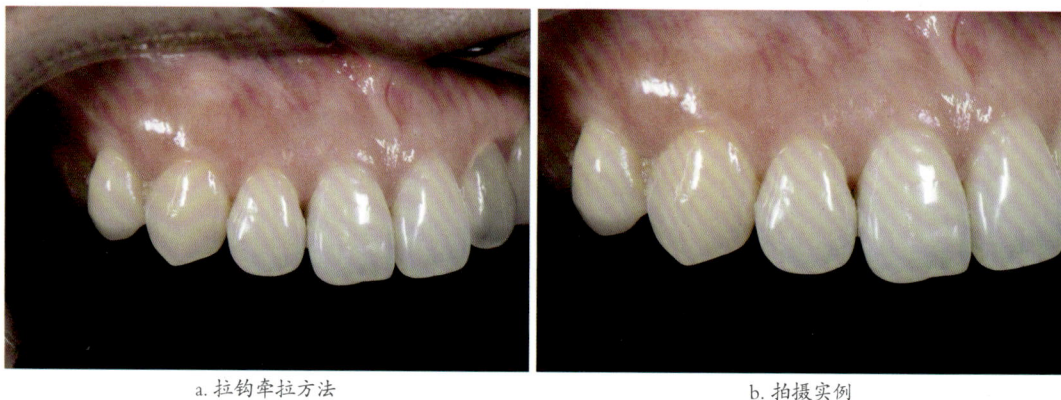

a.拉钩牵拉方法

b.拍摄实例

图11-3-7　上颌A2种植位点正面影像

（六）上颌前牙区切端像

从𬌗平面方向记录上颌前牙区的切端影像。可用于分析前牙区牙弓形态、牙槽骨的丰满情况、牙列轴向的方向和排列、龈缘形态等（图11-3-8）。构图要点、拍摄技巧及患者、拍摄者体位如下。

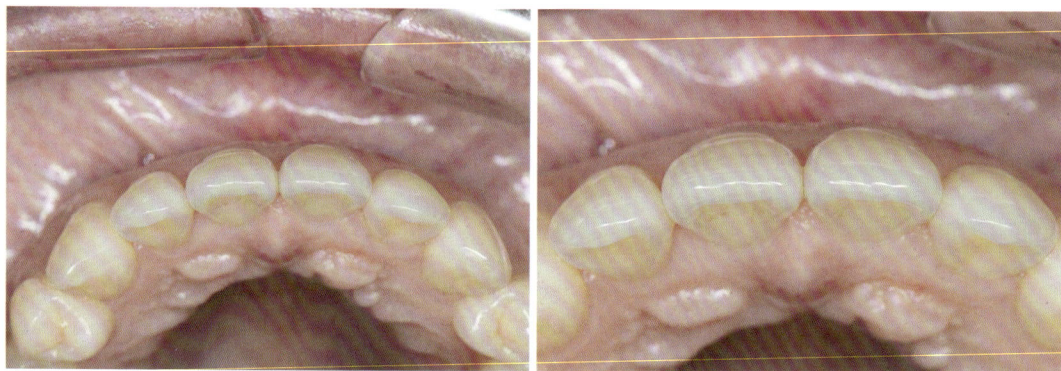

a.拉钩牵拉方法

b.拍摄实例

图11-3-8　上颌前牙区切端影像

（1）使用常规拉钩或半侧改良拉钩拉开双侧口角，拉钩以手柄为轴向下内旋转45°～90°，同时将唇组织向上提拉，充分暴露前庭沟。

（2）以中切牙切端间隙为构图中心，利用前牙切端作为水平参考中线，中切牙牙间隙、唇系带、腭中缝为垂直参考中线，尽可能做到牙列双侧对称，若不对称需如实记录。

（3）患者大张口，保持后仰体位，并需尽量仰头。

（4）拍摄者立于患者前方6点至7点钟位置（注：患者头略偏右侧）。

注：若上颌前牙区种植或缺牙位点非中切牙，还应以治疗位点为构图中心，以邻牙切端作为水平参考线，拍摄一张切端照片（图11-3-9）。

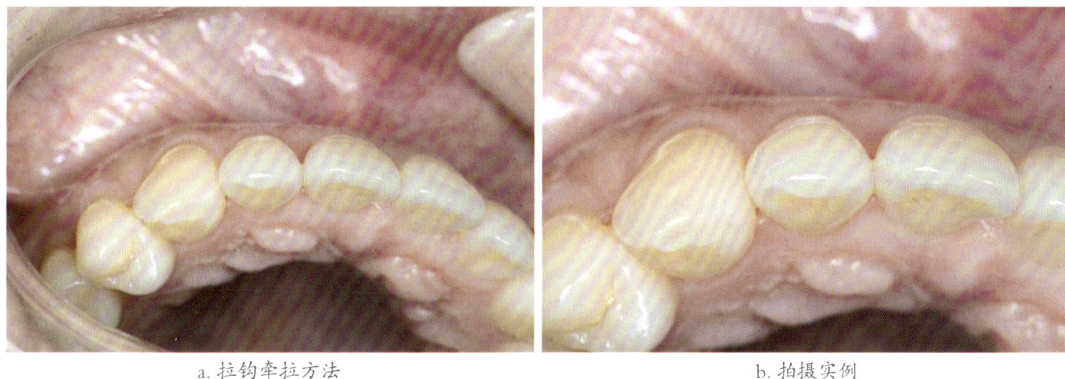

a. 拉钩牵拉方法   b. 拍摄实例

图11-3-9 上颌 A2 种植位点切端像

（七）下颌前牙区正面像

从正前方记录下颌前牙列及牙龈的情况，拍摄方法与上颌前牙区的正面拍摄方法相同（图11-3-10）。构图要点、拍摄技巧及患者、拍摄者体位如下。

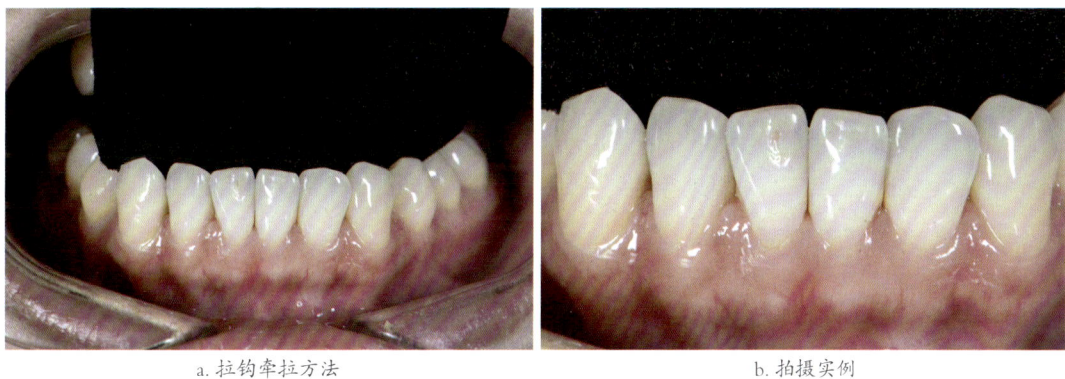

a. 拉钩牵拉方法   b. 拍摄实例

图11-3-10 下颌前牙区正面影像

（1）使用常规拉钩或半侧改良拉钩牵拉双侧口角，利用拉钩将唇组织向外并向下推，充分暴露下颌前牙牙面和龈缘组织。

（2）为防止舌体组织污染背景，可在下颌口底部放置黑色背景板（布），注意黑色背景布切勿覆盖牙齿切端，两者应保持间隙。

（3）下颌中切牙在构图中心，可利用下颌中切牙牙间隙作为画面垂直参考中线，切端作水平参考中线，尽可能让画面左右对称。

（4）嘱患者略微抬头，让牙面与相机镜头尽可能平行。

（5）拍摄者立于患者前方6点至7点钟位置（注：患者头略偏右侧）。

（八）下颌前牙区切端像

通过反光板或从殆面直接记录下颌前牙列的情况。构图要点、拍摄技巧及患者、拍摄者体位如下。

（1）使用常规拉钩牵拉双侧口角，牵拉时拉钩向外侧拉开，并以手柄为轴向口内旋转30°，同时将下唇组织向外推开，充分暴露下颌前牙及前庭沟。

（2）下颌中切牙切端相邻处位于构图中心，可利用下颌前牙切端连线作为画面水平参考中线，尽可能让画面左右对称。

（3）患者仰卧，大张口并尽量抬头，让𬌗平面与相机镜头尽可能平行。

（4）采用直接拍摄法时，拍摄者立于患者正后方12点钟位置（图11-3-11）。

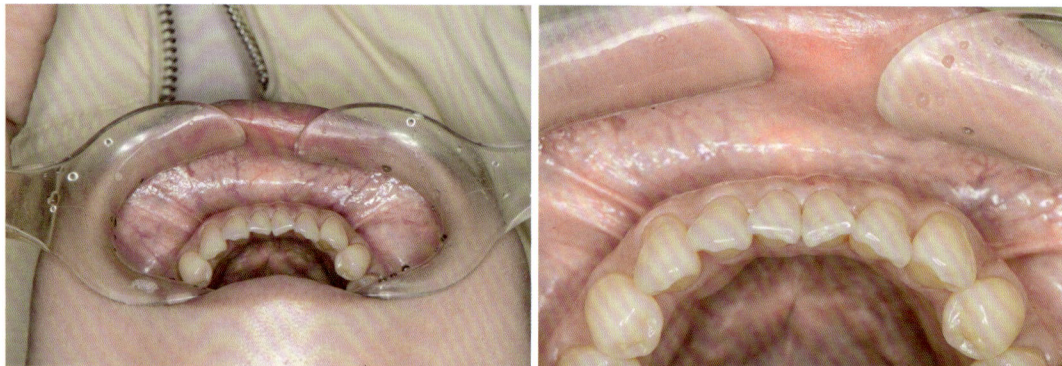

a. 直接拍摄法　　　　　　　　　　　　b. 拍摄实例

图11-3-11　下颌前牙区切端影像

（5）采用反光板法，使用改良半侧拉钩。将反光板从正前方插入舌腹与𬌗平面之间，与𬌗平面约呈45°（注：反光板需与下颌切牙保持距离）；拍摄者立于患者正前方6点钟位置（图11-3-12）。

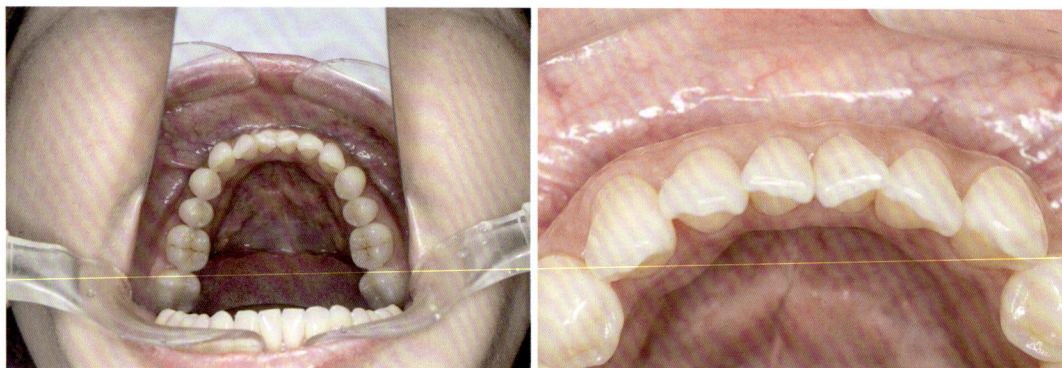

a. 反光板拍摄法　　　　　　　　　　　　b. 拍摄实例

图11-3-12　下颌前牙区切端影像

（九）后牙区颊侧像

通过反光板或从侧面直接记录后牙区颊侧面的情况。构图要点、拍摄技巧及患者、拍摄者体位如下。

（1）使用常规拉钩或改良半侧拉钩向后方牵拉同侧上颌或下颌的口角，尽量暴露后方牙列。

（2）由于患者口唇和颊肌的张力，通常很难得到与牙列颊面呈90°的视角；但至少需保证后牙的牙尖连线在构图中保持水平。

（3）直接拍摄法（图11-3-13）：①患者半张口，将唇组织往外拉，并向下推，将前庭沟拉开。同时拉钩往下压，避免唇组织遮挡。②拍摄者位于拍摄牙位的同侧，调整角度拍摄后牙区颊侧的实像。

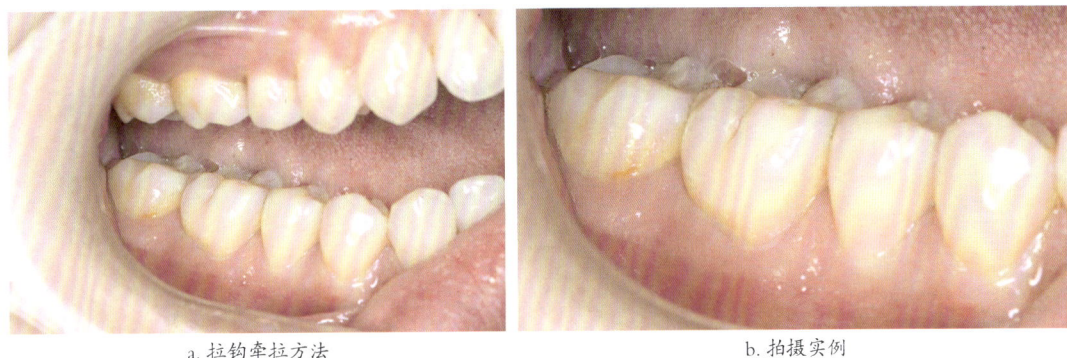

a. 拉钩牵拉方法　　　　　　　　　　　　　　b. 拍摄实例

图 11-3-13　后牙区颊侧影像

（4）反光板拍摄法（图11-3-14）：①患者半张口，将颊侧反光板紧贴同侧口内颊黏膜，以一定角度向外牵拉，并确保反光板镜面与后牙区颊侧面呈30°～45°，同时反光板需远离拍摄的牙齿并保持间距。②用常规拉钩辅助牵拉对侧口角，防止对侧颊侧组织阻挡光路。③拍摄者位于反光板对侧，调整角度拍摄后牙区颊侧的虚像。④摄反光板内的牙列避开实像，尽可能一步到位完美成像。⑤需第三个人为反光板吹气，避免患者呼气使反光板产生雾气，影响画面。

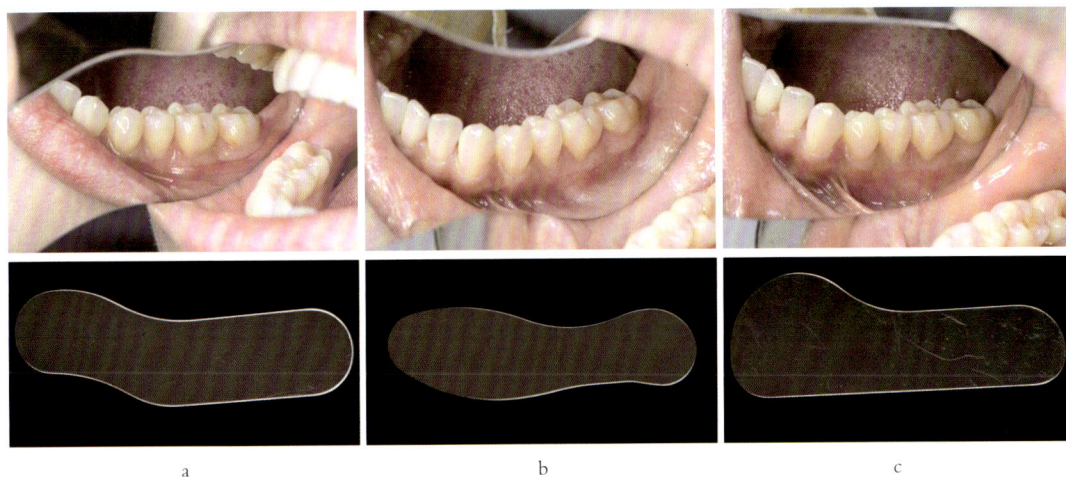

a　　　　　　　　　　　b　　　　　　　　　　　c

图 11-3-14　使用不同反光板拍摄后牙区颊侧影像的效果（推荐使用 a、c 反光板）

（十）上颌后牙区腭侧像

通过反光板记录上颌后牙区的腭侧牙面及牙龈组织情况（图 11-3-15）。构图要点、拍摄技巧及患者、拍摄者体位如下。

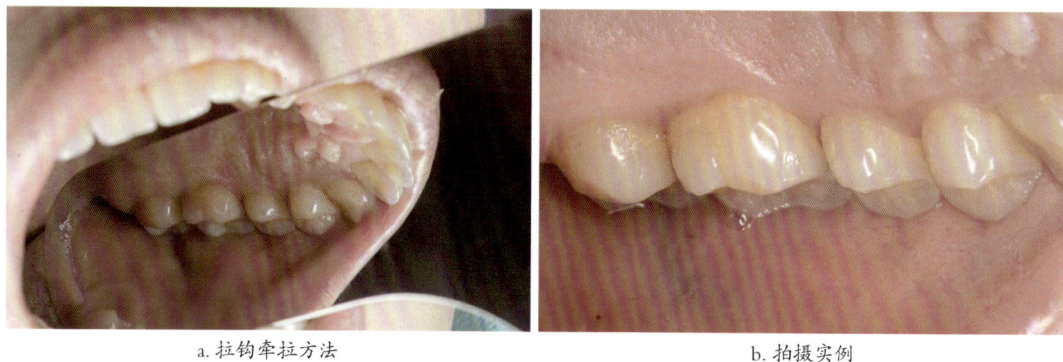

a. 拉钩牵拉方法　　　　　　　　　b. 拍摄实例

图 11-3-15　上颌后牙区腭侧影像

（1）选择舌侧反光板，将平直端放入口内，置于被摄牙位的对侧并尽量靠向对侧牙列。

（2）嘱患者张嘴；若患者张口度理想，可不用拉钩牵拉。

（3）拍摄者位于被摄牙列侧，指挥助手调整镜面角度，使目标牙列的舌侧虚像完全映射于反光板口内端的中部。

（4）利用上颌后牙区的牙尖、连线作为水平线参考中线，尽可能使牙列舌侧面充分显露，并位于构图的水平中部。

（5）摄反光板内的牙列避开实像，尽可能一步到位完美成像。

（6）需第三个人为反光板吹气，避免患者呼气使反光板产生雾气，影响画面。

（十一）下颌后牙区舌侧像

拍摄方法和上颌腭侧像相似，区别在于需要利用反光板隔挡舌体组织（图 11-3-16），这可能会给患者造成不适。因此，在拍摄时需要动作迅速，并及时安抚患者。若患者舌系带过短、咽反射重等，则让患者舌体组织放松不动，从而完成拍摄。构图要点、拍摄技巧及患者、拍摄者体位如下。

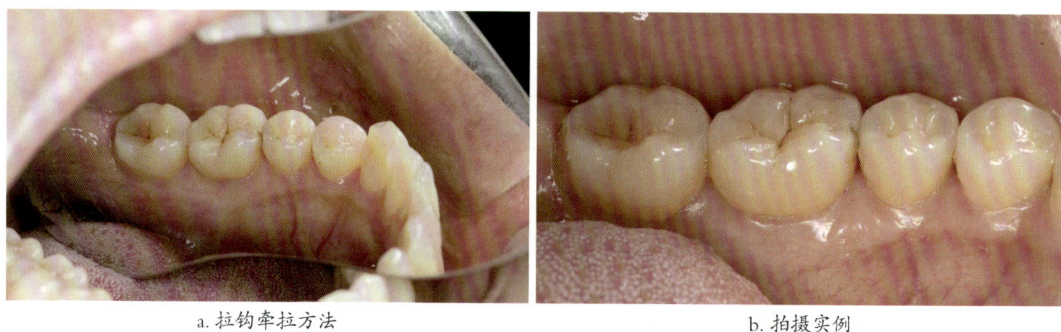

a. 拉钩牵拉方法　　　　　　　　　b. 拍摄实例

图 11-3-16　下颌后牙区舌侧影像

（1）选择舌侧反光板，将弧形端绕过下颌前牙区，放入下颌同侧口底部位，让镜面与下颌后牙区的牙列舌侧面尽量保持平行。

（2）嘱患者大张嘴，可不用拉钩牵拉。需第三个人为反光板吹气，避免患者呼气使反光板产生雾气，影响画面。

（3）利用反光板的背面抵挡住舌腹组织，向口底略微下压并同时向舌体施加对侧推力，保证镜面与被摄牙列之间保持间隙。

（4）利用下颌后牙区牙列的牙尖连线作为水平参考中线，即使被摄牙列的舌侧面构图无法位于画面正中，也要保持在水平线上。

（5）拍摄者位于反光板对侧，调整角度拍摄下颌后牙区的舌侧虚像。

（6）拍摄反光板内的牙列避开实像，尽可能一步到位完美成像。

（十二）后牙区咬𬌗面像

后牙区咬𬌗面像，可用于观察后牙区的牙列状况、治疗位点的牙龈及骨组织状况、种植体植入位点和轴向、修复体形态、穿龈袖口、咬合纸印迹等重要口腔生理解剖信息及手术步骤（图 11-3-17、图 11-3-18）。构图要点、拍摄技巧及患者、拍摄者体位如下。

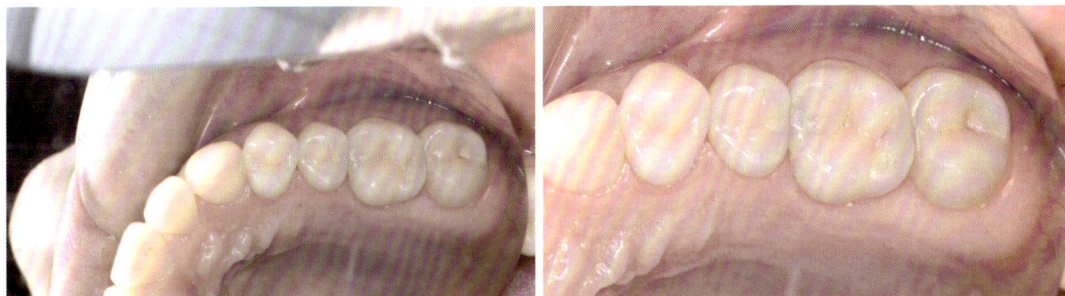

a. 拉钩牵拉方法　　　　　　　　　　b. 拍摄实例

图 11-3-17　上颌后牙区𬌗面影像

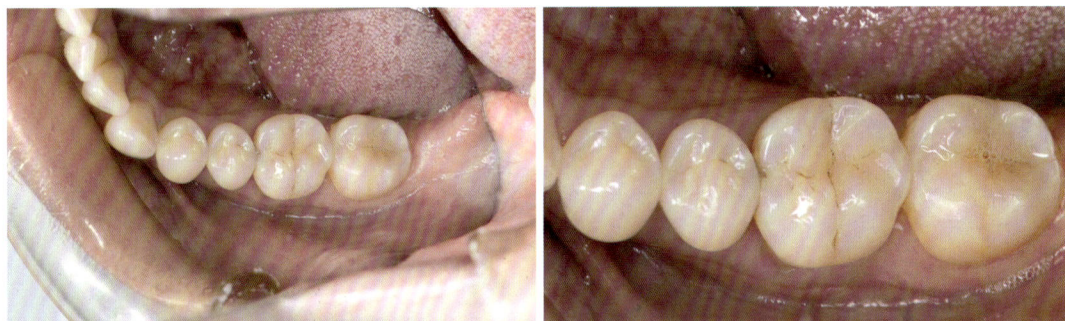

a. 拉钩牵拉方法　　　　　　　　　　b. 拍摄实例

图 11-3-18　下颌后牙区𬌗面影像

1. 上颌后牙区咬𬌗面像

（1）患者椅位应尽量调至低平位，保持大张口。

（2）拍摄者站于患者头部后方 12 点钟位置。

（3）使用改良半侧拉钩牵拉同侧上唇向外牵拉，充分暴露上颌前庭沟。

（4）使用颊侧反光板，与上颌咬𬌗面平行放入患者口内，并用平直端尽量压向下颌牙弓𬌗面，保持反光板与上颌后牙的距离。

（5）利用上颌后牙的牙列或牙槽嵴作为水平参考中线，并将牙列或牙槽嵴保持在构图的中心。

（6）拍摄反光板内的牙列避开实像，尽可能一步到位完美成像。

（7）需第三个人为反光板吹气，避免患者呼气使反光板产生雾气，影响画面。

2. 下颌后牙区咬𬌗面像

（1）患者椅位呈 45° 角后仰，拍摄者位于患者正前方 6—7 点钟方向。

（2）使用改良半侧拉钩牵拉同侧下唇向外，充分暴露下颌前庭沟。

（3）使用颊侧反光板或舌侧反光板（颊侧反光板应使用平直端放入口内），与下颌咬𬌗面平行放入患者口内，并用平直端尽量压向上颌牙弓𬌗面，保持反光板与下颌后牙的距离。

（4）嘱患者舌头放松，舌体不可遮挡下颌𬌗面。

（5）利用下颌后牙的牙列或牙槽嵴作为水平参考中线，并将牙列或牙槽嵴保持在构图的中心。

（6）拍摄反光板内的牙列避开实像，尽可能一步到位完美成像。

（7）需第三个人为反光板吹气，避免患者呼气使反光板产生雾气，影响画面。

（十三）全牙弓咬𬌗面像

全牙弓咬𬌗面像的记录，对拍摄者和助手的技术、经验和配合默契程度都有着更高的要求。此外，拍摄结果的优劣也与患者的张口度密切相关。在拍摄前，需提前关注患者颞下颌关节的健康状况和既往史，避免在长时间大张嘴情况下发生关节脱位或引发颞下颌紊乱综合征（图 11-3-19、图 11-3-20）。构图要点、拍摄技巧及患者、拍摄者体位如下。

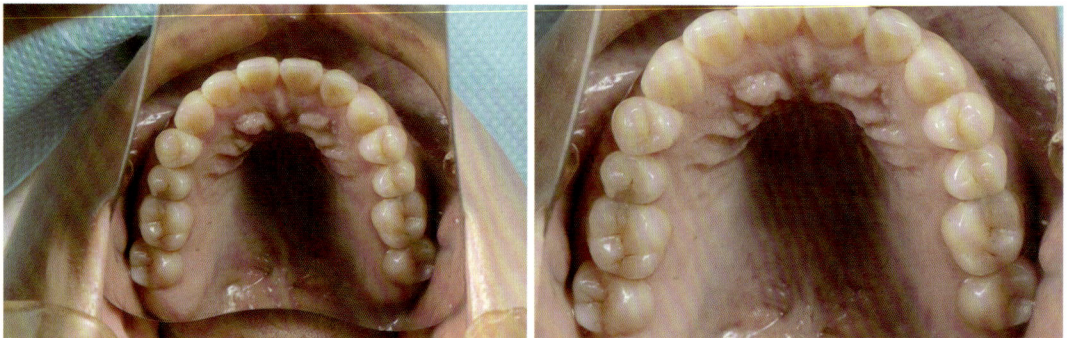

a. 拉钩牵拉方法　　　　　　　　　　b. 拍摄实例

图 11-3-19　上颌全牙弓𬌗面影像

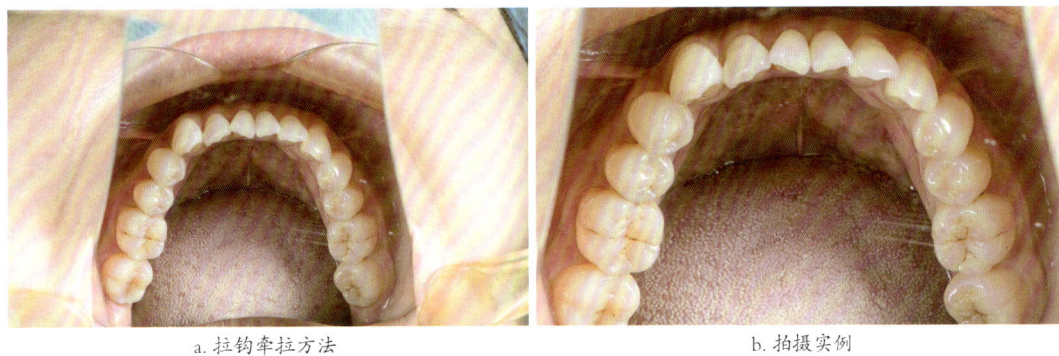

a. 拉钩牵拉方法　　　　　　　　　　b. 拍摄实例

图 11-3-20　下颌全牙弓𬌗面影像

1. 上颌全牙弓咬𬌗面像

（1）患者椅位最大限度后仰，拍摄者位于患者正后方 12 点钟方向。

（2）使用改良拉钩牵拉上嘴唇，将唇组织向外牵拉同时往外推，暴露前庭沟，避免口唇组织塌陷紧贴牙面。

（3）根据患者张口大小，选择大小合适的𬌗面反光板，将其放置于舌体和下颌𬌗面上方；反光板的前端不应贴靠于上颌磨牙区，并应与𬌗面保持一定距离。

（4）以上颌中切牙牙间隙、腭中缝作为垂直参考中线，拍摄者指挥助手调整反光板的俯仰角度，保证能在反光板中看到前牙切端与后牙𬌗面。

（5）反光板虚像中应尽可能映射出完整的上颌牙弓，若牙列过宽，可忽略第三磨牙区域。

（6）将放大倍率旋转至 1 : 3 比例（半画幅相机为 1 : 3，全画幅相机为 1 : 2），根据患者牙弓大小调整取景比例。通过调整对焦环至第一磨牙或第二磨牙𬌗面清晰时，按下快门进行拍摄。

（7）拍摄完成后，需要通过截图去除反光板之外的实像。

（8）使用反光板拍摄时，放置和取出动作缓慢轻柔，避免划伤口角。

（9）需第三个人为反光板吹气，避免患者呼气使反光板产生雾气，影响画面。

2. 下颌全牙弓咬𬌗面像

（1）患者椅位后仰至 45°，拍摄者位于患者正前方 6—7 点钟方向。

（2）使用改良拉钩牵拉下唇，将唇组织向外牵拉同时往外推，暴露下颌前庭沟，避免口唇组织塌陷紧贴牙面。

（3）将𬌗面反光板放置于口内，紧贴上颌牙弓𬌗面下方；反光板的前端不应贴靠于下颌磨牙区，并应与𬌗面保持一定距离。

（4）以下颌中切牙牙间隙、舌系带作为垂直参考中线，拍摄者指挥助手调整反光板的俯仰角度，保证能在反光板中看到前牙切端与后牙𬌗面。

（5）嘱患者卷舌，并利用反光板遮挡舌体组织。若患者因舌系带较短或卷舌效果不理想，不要强行用反光板抵住舌系带，以免发生撕裂。此时，让患者舌头放松即可。

（6）将放大倍率旋转至 1：3 比例（半画幅相机为 1：3，全画幅相机为 1：2），根据患者牙弓大小调整取景比例。通过调整对焦环至第一磨牙或第二磨牙面清晰时，按下快门进行拍摄。

（7）拍摄完成后，需要通过截图去除反光板之外的实像。

（8）使用反光板拍摄时，放置和取出动作缓慢轻柔，避免划伤口角。

（9）需第三个人为反光板吹气，避免患者呼气使反光板产生雾气，影响画面。

（十四）修复体比色像

在修复体制作特别是前牙美学区修复中，对牙体颜色信息的准确传递尤为重要。修复体比色像即是参考余留邻牙、同名牙或牙龈组织，在口内拍摄比色卡向口腔技师客观真实地传递图像信息，以求获得最逼真的修复美学效果（图 11-3-21）。构图要点、拍摄技巧及患者、拍摄者体位如下。

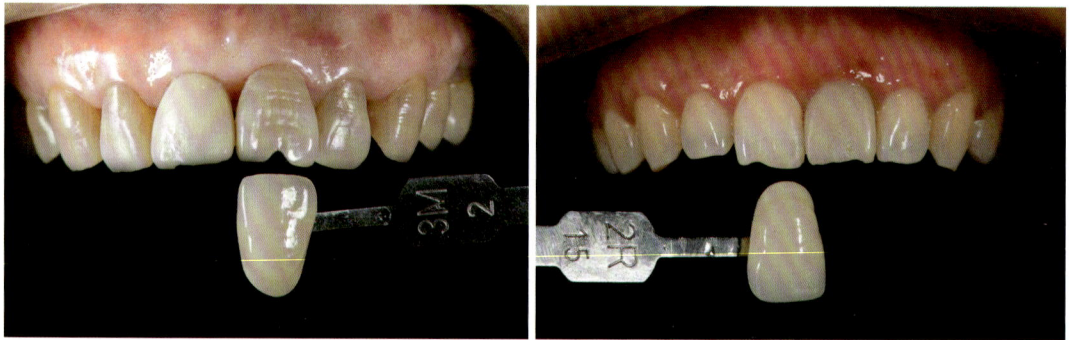

图 11-3-21　口内修复体比色影像

（1）用常规拉钩或改良半侧拉钩牵拉口角，用拉钩将唇组织向上推，完全暴露邻牙或同名牙的牙面、龈缘软组织。并将牙面、牙间隙等吹干，但不能将牙面过分吹干，以免影响比色。

（2）将参考比色的牙齿放于构图中央，将选中的比色板切端或颈部与目标牙贴近（保持 2 ~ 3 mm 距离），并暴露其色号标记。

（3）为防止镜面反射影响比色，避免微距闪光灯垂直布光而使牙齿和比色板上产生光斑。

（4）为方便调整相机白平衡，并避免其他背景干扰技师对色卡进行评估，建议在口内使用纯色的灰色或黑色背景板。

三、口腔内摄影的护理

在口腔内摄影过程中，为提高工作效率，保证拍摄质量，除拍摄者之外，必须有至少一位助手配合。在经过专门的口腔种植修复摄影训练后，四手护士可以先担任助手，然后从易到难逐步掌握口腔临床拍摄技巧，成为一名合格的拍摄者。

（一）助手的配合原则

在拍摄过程中，助手应与拍摄者密切合作。

（1）为了让患者能充分配合，助手应随时安抚患者，做好人文关怀。

（2）在拍摄前，助手与摄像师应充分沟通拍摄程序和具体内容，做到一气呵成。

（3）在取放拉钩、反光板和背景板时，做到动作轻柔、精准，尽量减轻患者不适，避免软组织损伤。

（4）尽量减少拉钩牵拉的时间，争分夺秒地完成高质量拍摄。

（二）口腔内拍摄的前期准备

（1）拍摄前与患者交流沟通，充分解释拍摄目的，承诺对患者病历和肖像隐私权的保护，必要时签署患者知情同意书。

（2）在拍摄前，助手应根据拍摄的部位和特殊要求，提前准备好相应的工具。①观察患者的口唇大小，根据拍摄部位准备相应规格的牵拉器；②根据拍摄的牙位准备需要的反光板、黑色背景板等辅助工具；③拍摄前准备三用喷枪、吸唾管、凡士林等辅助用品；④检查数码单反相机、微距闪光灯是否正常，电量是否充盈。

（3）清洁患者口腔，清除食物残渣、血凝块或印模材料。

（4）用凡士林涂抹患者口角，用清水润湿牵拉器，牵拉口角暴露需要拍摄的口腔牙列及牙龈组织面。

（5）用吸唾管清理口内唾液，使用三用喷枪将牙缝残留的唾液吹干净。

（6）拍摄之前应该写下患者的姓名、日期、主治医师以及此次记录的目的，如："初诊""种植手术""取模"等，然后对着拍一张再开始临床拍摄，方便后期整理归档，切忌只拍名字，后期归档备注时容易记忆模糊，忘记注意要点。

（三）口腔内拍摄的术中配合

在进行口腔内拍摄时，助手应配合好拍摄者获得满意的拍摄效果。此外，应遵循"爱伤护伤"原则，有效保护患者的口腔组织，减轻患者的不适感。

（1）在进行口内反光板拍摄时，助手应尽量防止反光板表面产生雾气，具体方法包括：①将吸唾管放在反光板附近，持续吸走患者呼出的热气，避免反光板起雾。②当拍摄部位狭窄时，拍摄者应该指挥吸唾助手叫"走"吸唾管离开取景画面并同时按下快门。

（2）用消毒的纱布等擦拭被口内血凝块和唾液污染的反光板，保证其表面的光洁度。

（3）根据拍摄要求调整好患者椅位，指导患者张嘴和卷舌，做好口角牵拉和反光板、背景板的摆放。

（4）随时观察患者情绪变化，安抚患者心态，做好术中保护。

（5）拍摄手术区域时，主刀应将术区冲洗干净，吸唾助手将唾液、血液等吸干净再拍摄。

（四）口腔内拍摄后的处理

（1）收拾拍摄辅具，用清水冲洗后进行消毒（注：塑料拉钩选择高温灭菌）。

（2）检查患者颞下颌关节状况，必要时进行热敷处理。

（3）取下数码相机的 SD 卡，收集整理图片资料（参见本章第五节）。

（4）检查数码相机及微距闪光灯的电源，及时更换电池，或对相机和闪光灯内的蓄电池进行充电备用。

第四节　口腔种植修复的口外拍摄

一、口外拍摄的主要原则及技巧

（一）主要原则

在口内拍摄中阐述的 5 个主要原则仍基本适用于口外拍摄，但侧重点略有不同。

（1）客观真实性：患者的面部轮廓、比例及唇齿的微笑 / 大笑形态还原真实。

（2）成像清晰：曝光充足，精准对焦于拍摄中心，大景深。

（3）主体居中：合理选择不同角度下的拍摄中心。

（4）画面横平竖直：保持患者面中线、瞳孔连线、耳屏—眼裂连线横平竖直。

（5）背景纯净：尽量不显露与患者拍摄主体无关的杂物和背景。

（6）其他：患者在拍摄时应去除眼镜、帽子，并尽可能显露双侧耳廓。

（二）主要技巧

（1）面下 1/3 拍摄时，仍可选择微距闪光灯。

（2）面部肖像照拍摄时，须选择外置闪光灯，并配合柔光罩或柔光箱。

（3）须配备纯色的摄影背景墙（如白色或黑色的背景布）。

（4）患者进行面部肖像照拍摄时，应采取舒适的坐立位，背部挺直。

（5）拍摄美学面部肖像时，女性患者可以适当施以面部淡妆，唇部可以涂抹口红或润唇膏以增加质感。

（6）为保证画面主体的平直，可利用取景器中的网格线辅助构图。

（7）患者拍摄微笑或大笑像时，摄影者可通过语言或行为诱导，尽力使其保持面部表情自然，切忌表情僵硬。

二、口外拍摄的构图及技术要点

（一）局部口唇照

记录患者局部的口唇部的自然放松状态和微笑照，取景范围上至眼睛下方眼轮匝肌，下至整个下颌骨，记录患者面部下 1/3 的协调关系。在各角度拍摄时放大倍率必须保持一致。

1. 正面照（图 11-4-1）

（1）构图中心：上颌中切牙、嘴唇。

（2）中线：人中作为垂直中线，唇线作为水平中线。

（3）对焦中心：上颌中切牙、嘴唇为对焦点。

（4）下颌部展示完整并且留有空间，不贴在画面边缘。

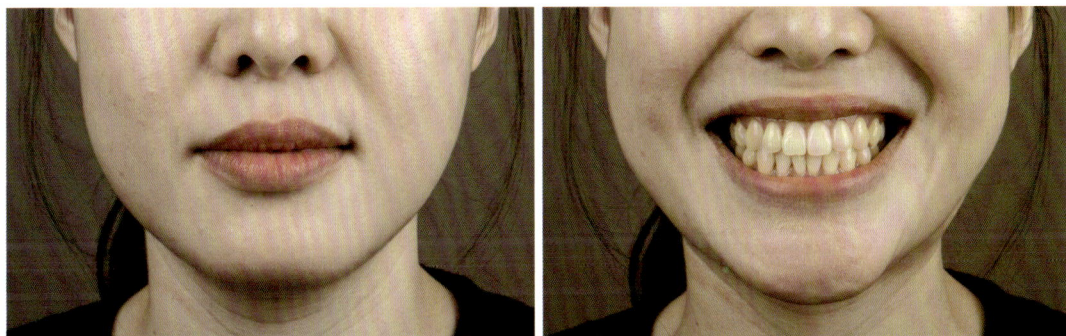

图 11-4-1　局部口唇正面照

2.45° 侧面照（图 11-4-2）

（1）构图中心：同侧口角。

（2）对焦中心：侧面唇轮廓或侧切牙的位置。

（3）面部边缘有留白，下颌部展示完整并留有空间，不贴在画面边缘。

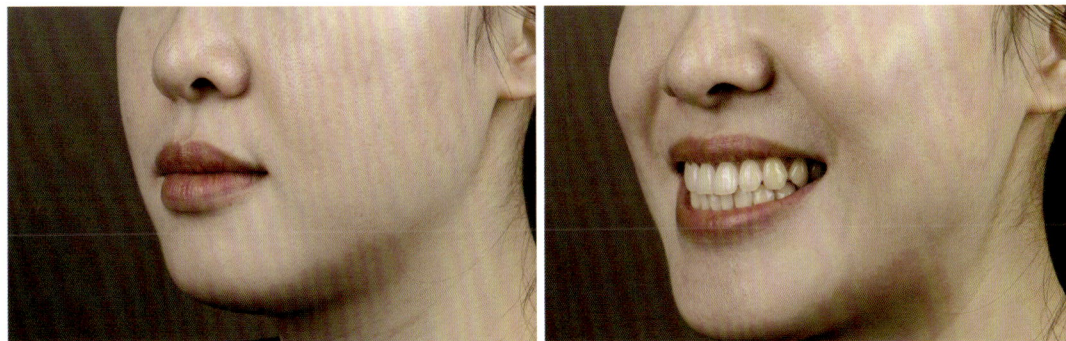

图 11-4-2　局部口唇 45° 侧面照

3.90° 侧面照（图 11-4-3）

（1）构图中心：嘴唇、中切牙。

（2）对焦中心：侧面轮廓或中切牙。

（3）面部前方、下颌部有留白。

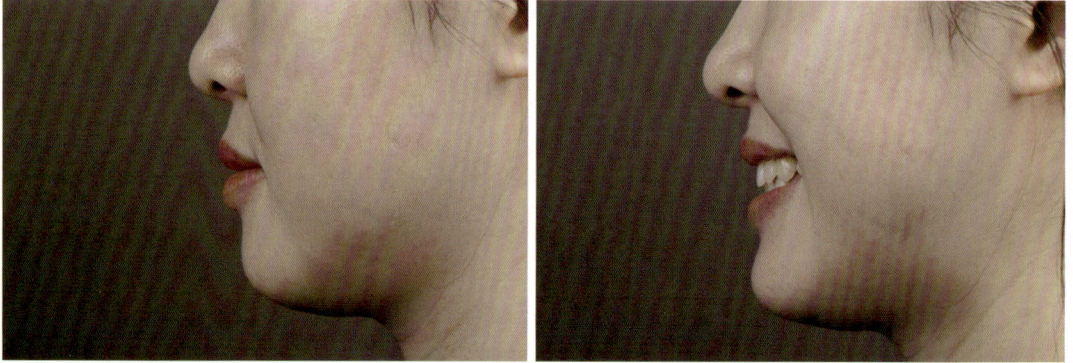

图 11-4-3　局部口唇 90° 侧面照

（二）面部肖像照

记录患者面部自然放松状态和微笑照，观察患者的面部对称性、颅颌面关系、面形凸度变化以及在笑时能暴露出来的牙齿数量、龈缘情况等。取景范围上至头顶，下至颏底。上下左右画面边缘均留有间隙。在各角度拍摄时对焦距离保持一致。

1. 正面肖像照（图 11-4-4）

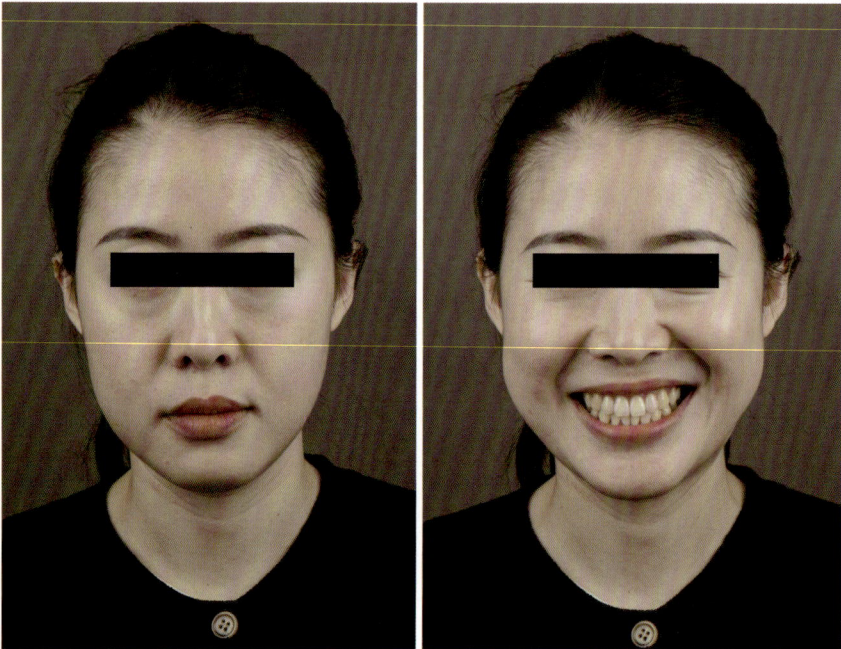

图 11-4-4　口外正面肖像照

（1）将患者置于纯色背景前。

（2）中线：面中线作为垂直中线，若患者中线不一致，则以鼻背作为垂直中线，如实地记录下来，切勿通过相机角度矫正。

（3）双侧耳廓露出量一致，眉弓与水平线平行。

（4）对焦中心：眼睛。

（5）拍摄范围每一张保持一致。

2.45° 侧面肖像照（图 11-4-5）

（1）将患者置于纯色背景前。

（2）构图中心：颧部。

（3）耳廓露出。

（4）对焦中心：嘴唇或前牙。

（5）拍摄范围每一张保持一致。

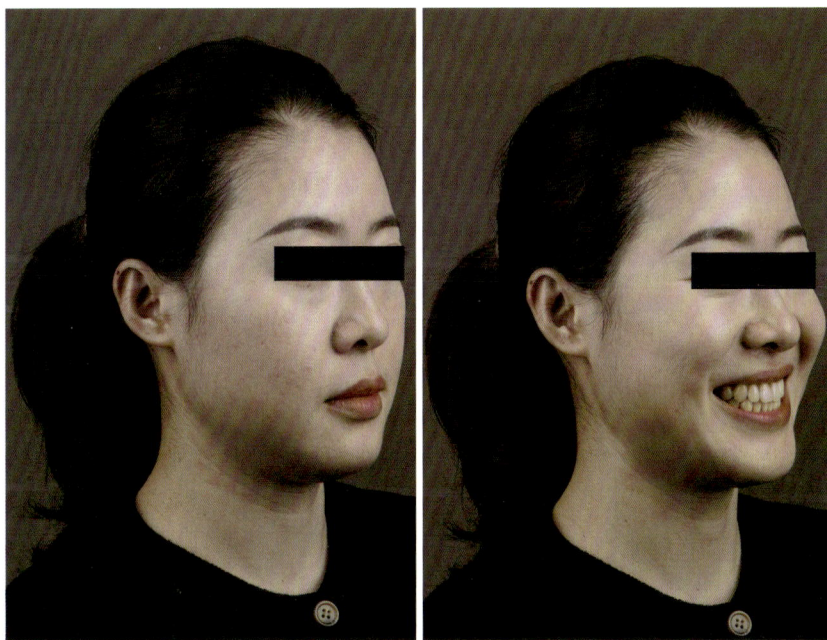

图 11-4-5　口外正面 45° 侧面肖像照

3.90° 侧面肖像照（图 11-4-6）

（1）将患者置于纯色背景前。

（2）耳廓露出。

（3）构图中心：耳屏。

（4）对焦中心：嘴唇轮廓或前牙轮廓。

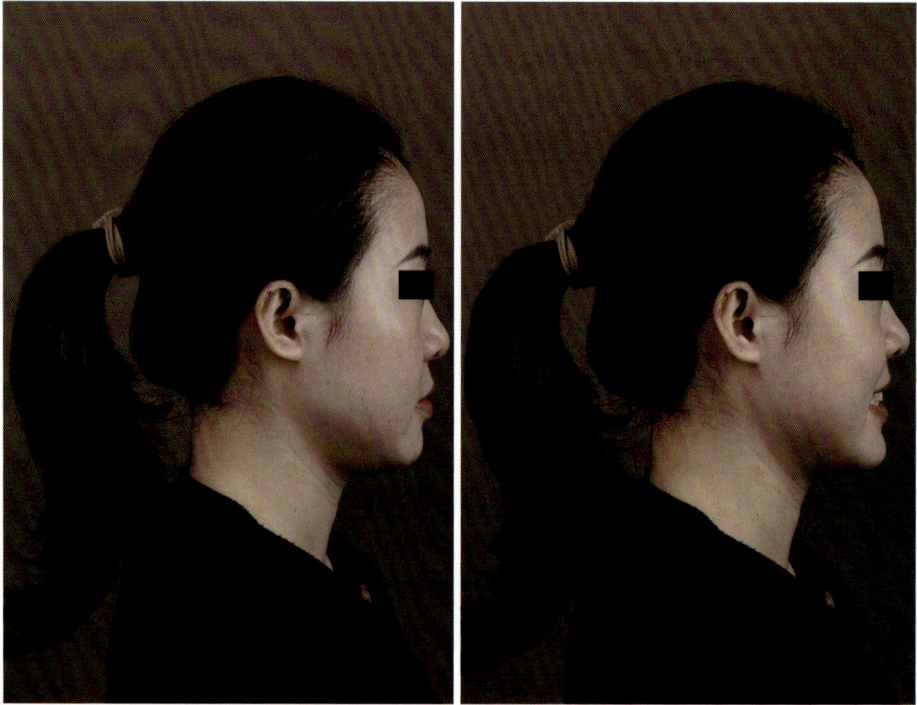

图 11-4-6　口外正面 90° 侧面肖像照

（三）口外静物照

口外静物摄影的对象包括种植体、基台、修复体、支架、颌架、石膏模型、印模等一切可放置于口外进行拍摄的物体。为了构图的整洁，可选择以下几种方式。

1. 纯色背景板拍摄法

将物体放置于纯色背景板上，如黑色绒布、黑色卡纸、黑色钢化玻璃镜面、金属反光板上进行拍摄（图 11-4-7）。景物背后可以放置黑色、白色、银色组成的卡纸，能有效地阻挡周围多余影像进入背景板，从而得到更干净的黑色底，并且白色、银色还有一定的补光效果。注意：当需要以安装在相机上的微距闪光灯作为光源时，为避免背景板上产生镜面反射，拍摄角度切忌垂直；若使用外置光源，如影室闪光灯、摄影灯、外拍闪光灯、机顶闪光灯，则相机的拍摄角度不受限制，但要观察背景板上是否出现外置光源，拍摄时会有外置光源的影像出现（图 11-4-8）。当拍摄不能被污染的器械时，如即将戴入的基台、牙冠，背景板需要进行灭菌或消毒处理。

2. 空气背景拍摄法

可以将被摄物体放在空气中拍摄（图 11-4-9），由于空气中发生的漫反射极为有限，且远处的背景在快门速度下得不到有效的曝光，因而拍摄出来的背景几乎是纯黑的。注意，要求被摄物体的后方没有反射率较高的物体（如白色的墙壁），且周围的背景物要远离 1 m 之外。空气背景拍摄法常用于术中拍摄无菌的材料或器械。

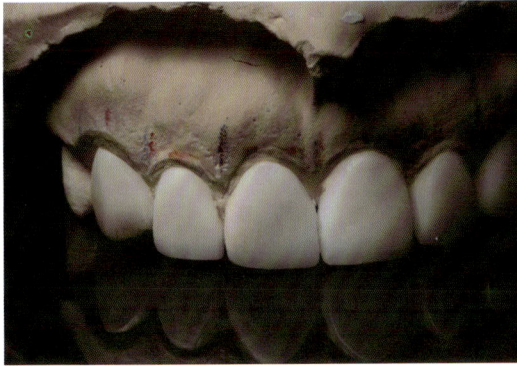

a. 置于黑色玻璃镜面上　　　　　　　　　　b. 置于黑色绒布上

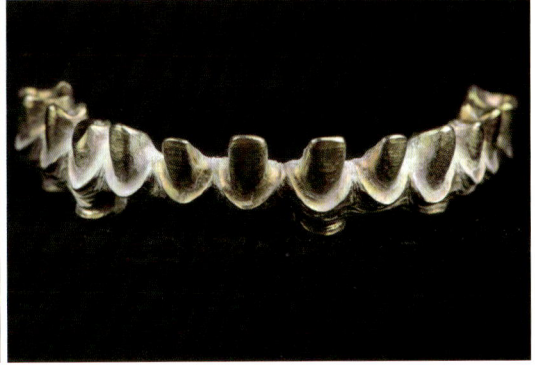

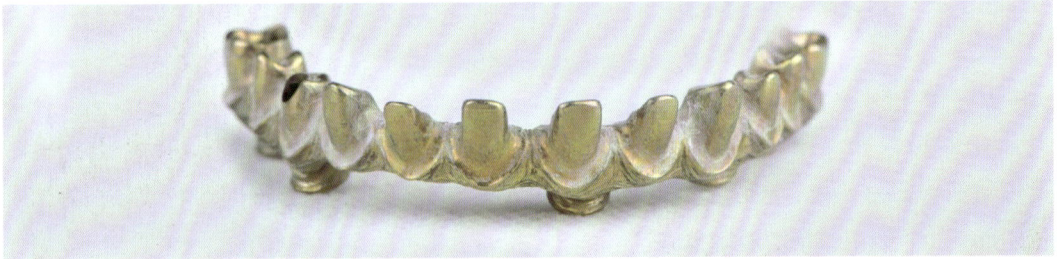

c. 置于白色绒布上

图 11-4-7　纯色背景板拍摄

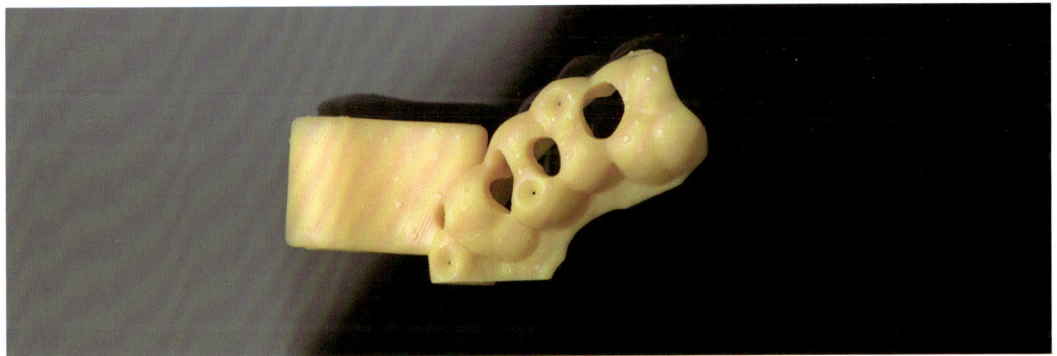

图 11-4-8　外置光源出现在背景板上

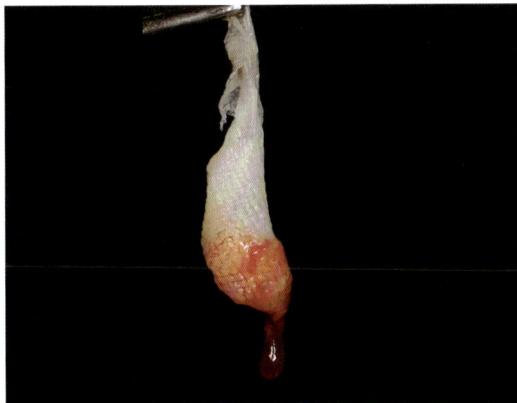

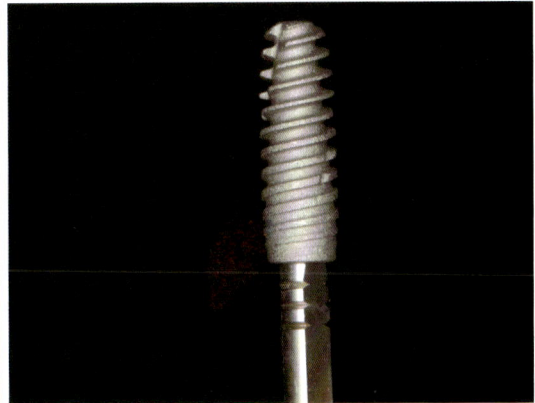

图 11-4-9　空气背景法拍摄口外静物照

第五节　数字化图像的管理和后期制作

一、数字化图像的管理

（一）数码照片的文件格式

数码相机默认的图像保存格式为 JPEG（Joint Photographic Experts Group），该格式图像文件的扩展名为 .jpeg 或 .jpg。除此之外，数码相机还可将照片保存为 RAW、TIFF 等存储量较大的其他格式文件。

1.RAW 格式

RAW 格式是一系列未经处理，也未经压缩的"原始图像编码数据"格式，或者可以更形象地称之为"数字底片"。RAW 在不同品牌的数码相机中有不同的后缀名，如尼康（Nikon）数码相机的尾缀为 .NEF，佳能（Canon）相机的尾缀为 .CR2、.CR3。

RAW 格式记录了数码相机传感器的原始信息，同时记录了由相机拍摄所产生的一些数据，如 ISO、快门速度、光圈值、白平衡、色彩、高光、暗部等，且色域空间更广。因此 RAW 格式文件的数字化底片在后期有很大的可塑空间，对专业摄影师和图像处理人员来说具有非常重要的意义。然而，RAW 也有一些缺点，如本身文件非常大（10 ~ 50 M不等），对相机的连拍速度、保存速度、显示速度有很高的要求，需要利用特别软件（如CS5、CS6、LR、相机厂家自带软件等）方可进行格式转换（如 JPEG、TIFF 等）。

2.JPEG 格式

JPEG 格式是一种经过一定比例压缩后的图片文件，压缩比例越大则照片信息损失越大，越不利于调节、展示、输出。虽然 JPEG 精细版的画质还不错，但后期空间仍然无法与 RAW 相提并论。JPEG 唯一的优点是储存容量小，处理速度相对较快，容易进行网络和线下传输，方便使用常用的看图软件进行查看。

此外，数码单反相机里面一般有这样一些文件存储的选项，如 JPG 精细、JPG 标准、JPG 一般和 RAW、RAW+JPG（精细、标准、一般）等，部分佳能数码相机还可将 RAW分为大、中、小 3 类。选择"RAW"即只保存一张 RAW 格式的照片，"JPG"即只保留一张 JPG 格式的照片；选择"RAW+JPG"就是拍一张照片，相机会自动按以上两种格式各保存一张，这是保存最慢、最占内存空间，但却是最方便、保险的一种方式。如果要选择最佳、最保险、最安全的保存方式，在不考虑时间和内存空间的前提下，建议选择"RAW（最大的）+JPG（精细）"。

3.TIFF 格式

TIFF 格式，全称为 Tagged Image File Format，扩展名是 .tif。与 JPG 不同的是，TIFF 是一种非失真的压缩格式（最高 2 ~ 3 倍的压缩比），这是图像文件本身的数字化压缩，经转化后可以完全还原，并保持原有图像的颜色和层次。其优点是图像质量好，兼容性高于 RAW 格式，但仍需要占用较大的内存空间。TIFF 格式通常用于专业用途，如书籍出版、海报印刷等，极少应用于互联网发布。

（二）数码影像文件的保存和备份

1. 文件的及时保存

为防止 SD 卡遗失或损坏，造成资料丢失，口腔摄影的原始影像文件需要从 SD 卡中及时拷贝，可直接转移到电脑硬盘中，或先以电脑为媒介直接保存在便携式 U 盘、移动硬盘、固态硬盘中。

2. 文件的定期备份

为防止计算机、U 盘、移动（固态）硬盘的损坏或遗失，需要定期对文件进行本地或云端（如百度云盘、iCloud 等）的资料备份，并定期更新。

（三）常用的图像管理软件

为方便整理、搜索和使用摄影文件资料，应采用合适的软件对每日拍摄的电子影像文件进行归档和标注。

（1）ACDSee：可支持浏览、归档管理、标签功能和简单图像编辑，支持各种 JPG、RAW、TIFF 格式的图像文件。

（2）Windows 系统的文件夹管理器：支持各种 JPG、TIFF 格式的图像文件浏览、归档管理，不支持 RAW 文件浏览。

（3）macOS 系统的"访达（Finder）"：支持各种 JPG、RAW、TIFF 格式的图像文件浏览、归档管理。

二、数字化图像的后期处理

由于拍摄体位、曝光环境、曝光量、环境色温、闪光灯稳定性及患者配合度的影响和限制，临床拍摄得到的原始图像不一定完全符合要求，如发生中线或水平线的倾斜、明度过高、曝光偏暗、色温异常等。在保证图像主体色彩真实、内容客观的前提下，有时需要通过专业的图形处理软件（表 11-5-1）对其进行后期处理。这对于临床病例的分析、留存和展示是非常必要的。

表 11-5-1 常用图形处理软件

软件	主要用途	公司
Digital Photo Professional 4	RAW 的常规色调调整	佳能
尼康工坊	RAW 的常规色调调整	尼康
Lightroom	后期制作图形的调色	Adobe
Photoshop	专业的图像处理软件	Adobe
Powerpoint/ Keynote	只能在幻灯制作时进行旋转、裁剪，也可进行色调修改，但不能无损导出	Microsoft/ Apple
ACDSee	图片管理编辑软件	ACD Systems

（一）后期处理的主要内容

（1）拍摄时水平线或者中线的倾斜，可采取轻微旋转、边缘裁剪等处理。

（2）可对比色板做明度（高光、暗部）、饱和度（纯度）和白平衡的修改。

（3）不得改变被摄物体的真实色相，以免丧失客观性和真实性。

（二）主要原则

1. 确保真实、完整

（1）任何后期对图形元素的调整都属于学术造假。

（2）若图片不能反映患者口腔真实情况，则记录会变得毫无意义。

（3）裁剪、旋转的调整可根据需要少量进行，不能因主观喜好裁掉包含关键细节的图像内容。

（4）对曝光量、对比度应尽可能减少调整，必要时重新拍摄。

（5）在闪光灯正常工作、相机参数设置正确的前提下，白平衡、色相、饱和度等与色调相关的参数不应进行调整。

（6）养成良好拍摄习惯，尽可能避免多余的图像后期调整。

2. 保证图像清晰度

（1）切忌过多裁剪图片，过多裁剪图片会降低图像的清晰度。

（2）为确保图像在调整过程中质量损耗降到最低，常规的调整应尽量在 Camera Raw 中进行，而非在 Photoshop 等主程序中完成。

3. 色彩还原

（1）若由于前面提到的各种原因，原始影像的色彩与客观真实的色彩相比可能存在一定的偏差，这时需要对 RAW 文件进行色彩的调整。

（2）JPG 格式的文件色彩调整，会有一定局限甚至色差。

（3）进行色彩还原存在一定的风险，即在没有准确色彩参照物的情况下，发生严重的色调偏移，因此除非无法重新拍摄，不要轻易进行这样的后期处理。

4.隐私保密

（1）应时刻注意保护患者的隐私。

（2）在公开发表或展示患者的口内、口外美学影像之前，需要征求患者本人的意见，并签署同意书。

（3）如果有必要展示其肖像照，需征求患者的意见，是否要遮挡其眼睛。